Diagnóstico e Tratamento Odontológico para Pacientes Oncológicos

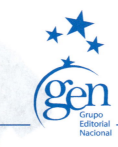

O GEN | Grupo Editorial Nacional – maior plataforma editorial brasileira no segmento científico, técnico e profissional – publica conteúdos nas áreas de ciências da saúde, exatas, humanas, jurídicas e sociais aplicadas, além de prover serviços direcionados à educação continuada e à preparação para concursos.

As editoras que integram o GEN, das mais respeitadas no mercado editorial, construíram catálogos inigualáveis, com obras decisivas para a formação acadêmica e o aperfeiçoamento de várias gerações de profissionais e estudantes, tendo se tornado sinônimo de qualidade e seriedade.

A missão do GEN e dos núcleos de conteúdo que o compõem é prover a melhor informação científica e distribuí-la de maneira flexível e conveniente, a preços justos, gerando benefícios e servindo a autores, docentes, livreiros, funcionários, colaboradores e acionistas.

Nosso comportamento ético incondicional e nossa responsabilidade social e ambiental são reforçados pela natureza educacional de nossa atividade e dão sustentabilidade ao crescimento contínuo e à rentabilidade do grupo.

Diagnóstico e Tratamento Odontológico para Pacientes Oncológicos

AUTORES

THAÍS BIANCA BRANDÃO
Coordenadora do Serviço de Odontologia Oncológica do
Instituto do Câncer do Estado de São Paulo (ICESP).

CESAR AUGUSTO MIGLIORATI
Professor at the Department of Oral and Maxillofacial Diagnostic Sciences,
University of Florida College of Dentistry.

ALAN ROGER DOS SANTOS SILVA
Professor Associado de Semiologia do Departamento de Diagnóstico Oral da
Faculdade de Odontologia de Piracicaba da Universidade Estadual de Campinas (FOP-UNICAMP).

ALJOMAR JOSÉ VECHIATO FILHO
Assistente do Serviço de Odontologia Oncológica do Instituto do Câncer
do Estado de São Paulo (ICESP).

MARIA CECÍLIA QUERIDO OLIVEIRA
Assistente do Serviço de Odontologia Oncológica do Instituto do Câncer
do Estado de São Paulo (ICESP).

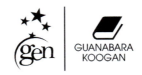

- Os autores deste livro e a editora empenharam seus melhores esforços para assegurar que as informações e os procedimentos apresentados no texto estejam em acordo com os padrões aceitos à época da publicação, *e todos os dados foram atualizados pelos autores até a data do fechamento do livro.* Entretanto, tendo em conta a evolução das ciências, as atualizações legislativas, as mudanças regulamentares governamentais e o constante fluxo de novas informações sobre os temas que constam do livro, recomendamos enfaticamente que os leitores consultem sempre outras fontes fidedignas, de modo a se certificarem de que as informações contidas no texto estão corretas e de que não houve alterações nas recomendações ou na legislação regulamentadora.

- Data do fechamento do livro: 30/04/2021

- Os autores e a editora se empenharam para citar adequadamente e dar o devido crédito a todos os detentores de direitos autorais de qualquer material utilizado neste livro, dispondo-se a possíveis acertos posteriores caso, inadvertida e involuntariamente, a identificação de algum deles tenha sido omitida.

- **Atendimento ao cliente: (11) 5080-0751 | faleconosco@grupogen.com.br**

- Direitos exclusivos para a língua portuguesa
  Copyright © 2021 by
  GEN | Grupo Editorial Nacional S.A.
  Publicado pelo selo Editora Guanabara Koogan Ltda.
  Travessa do Ouvidor, 11
  Rio de Janeiro – RJ – 20040-040
  www.grupogen.com.br

- Reservados todos os direitos. É proibida a duplicação ou reprodução deste volume, no todo ou em parte, em quaisquer formas ou por quaisquer meios (eletrônico, mecânico, gravação, fotocópia, distribuição pela Internet ou outros), sem permissão, por escrito, da Editora Guanabara Koogan Ltda.

- Capa: Bruno Sales

- Editoração eletrônica: Estúdio Castellani

- Ficha catalográfica

CIP-BRASIL. CATALOGAÇÃO NA PUBLICAÇÃO
SINDICATO NACIONAL DOS EDITORES DE LIVROS, RJ

D524

Diagnóstico e tratamento odontológico para pacientes com câncer / Thais Bianca Brandão ... [et al.]. – 1. ed. – Rio de Janeiro : GEN | Grupo Editorial Nacional S.A. Publicado pelo selo Editora Guanabara Koogan Ltda., 2021.
  192 p. ; 28 cm.

  Inclui bibliografia e índice
  ISBN 978-85-9515-1215

  1. Odontologia. 2. Boca – Câncer. 3. Boca – Doenças – Diagnóstico. I. Brandão, Thais Bianca.

19-61957 CDD: 616.31
CDU: 616.31

Meri Gleice Rodrigues de Souza – Bibliotecária CRB-7/6439

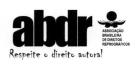

Colaboradores

Alan Roger dos Santos Silva
Professor Associado de Semiologia do Departamento de Diagnóstico Oral da Faculdade de Odontologia de Piracicaba da Universidade Estadual de Campinas (FOP-UNICAMP).

Aljomar José Vechiato Filho
Assistente do Serviço de Odontologia Oncológica do Instituto do Câncer do Estado de São Paulo (ICESP).

Ana Carolina do Prado Ribeiro
Assistente do Serviço de Odontologia Oncológica do Instituto do Câncer do Estado de São Paulo (ICESP).

Ana Claudia Luiz
Assistente do Serviço de Odontologia Oncológica do Instituto do Câncer do Estado de São Paulo (ICESP).

André Guollo
Ex-assistente do Serviço de Odontologia Oncológica do Instituto do Câncer do Estado de São Paulo (ICESP).

André Caroli Rocha
Assistente dos Serviços de Cirurgia e Traumatologia Bucomaxilofacial do Hospital das Clínicas da Faculdade de Medicina da Universidade de São Paulo, do Hospital Regional Sul e do Departamento de Estomatologia do Hospital AC Camargo.

Alvin G. Wee
Associate Professor and Director of Maxillofacial Prosthodontics at the Creighton University; Department of Prosthodontics.

Adriana Franco Paes Leme
Pesquisadora do Laboratório Nacional de Biociências (LNBio), no Centro Nacional de Pesquisa em Energia e Materiais (CNPEM).

Aristilia Pricila Tahara Kemp
Ex-assistente do Serviço de Odontologia Oncológica do Instituto do Câncer do Estado de São Paulo (ICESP).

Cirurgiã-Dentista da Unidade de Transplante de Medula Óssea do Hospital Nossa Senhora das Graças em Oncoville, Curitiba/PR.

Bruno Felipe Gaia dos Santos
Assistente do Serviço de Odontologia Oncológica do Instituto do Câncer do Estado de São Paulo (ICESP).

Cesar Augusto Migliorati
Professor at the Department of Oral and Maxillofacial Diagnostic Sciences, University of Florida College of Dentistry.

Cristhian Camilo Madrid Troconis
Professor do Departamento de Reabilitação Oral da Universidade de Cartagena, Colombia.

Elisa Rueda Elias Boneri
Cirurgiã-dentista da Unidade de Odontologia do Centro Infantil Boldrini.

Fernanda Miori Pascon
Professora do Departamento de Odontologia Infantil da Faculdade de Odontologia de Piracicaba da Universidade Estadual de Campinas (FOP-UNICAMP).

Flávio Wellington da Silva Ferraz
Cirurgião Bucomaxilofacial do Hospital das Clínicas e do Hospital Universitário da Faculdade de Medicina da Universidade de São Paulo.

Gilberto de Castro Júnior
Médico Assistente do Serviço de Oncologia Clínica e Chefe da Área de Oncologia Torácica e Câncer de Cabeça e Pescoço do Instituto do Câncer do Estado de São Paulo (ICESP). Médico do Centro de Oncologia do Hospital Sírio Libanês.

Giselle de Barros Silva
Dermatologista do Centro de Oncologia do Hospital Alemão Oswaldo Cruz.

Giuliano Belizário Rosa
Ex-assistente do Serviço de Odontologia Oncológica do Instituto do Câncer do Estado de São Paulo (ICESP).

Gustavo Nader Marta
Médico Titular do Departamento de Radioterapia do Hospital Sírio-Libanês. Médico do Serviço de Radioterapia do Instituto do Câncer do Estado de São Paulo (ICESP). Professor Permanente do Programa de Pós-Graduação (Mestrado e Doutorado) em Oncologia do Instituto de Ensino e Pesquisa do Hospital Sírio-Libanês. Professor Associado do Programa de Pós-Graduação (Mestrado e Doutorado) em Ciências da Disciplina de Oncologia da Faculdade de Medicina da Universidade de São Paulo (FMUSP).

Helena Visnadi
Hematologista do Instituto do Câncer do Estado de São Paulo (ICESP) – Equipe de Linfoma não Hodgkin e Mieloma Múltiplo.

Jair Carneiro Leão
Professor Titular do Curso de Odontologia da Universidade Federal de Pernambuco (UFPE).

João Victor Salvajoli
Coordenador do Serviço de Radioterapia do Instituto do Câncer do Estado de São Paulo (ICESP) e do Instituto de Radiologia do Hospital das Clínicas da Faculdade de Medicina da Universidade de São Paulo (InRad/FMUSP).

José Carlos Garófalo
Coordenador dos Cursos de Atualização e Especialização em Odontologia Estética e Adesiva da Eco Academy.

José Sandro Pereira da Silva
Professor da Área de Cirurgia e Traumatologia Bucomaxilofacial do Departamento de Odontologia da Universidade Federal do Rio Grande do Norte.

Juliana Mariano
Dosimetrista do Instituto do Câncer do Estado de São Paulo (ICESP).

Lady Paola Aristizabal Arboleda
Doutoranda em Estomatopatologia pela Faculdade de Odontologia de Piracicaba (FOP-UNICAMP).

Luiz Alcino Gueiros
Professor Adjunto III da Disciplina de Estomatologia do Departamento de Clínica e Odontologia Preventiva da Universidade Federal de Pernambuco (UFPE).

Karina Morais Faria
Assistente do Serviço de Odontologia Oncológica do Instituto do Câncer do Estado de São Paulo (ICESP).

Katia Maria Coutinho Cappelaro
Cirurgiã-dentista da Unidade de Odontologia do Centro Infantil Boldrini.

Marcelo Fava
Professor Adjunto da Disciplina de Odontopediatria da Faculdade de Odontologia de São José dos Campos (FOSJC-UNESP). Diretor Técnico de Odontologia do Instituto da Criança do Hospital das Clínicas da Faculdade de Medicina da Universidade de São Paulo (HC-FMUSP). Membro do Instituto de Tratamento do Câncer Infantil (ITACI).

Márcio Ajudarte Lopes
Professor Titular do Departamento de Diagnóstico Oral da Faculdade de Odontologia de Piracicaba (FOP-UNICAMP).

Maria Cecília Querido de Oliveira
Assistente do Serviço de Odontologia Oncológica do Instituto do Câncer do Estado de São Paulo (ICESP).

Mario Fernando de Goes
Professor Titular do Departamento de Odontologia Restauradora da Faculdade de Odontologia de Piracicaba (FOP-UNICAMP).

Mariana de Pauli Paglioni
Doutoranda em Estomatopatologia pela Faculdade de Odontologia de Piracicaba (FOP-UNICAMP).

Mark S. Chambers
Maxillofacial Prosthodontics at the Department of Head and Neck Surgery, Division of Surgery, the University of Texas MD Anderson Cancer Center.

Milena Perez Mak
Médica Oncologista do Grupo de Oncologia Torácica e Câncer de Cabeça e Pescoço do Instituto do Câncer do Estado de São Paulo.

Natália Rangel Palmier
Assistente do Serviço de Odontologia Oncológica do Instituto do Câncer do Estado de São Paulo (ICESP).

Pablo Agustin Vargas
Professor Titular de Patologia da Faculdade de Odontologia de Piracicaba da Universidade Estadual de Campinas (FOP-UNICAMP).

Regina Maria Holanda de Mendonça
Cirurgiã-dentista da Unidade de Odontologia do Centro Infantil Boldrini.

Reinaldo Brito e Dias
Professor Titular da Disciplina de Prótese Bucomaxilofacial da Faculdade de Odontologia da Universidade de São Paulo (FOUSP).

Richard C. Cardoso
Assistant Professor in the Department of Head and Neck Surgery at The University of Texas MD Anderson Cancer Center, in the Section of Oral Oncology and Maxillofacial Prosthodontics.

Roberto Gião
Especialista em Prótese Dentária e Reabilitação Oral.

Rodrigo Nascimento Lopes
Assistente dos Serviços de Odontologia Oncológica do Instituto do Câncer do Estado de São Paulo (ICESP) do Departamento de Estomatologia do Hospital AC Camargo.

Thaís Bianca Brandão
Coordenadora do Serviço de Odontologia Oncológica do Instituto do Câncer do Estado de São Paulo (ICESP).

Thayanara da Silva Melo
Graduada em Odontologia pela Universidade Federal de Pernambuco (UFPE).

Victor Eduardo de Souza Batista
Professor Associado da Universidade do Oeste Paulista (UNOESTE).

Wagner Gomes Silva
Assistente do Serviço de Odontologia Oncológica do Instituto do Câncer do Estado de São Paulo (ICESP).

Agradecimentos

Nossos sinceros agradecimentos a todos os colaboradores e equipes que contribuíram para a elaboração desta obra com privilegiadas experiências profissionais e produções científicas, as quais embasaram o conteúdo apresentado, além das visões compartilhadas, que foram essenciais para a construção da abordagem multidisciplinar proposta neste livro.

Os autores e colaboradores de *Diagnóstico e Tratamento Odontológico para Pacientes Oncológicos* agradecem à Fundação de Amparo à Pesquisa do Estado de São Paulo (FAPESP) pelo apoio financeiro, o qual fomentou a infraestrutura e o capital humano para a organização deste livro (processos FAPESP nº 2012/06138-1; 2013/18402-8; 2016/22862-2; 2016/22059-5; 2016/07846-0; 2016/24468-0; 2017/13098-0; 2017/09526-6; 2018/12194-8; 2018/02233-6; 2018/04657-8; 2018/23479-3 e 2018/02180-0). Agradecemos, também, às equipes do Conselho Nacional de Desenvolvimento Científico e Tecnológico (CNPq) e à Coordenação de Aperfeiçoamento de Pessoal de Nível Superior (CAPES).

Precisamos mencionar ainda os nossos pacientes, que são nossa inspiração contínua para a busca de conhecimento e aprimoramento.

Finalmente, nosso agradecimento aos grandes mentores Professor Dr. Paulo Marcelo Gehm Hoff, Professor Dr. Flávio Fava de Moraes e Professor Dr. Gilberto de Castro Júnior, que atuam na vanguarda da assistência clínica, do ensino, da pesquisa e da gestão em saúde e em Oncologia. A confiança e as visões privilegiadas deles possibilitam que a Odontologia cresça e represente parte dos cuidados multiprofissionais aos pacientes oncológicos dos principais centros médicos do Brasil.

Prefácio

Durante as últimas cinco décadas, é inquestionável que a área de saúde protagonizou avanços significativamente vantajosos para a população em geral.

Nesse sentido, é elogiosa a iniciativa de contribuir com esta nova publicação sobre odontologia oncológica, redigida por competente equipe de especialistas no tema. A maioria dos colaboradores é integrante do corpo clínico do Instituto do Câncer do Estado de São Paulo (ICESP), sob a efetiva coordenação da Dra. Thaís Bianca Brandão e com a criteriosa participação internacional do brasileiro Prof. Cesar Migliorati, da Universidade da Flórida (Gainesville)/USA.

Devemos ressaltar que a Odontologia Oncológica se integrou eficazmente ao âmbito hospitalar, tornando-se permanente protagonista com as demais áreas profissionais da saúde. Isso consolidou o almejado conceito de participação multiprofissional nas demandas assistenciais e no incremento dos estudos e pesquisas clínicas indispensáveis ao saber preventivo, terapêutico, curativo, reabilitador e de moderna capacitação profissional.

Diagnóstico e Tratamento Odontológico para Pacientes com Câncer apresenta uma cuidadosa composição de 13 capítulos fundamentados por reconhecido embasamento científico e vivência clínica com crianças, jovens, adultos e idosos nos setores do diagnóstico oncológico, do gerenciamento das toxicidades odontológicas do tratamento do câncer, da reabilitação e do impacto dos modernos protocolos de imunoterapia para a prática da Odontologia. Os capítulos estão escritos objetivamente e ilustrados com imagens de alta qualidade. Sem dúvida, trata-se de um livro enriquecedor para o acervo pessoal e de excelentes bibliotecas, oferecendo uma relevante fonte de conhecimento na área de Odontologia Oncológica para alunos, pós-graduandos, especialistas e docentes.

Podemos ousar dizer que é uma publicação que distingue seus autores e valoriza a Odontologia Brasileira, a qual recentemente vem obtendo singular reconhecimento em vários ranqueamentos internacionais.

Prof. Dr. Flavio Fava de Moraes
Diretor Geral da Fundação Faculdade de Medicina (FFM).
Professor Emérito do Instituto de Ciências Biomédicas da USP.
Foi Reitor da USP, Diretor Científico da Fundação de Amparo à Pesquisa do Estado de São Paulo (FAPESP), Secretário de Estado da Ciência e Tecnologia e Vice-Presidente da Associação Internacional da Universidade (IAU – UNESCO).

Sumário

1 Lesões Potencialmente Malignas e Tumores Malignos na Boca, 1
Natália Rangel Palmier, Ana Carolina Prado Ribeiro, Aljomar José Vechiato Filho, Adriana Franco Paes Leme, Pablo Agustin Vargas, Márcio Ajudarte Lopes, Thaís Bianca Brandão e Alan Roger dos Santos Silva

Lesões potencialmente malignas, 1
   Leucoplasia, 1
      Incidência e fatores etiológicos, 1
      Características clínicas e diagnósticas, 1
      Características histopatológicas, 2
      Risco de transformação maligna e tratamento, 3
   Leucoplasia verrucosa proliferativa, 4
      Incidência e fatores etiológicos, 4
      Características clínicas e diagnósticas, 4
      Características histopatológicas, 5
      Risco de transformação maligna e tratamento, 5
   Eritroplasia, 6
      Incidência e fatores etiológicos, 6
      Características clínicas e critérios diagnósticos, 6
      Características histopatológicas, 6
      Risco de transformação maligna e tratamento, 7
   Queilite actínica, 7
      Incidência e fatores etiológicos, 7
      Características clínicas e critérios diagnósticos, 7
      Características histopatológicas, 7
      Risco de transformação maligna e tratamento, 7
Tumores malignos em boca, 8
   Carcinoma espinocelular, 9
      Incidência e fatores etiológicos, 9
      Características clínicas e critérios diagnósticos, 9
      Características histopatológicas, 11
      Tratamento, 11
Considerações finais, 13

2 Princípios do Tratamento Oncológico de Interesse para o Cirurgião-Dentista, 15
Maria Cecília Querido de Oliveira, Aljomar José Vechiato Filho, Natália Rangel Palmier, Gilberto de Castro Júnior, Ana Carolina Prado Ribeiro, Alan Roger dos Santos Silva e Thaís Bianca Brandão

Cirurgia, 15
Radioterapia, 16
   Neoadjuvante, 17
   Adjuvante, 17
   Curativa, 17
   Paliativa, 17
   Dose de radiação, 17
   Planejamento, 18
      GTV (*gross tumour volume*), 18
      CTV (*clinical target volume*), 18
      ITV (*internal target volume*), 18
      PTV (*planning target volume*), 18
      OAR (*organ at risk*), 18
   Simulação (break) e check-film, 19
   Efeitos colaterais da radioterapia em boca, 19
Quimioterapia, 20
   Mecanismos de ação e classificação dos fármacos antineoplásicos, 21
   Requisitos relativos para aplicação da quimioterapia, 22
   Efeitos colaterais da quimioterapia em boca, 22
   Agentes antirreabsortivos e antiangiogênicos, 22
Terapias de alvo molecular, 24
Considerações finais, 24

3 Adequação Odontológica para o Tratamento Oncológico, 27
Aljomar José Vechiato Filho, Maria Cecília Querido de Oliveira, Natália Rangel Palmier, Gilberto de Castro Júnior, José Carlos Garófalo, Ana Carolina Prado Ribeiro, Alan Roger dos Santos Silva e Thaís Bianca Brandão

Adequação odontológica antes do tratamento oncológico, 27
Principais especialidades envolvidas na adequação, 28
   Radiologia odontológica, 28
   Cirurgia oral menor, 28
   Periodontia, 29
   Endodontia, 30
   Dentística, 30
   Prótese bucomaxilofacial, 32
Aspectos relevantes no planejamento da adequação odontológica, 32
   Eritrograma, 33
   Leucograma, 33
   Plaquetas, 34
   Coagulograma, 34
Considerações finais, 35

4 Diagnóstico e Tratamento da Mucosite Oral, 37
Karina Morais Faria, Natália Rangel Palmier, Mariana de Pauli Paglioni, Aljomar José Vechiato Filho, Alan Roger dos Santos Silva, Thaís Bianca Brandão, Luiz Alcino Monteiro Gueiros e Cesar Augusto Migliorati

Patogênese da mucosite oral, 37
Características clínicas, 38
Impacto da mucosite oral no tratamento oncológico, 42
Prevenção e tratamento da mucosite oral, 42
   Efeitos celulares da fotobiomodulação, 44
   Efeitos da fotobiomodulação nos tecidos moles, 44

Segurança oncológica da fotobiomodulação em pacientes oncológicos, 44
Fotobiomodulação para prevenção da mucosite oral induzida pela radioterapia, 45
Tumores de cavidade oral, 45
Tumores de orofaringe, 48
Demais tumores em cabeça e pescoço, 48
Fotobiomodulação para prevenção da mucosite oral induzida pela quimioterapia, 48
Fotobiomodulação para prevenção da mucosite oral induzida pelo condicionamento para transplante de células-tronco hematopoéticas, 49
Protocolo de controle de cuidados e higiene oral durante a fotobiomodulação, 49
Considerações finais, 49

5 Disfunção das Glândulas Salivares no Tratamento do Câncer, 53

Luiz Alcino Monteiro Gueiros, Aljomar José Vechiato Filho, Alan Roger dos Santos Silva, Thaís Bianca Brandão, Thayanara da Silva Melo, Jair Carneiro Leão e Márcio Ajudarte Lopes

Funções da saliva, 53
Apresentação clínica das disfunções das glândulas salivares, 54
Xerostomia no tratamento oncológico, 54
Radioterapia, 54
Irradiação corporal total para condicionamento ao transplante de medula óssea, 56
Quimioterapia, 56
Iodoterapia, 56
Testes aplicados para avaliação da função salivar, 56
Sialometria, 56
Sialografia, 57
Cintilografia salivar, 57
Tratamento, 57
Tratamento medicamentoso (agonistas colinérgicos), 57
Pilocarpina, 57
Betanecol, 58
Cevimelina, 58
Tratamentos não farmacológicos, 58
Estimulações gustatória e mastigatória, 58
Saliva artificial, 58
Acupuntura, 58
Transferência cirúrgica da glândula submandibular, 59
Considerações finais, 59

6 Impacto da Radioterapia sobre os Dentes de Pacientes Oncológicos, 61

Alan Roger dos Santos Silva, Ana Carolina Prado Ribeiro, Wagner Gomes Silva, Aljomar José Vechiato Filho, Karina Morais Faria, Márcio Ajudarte Lopes, Cristhian Camilo Madrid Troconis, Mario Fernando de Goes, Natália Rangel Palmier e Thaís Bianca Brandão

Perfil odontológico dos pacientes pré-radioterapia, 61
Impacto da radioterapia sobre os dentes, 62
Efeitos indiretos da radioterapia sobre os dentes, 63
Efeitos estruturais da radioterapia sobre os dentes, 64
Cárie relacionada à radiação, 65
Considerações finais, 71

7 Diagnóstico e Tratamento da Osteorradionecrose, 75

Maria Cecília Querido de Oliveira, Aljomar José Vechiato Filho, Alan Roger dos Santos Silva, Thaís Bianca Brandão, Bruno Felipe Gaia dos Santos, Giuliano Belizário Rosa, Wagner Gomes Silva e André Caroli Rocha

Definição e fisiopatologia da osteorradionecrose, 75
Incidência e fatores de risco, 75
Sinais e sintomas, 76
Classificação, 77
Prevenção, 79
Tratamentos, 79
Terapias medicamentosas, 80
Combinação medicamentosa, 81
Prevenção, 82
Grupo dos pacientes atendidos previamente à RDT, 82
Grupo dos pacientes atendidos posteriormente à RDT, 82
Considerações finais, 82

8 Diagnóstico e Tratamento da Osteonecrose Relacionada a Medicamentos, 85

Bruno Felipe Gaia dos Santos, Maria Cecília Querido de Oliveira, Aljomar José Vechiato Filho, Alan Roger dos Santos Silva, Thaís Bianca Brandão, Wagner Gomes Silva, Rodrigo Nascimento Lopes, Aristilia Pricila Tahara Kemp, André Caroli Rocha e César Augusto Migliorati

Definição da osteonecrose relacionada a medicamentos, 85
Incidência e fatores de risco, 86
Fatores medicamentosos, 86
Fatores sistêmicos, 88
Fatores locais, 88
Biomarcadores para o risco de osteonecrose relacionada a medicamentos, 90
Características clínicas e exames de imagem, 90
Classificação e estadiamento da osteonecrose relacionada a medicamentos, 91
Em risco, 91
Estágio 0 (Figura 8.3), 91
Estágio 1 (Figura 8.4), 92
Estágio 2 (Figura 8.5), 92
Estágio 3 (Figura 8.6), 92
Tratamento e resposta terapêutica da osteonecrose relacionada a medicamentos, 93
Estágio 0, 94
Estágio 1, 94
Estágio 2, 96
Estágio 3, 96
Considerações finais, 96

9 Dispositivos Protéticos para Radioterapia em Cabeça e Pescoço, 99

Aljomar José Vechiato Filho, Alan Roger dos Santos Silva, Karina Morais Faria, Gustavo Nader Marta, João Victor Salvajoli, Juliana Mariano, Victor Eduardo de Souza Batista, Richard C. Cardoso, Mark S. Chambers, André Guollo, Alvin G. Wee e Thaís Bianca Brandão

Abridores de boca associados a abaixadores de língua, 99
Abridores de boca **versus** toxicidades induzidas pela radioterapia, 99
Confecção de abridores de boca, 100

Pacientes dentados, 100
Pacientes edêntulos, 101
Variações nas formas de apresentação dos abridores de boca, 103
Bólus para defeitos em maxila, 103
Avanço tecnológico das técnicas de radioterapia *versus* dispositivos protéticos, 103
Bólus para tumores de pele, 104
Considerações finais, 107

10 Reabilitação Oral e Extraoral de Pacientes Oncológicos, 111

Thaís Bianca Brandão, José Sandro Pereira da Silva, Roberto Gião, Flavio Wellington da Silva Ferraz, Aljomar Vechiato Filho, Alan Roger dos Santos Silva, Cesar Augusto Migliorati e Reinaldo Brito e Dias

Reabilitações intraorais, 111
Reabilitação de defeito mandibular e de língua, 111
Reabilitação de defeito maxilar, 112
Reabilitação de defeito de palato mole, 113
Considerações adicionais relevantes nas reabilitações orais, 115
Implantes em Oncologia, 116
Reabilitações extraorais ou faciais, 116
Considerações relevantes nas reabilitações extraorais, 117
Tecnologia digital em prótese bucomaxilofacial, 119
Considerações finais, 120

11 Cuidados Odontológicos para Pacientes Oncológicos Internados, 123

Maria Cecília Querido de Oliveira, Thaís Bianca Brandão, Aljomar José Vechiato Filho, Ana Claudia Luiz, Helena Visnadi, Giselle de Barros Silva, Alan Roger dos Santos Silva e Ana Carolina Padro Ribeiro

Sistematização de avaliações de pacientes, 123
Precaução de contato, 124
Protocolos de higiene bucal, 124
Solicitações de atendimento odontológico em pacientes oncológicos internados, 125
Mucosite oral, 125
Infecções oportunistas da mucosa oral, 125
Reabilitação oral imediata para pacientes maxilectomizados, 128
Sangramento bucal, 128
Tratamento odontológico para adequação de meio bucal antes de terapia oncológica ou tratamento de urgência em decorrência de infecção aguda, 129
Abordagens odontológicas para aumento do conforto e qualidade de vida de pacientes internados em cuidados paliativos, 130
Considerações finais, 132

12 Alterações Orofaciais em Oncologia Pediátrica, 133

Ana Carolina do Prado Ribeiro, Regina Maria Holanda de Mendonça, Katia Maria Coutinho Cappelaro, Elisa Rueda Elias Boneri, Marcelo Fava, Fernanda Miori Pascon, Lady Paola Aristizabal Arboleda, Aljomar José Vechiato Filho, Thaís Bianca Brandão e Alan Roger dos Santos Silva

Manifestações clínicas orofaciais em Oncologia Pediátrica, 133
Atenção odontológica ao paciente pediátrico com câncer, 134
Cuidados odontológicos antes do tratamento antineoplásico, 136
Cuidados odontológicos durante o tratamento antineoplásico, 137
Cuidados odontológicos após o tratamento antineoplásico, 138
Complicações bucais agudas do tratamento oncológico em crianças, 139
Neuropatia periférica, 141
Sangramento da mucosa oral, 141
Infecções bucais, 142
Infecção bacteriana, 142
Infecção fúngica, 143
Infecção viral, 143
Trismo, 144
Hipossalivação, 145
Efeitos tardios do tratamento oncológico em crianças, 145
Considerações finais, 150

13 Toxicidades Orais e Maxilofaciais Associadas às Terapias-alvo e Imunoterapias no Tratamento do Câncer, 155

Wagner Gomes da Silva, Aljomar José Vechiato Filho, Alan Roger dos Santos Silva, Thaís Bianca Brandão, Gilberto de Castro Júnior e Milena Perez Mak

Terapias-alvo, 155
Inibidores de mTOR (*mammalian target of rapamycin*), 155
Estomatite associada a inibidores de mTOR, 156
Disgeusia, 160
Osteonecrose relacionada a medicamentos, 160
Inibidores de EGFR e pan-HER, 160
Inibidores de tirosinoquinases EGFR/HER1, 160
Inibidores de tirosinoquinases pan-HER, 160
Anticorpos monoclonais anti-EGFR, 160
Antiangiogênicos, 162
Estomatite, 162
Disgeusia, 162
Glossite migratória benigna, 162
Hemorragia e retardo cicatricial, 163
Osteonecrose dos maxilares relacionada a medicamentos, 163
Inibidor de *BCR-ABL* (imatinibe), 164
Reações liquenoides, 164
Hiperpigmentação oral, 165
Inibidores de B-Raf, 165
Lesões hiperqueratóticas, 165
Outras toxicidades, 165
Inibidores da via *Hedgehog*, 166
Imunoterapia, 166
Estomatite, 166
Xerostomia, 166
Disgeusia, 167
Reações liquenoides, 167
Outras toxicidades, 167
Considerações finais, 167

Índice Alfabético, 169

Diagnóstico e Tratamento Odontológico para Pacientes Oncológicos

1 Lesões Potencialmente Malignas e Tumores Malignos na Boca

Natália Rangel Palmier, Ana Carolina Prado Ribeiro, Aljomar José Vechiato Filho, Adriana Franco Paes Leme, Pablo Agustin Vargas, Márcio Ajudarte Lopes, Thaís Bianca Brandão e Alan Roger dos Santos Silva

Lesões potencialmente malignas

De acordo com a Organização Mundial da Saúde (OMS), o termo "lesões potencialmente malignas" se refere às manifestações clínicas que apresentam risco aumentado de desenvolvimento de câncer na mucosa bucal. Uma miríade de doenças faz parte do escopo das lesões potencialmente malignas da mucosa bucal, de modo que o presente capítulo se propõe a discutir um grupo específico de lesões potencialmente malignas de maior relevância para o contexto geográfico, social, econômico e cultural que predomina no Brasil, a saber: leucoplasia, leucoplasia verrucosa proliferativa, eritroplasia e queilite actínica.

Leucoplasia

Incidência e fatores etiológicos

Leucoplasia é um termo eminentemente clínico usado para designar placas brancas (não raspáveis) da mucosa bucal, que não podem ser caracterizadas clinicamente ou microscopicamente como nenhuma outra doença específica e que apresentam risco aumentado para o desenvolvimento de câncer. Em termos epidemiológicos, a leucoplasia representa a lesão potencialmente maligna mais prevalente; estimativas nesse sentido relatam valores de 1 a 4% na população mundial; entretanto, esses valores devem ser avaliados com cautela devido à grande variabilidade metodológica utilizada pelos estudos já publicados para diagnosticar leucoplasias.

Os principais fatores etiológicos para a leucoplasia são o tabagismo (estudos relatam prevalência 6 vezes maior de leucoplasias em fumantes quando comparados a não fumantes) e o alcoolismo. Ainda que aparentemente menos relevante do que o impacto do tabagismo e do etilismo, a infecção pelo papilomavírus humano (HPV: do inglês, *human papillomavirus*), apesar de controversa, também é reconhecida como um potencial fator de risco para o desenvolvimento de leucoplasias da mucosa oral.

Características clínicas e diagnósticas

As leucoplasias são doenças assintomáticas que afetam principalmente homens com idade superior a 40 anos, com um pico de incidência aos 50 anos. Apesar da predileção pelo gênero masculino, recentemente, as taxas de incidência no gênero feminino aumentaram significativamente.

Apesar de toda a topografia da mucosa bucal estar exposta ao risco de desenvolvimento de leucoplasias, as lesões localizadas em borda lateral e ventre de língua, assoalho bucal e palato mole apresentam maior probabilidade de exibir áreas microscópicas correspondentes à displasia epitelial ou ao carcinoma espinocelular (CEC).

Clinicamente, as leucoplasias se apresentam na forma homogênea [lesões brancas não raspáveis de superfície plana e uniforme, aparência delgada e assintomáticas (Figura 1.1)] ou não homogênea [lesões predominantemente brancas, com áreas eritroplásicas associadas, de superfície irregular, nodulares, exofíticas, papilares ou verrucosas que podem estar associadas a queixas de desconforto ou até mesmo dor (Figura 1.2)]. Apesar de as duas formas clínicas de leucoplasia mencionadas estarem associadas ao risco de malignização, entende-se que as lesões não homogêneas possuem risco relativo de malignização superior ao das leucoplasias homogêneas.

Em termos de diagnóstico diferencial, lesões suspeitas de leucoplasia devem ser raspadas com auxílio de espátula ou gaze a fim de excluir o diagnóstico de candidose pseudomembranosa (no caso de a lesão ser destacável à raspagem).

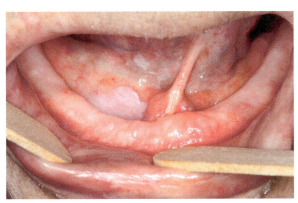

FIGURA 1.1 Leucoplasia homogênea: manchas brancas não raspáveis de superfície plana e uniforme, aparência delgada lisa acometendo região de assoalho bucal e superfície ventral da língua.

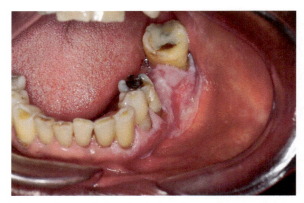

FIGURA 1.2 Leucoplasia não homogênea: placa predominantemente branca, com áreas eritroplásicas associadas, de superfície irregular em região de gengiva e rebordo alveolar inferior.

Contudo, se a lesão não for raspável, é importante investigar possíveis traumatismos da mucosa contra arestas cortantes de restaurações dentárias ou próteses mal-adaptadas e, após identificação e eliminação da fonte do traumatismo crônico, a lesão (hiperqueratose reacional) deve mostrar evidência clínica de regressão total em um acompanhamento clínico de aproximadamente 2 semanas. Finalmente, na suspeita clínica de leucoplasia – placa branca, não raspável, que não possa ser caracterizada clinicamente como nenhuma outra doença específica – é mandatória a realização de biopsia incisional para confirmação diagnóstica e investigação de displasia epitelial ou CEC, que direcionará as estratégias de tratamento.

Em linhas gerais, as biopsias devem ser incisionais e realizadas nas áreas clinicamente mais relevantes das leucoplasias, que envolvem as áreas brancas mais espessas, mais verrucosas e, sobretudo nos casos de leucoplasias não homogêneas, as áreas eritematosas que apresentam maior potencial para apresentar alterações histopatológicas compatíveis com displasia epitelial ou até mesmo CECs *in situ* ou microinvasivos. Para os casos de leucoplasias pequenas, menores do que 2 cm no maior diâmetro, as biopsias podem ser excisionais (Figura 1.3).

Uma série de estratégias auxiliares diagnósticas para as leucoplasias bucais está comercialmente disponível, com o objetivo de otimizar a busca por áreas clínicas mais propensas à transformação maligna. A título de exemplo, é oportuno mencionar a solução para bochecho com azul de toluidina,

os sistemas de detecção com base no uso da luz (transiluminação e autofluorescência da mucosa bucal) e *kits* de citologia esfoliativa para mucosa oral. Contudo, entende-se que essas abordagens têm – no momento – apenas valor experimental, porque não foram validadas por meio de estudos clínicos randomizados multicêntricos, o que limita suas aplicações na rotina clínica. Em outras palavras, os padrões-ouro para o diagnóstico das leucoplasias bucais são o exame clínico, o reconhecimento clínico de lesões menos homogêneas e áreas mais espessas ou eritematosas e a biopsia seguida pelo exame histopatológico em busca de áreas de displasia epitelial ou carcinomas incipientes.

Características histopatológicas

De um modo geral, as leucoplasias são caracterizadas microscopicamente pelo aumento da espessura da camada de queratina do epitélio (hiperqueratose) e pelo aumento da espessura da camada espinhosa do epitélio (acantose) bucal (Figura 1.4).

As leucoplasias não homogêneas, especialmente aquelas que possuem superfície clinicamente mais verrucosa, podem apresentar, microscopicamente, projeções superficiais papilares associadas a hiperqueratose e cristas epiteliais mais amplas e profundas em direção ao tecido conjuntivo.

Estudos de natureza histopatológica acerca da presença de displasia epitelial em leucoplasias mostram resultados muito divergentes, sugerindo taxas de displasia que variam de 5 a 25%. Ainda no contexto das leucoplasias, entende-se que as principais características histopatológicas do epitélio displásico incluem – além de graus variados de hiperqueratose e acantose – atipia celular marcada por queratinócitos com volumes citoplasmáticos e nucleares aumentados, pleomórficos e hipercromáticos, aumento da relação núcleo/citoplasma, presença de disqueratose epitelial, aumento da atividade mitótica e presença de figuras anormais de mitose no epitélio (Figura 1.5).

A classificação dos graus de displasia epitelial em leucoplasias bucais é motivo de exercício acadêmico histórico e considerada desafiadora, sobretudo, no que diz respeito ao impacto dos diferentes graus de displasia epitelial bucal no risco de malignização em CECs. De modo simplista, as displasias epiteliais em leucoplasias bucais são classificadas como "leves" quando a atipia celular está limitada às camadas basal e parabasal do epitélio bucal; como "moderadas"

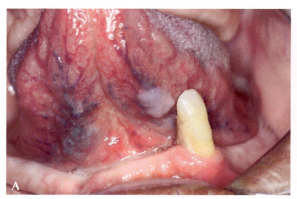
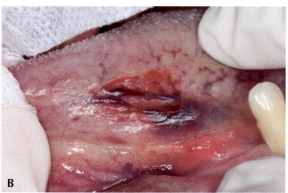

FIGURA 1.3 Procedimento de biopsia excisional em leucoplasia de diâmetro pequeno. **A.** Leucoplasia homogênea com cerca de 1 cm de diâmetro em superfície ventral de língua. **B.** Fotografia transcirúrgica após remoção total da lesão.

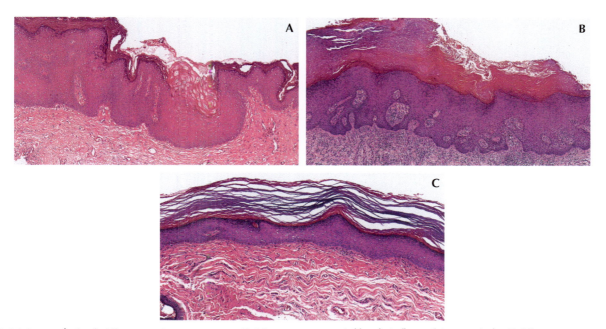

FIGURA 1.4 Leucoplasia. **A.** Hiperqueratose e acantose. **B.** Hiperqueratose e infiltrado inflamatório associado. **C.** Hiperqueratose e atrofia do epitélio subjacente.

quando a atipia se estende até a porção intermediária (camada espinhosa) do epitélio; e como "graves" nos casos em que a atipia celular envolve os três estratos epiteliais da mucosa oral (basal, intermediário e superficial). Casos de displasia epitelial grave são considerados, por muitos autores, carcinomas in situ. A maior limitação dos sistemas de classificação da displasia epitelial bucal é sua natureza francamente subjetiva. Tendo em vista esse cenário desafiador da gradação histopatológica das displasias epiteliais bucais, muitos patologistas, na prática da rotina histopatológica, preferem registrar nos relatórios anatomopatológicos apenas a informação da "presença" ou "ausência" de displasia epitelial, sem entrar no mérito do grau de displasia.

Risco de transformação maligna e tratamento

Vindo ao encontro dos desafios mencionados acerca do diagnóstico clínico e microscópico das leucoplasias bucais, o risco de transformação maligna das leucoplasias também tem base em um lastro de literatura muito impreciso, que varia de 2 a 20% em trabalhos realizados em diferentes partes do mundo. Entretanto, acredita-se que, em média, 12% das leucoplasias bucais darão origem a CECs.

Alguns fatores clínicos e histopatológicos dos pacientes com leucoplasias bucais são associados a maior risco para transformação maligna, como gênero feminino, tempo de evolução da lesão (o tempo médio para malignização é de 5 anos), pacientes não fumantes, localização anatômica da lesão em assoalho bucal e borda lateral de língua, lesões maiores do que 2 cm de diâmetro, lesões não homogêneas e, principalmente, presença de displasia epitelial. Até o presente momento, infelizmente, não existem marcadores biológicos validados reconhecidamente capazes de predizer quais leucoplasias têm maior propensão de transformação maligna. Portanto, é imperioso esclarecer que, dentro de todos os critérios supramencionados, entende-se que a combinação de leucoplasias clinicamente não homogêneas com a presença de displasia epitelial são os eventos mais úteis para se estimar a probabilidade clínica de transformação maligna. Resta registrar a preocupação que mesmo as leucoplasias homogêneas e sem a presença de displasia epitelial à biopsia podem

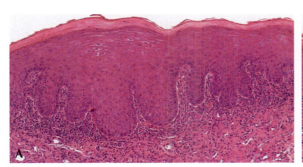
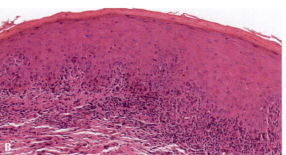

FIGURA 1.5 Leucoplasia. **A.** Hiperqueratose, acantose e displasia epitelial. **B.** Displasia epitelial apresentando atipia celular com aumento da relação núcleo citoplasma, pleomorfismo celular e nuclear, aumento da relação núcleo/citoplasma, presença de disqueratose epitelial, aumento da atividade mitótica e presença de figuras anormais de mitose no epitélio.

sofrer malignização e também devem ser manejadas como potencialmente malignas.

O tratamento das leucoplasias é direcionado pela identificação microscópica de displasia epitelial ou de um carcinoma *in situ* ou microinvasivo. Uma série de trabalhos clínicos gerenciados pelo Professor Isaac Van der Waal gerou protocolos internacionalmente reconhecidos de tratamento das leucoplasias bucais, orientando que as lesões que não demonstrarem displasia epitelial à biopsia incisional deverão ser tratadas cirurgicamente e os pacientes mantidos em seguimento clínico perpétuo de base semestral ou anual; todavia, as leucoplasias com displasia epitelial – a despeito do grau histopatológico de displasia – deverão ser tratadas cirurgicamente e os pacientes mantidos em seguimento clínico perpétuo de base trimestral ou semestral, tendo em vista as altas taxas de recorrência e o risco permanente de malignização das lesões bucais em questão. Finalmente, resta esclarecer que os casos de leucoplasias cuja análise microscópica tenha evidenciado carcinomas *in situ*, microinvasivos ou CECs francamente invasivos, devem ser encaminhados para tratamento cirúrgico médico, preferencialmente, para um profissional médico especialista em Cirurgia de Cabeça e Pescoço.

Alternativamente à cirurgia convencional (*cold knife*), algumas técnicas cirúrgicas podem ser utilizadas para o tratamento das leucoplasias bucais, sempre seguindo a estratégia clinicopatológica mencionada, como o eletrocautério e o *laser* cirúrgico de alta potência (Figuras 1.6 e 1.7).

Leucoplasia verrucosa proliferativa

Incidência e fatores etiológicos

A leucoplasia verrucosa proliferativa foi originalmente descrita por Hansen *et al.* (1985) e é atualmente interpretada como uma apresentação clinicamente mais exuberante e mais agressiva da leucoplasia oral clássica. Essa doença afeta, na maioria das vezes, pacientes do gênero feminino (4:1), com mais de 50 anos, sem relação com os fatores de risco tradicionalmente associados à leucoplasia convencional (tabagismo e etilismo).

Características clínicas e diagnósticas

As leucoplasias verrucosas proliferativas se apresentam notoriamente por meio de leucoplasias multifocais, geralmente do tipo não homogêneo, na mucosa oral, afetando, mais frequentemente, a gengiva, o rebordo alveolar, o palato duro, a borda lateral da língua e o assoalho bucal (Figura 1.8).

O aspecto clínico das lesões é muito variável e pode ocorrer em 4 espectros clínicos principais: (1) leucoplasias extensas com apresentação focal (apenas um lado da mucosa

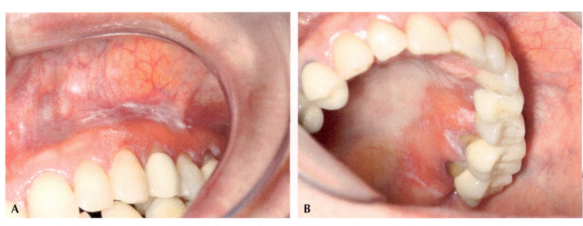

FIGURA 1.6 Leucoplasia não homogênea. **A.** Lesão branca de superfície granular associada a áreas eritematosas em região de gengiva vestibular e fundo de vestíbulo. **B.** Lesão branca de superfície granular associada a áreas eritematosas em região de gengiva palatina e palato duro.

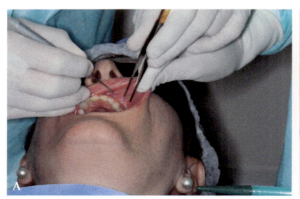
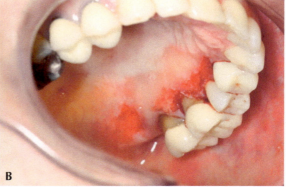

FIGURA 1.7 Leucoplasia. **A.** Tratamento cirúrgico por meio de ablação a *laser*. **B.** Pós-operatório imediato com remoção total da lesão e homeostasia tecidual.

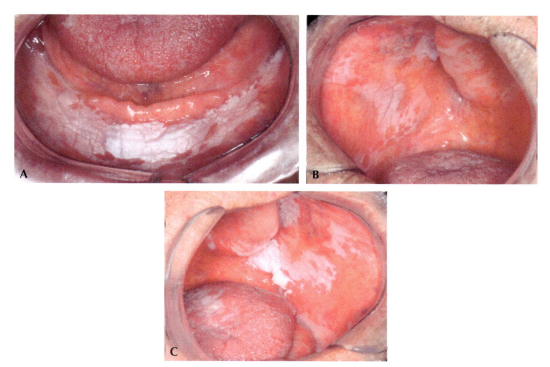

FIGURA 1.8 Leucoplasia verrucosa proliferativa. **A.** Lesão leucoplásica difusa e corrugada com áreas eritematosas apresentando aumento de espessura em região de rebordo alveolar inferior anterior. **B.** Lesão leucoplásica difusa com aspecto liquenoide em região de mucosa jugal, rebordo alveolar e palato duro direito. **C.** Lesão leucoplásica difusa apresentando área espessa em região de mucosa jugal, rebordo alveolar e palato duro esquerdo.

bucal); (2) leucoplasias multifocais difusas em mucosa bucal; (3) leucoplasias com superfície verrucosa ou papilar associada a áreas eritematosas focais; e (4) CEC ou carcinoma verrucoso que se desenvolveu em áreas de leucoplasias multifocais (evento que acontece após aproximadamente 8 anos do diagnóstico inicial de leucoplasia verrucosa proliferativa).

Como consequência dos padrões muito variáveis de apresentação, uma série de estudos publicados se propôs a apresentar critérios diagnósticos para a leucoplasia verrucosa proliferativa. Nesse contexto, um recente trabalho realizado por Carrard et al. (2013) recomenda que o diagnóstico deve incluir a detecção dos seguintes aspectos: pacientes não tabagistas; presença de leucoplasias verrucosas em mais de duas topografias bucais; a somatória das áreas das múltiplas leucoplasias deve resultar no mínimo 3 cm; o período de acompanhamento do caso deve ser superior a 5 anos; e a presença de carcinoma verrucoso deve ser excluída por meio de biopsia. A biopsia incisional é mandatória para o diagnóstico definitivo dessa patologia e, seguindo o mesmo princípio diagnóstico das leucoplasias convencionais, a biopsia deve ser realizada nas regiões clinicamente mais expressivas, como áreas mais espessas e eritematosas.

Outro ponto muito importante a ser considerado nesse cenário clínico é a necessidade do seguimento clínico perpétuo dos pacientes, tendo em vista o alto risco de malignização das leucoplasias verrucosas proliferativas. Outro aspecto central nessa problemática é a necessidade de múltiplas biopsias incisionais ao longo do seguimento clínico, que se justificam pela necessidade de investigar displasias epiteliais ou áreas de CECs incipientes em todos os focos bucais de leucoplasias e, também, sempre que as lesões mudarem de aspecto clínico (e se tornarem mais espessas ou eritematosas).

Características histopatológicas

As características histopatológicas da leucoplasia verrucosa proliferativa seguem a mesma tendência microscópica descrita antes para as leucoplasias convencionais. A diferença mais relevante entre as duas patologias mencionadas está no padrão clínico mais difuso e agressivo das leucoplasias verrucosas proliferativas. Em outras palavras, a histopatologia das leucoplasias verrucosas proliferativas – à semelhança das leucoplasias convencionais – também é marcada por graus variáveis de hiperqueratose, acantose, atipia celular e displasia epitelial. Contudo, nos estágios clinicamente mais avançados, é comum a identificação de CECs convencionais ou áreas de carcinomas verrucosos do ponto de vista microscópico.

Tendo em vista a grande variabilidade de apresentação clínica das leucoplasias verrucosas proliferativas, a correlação clinicopatológica é de extrema importância para diagnóstico definitivo, estratificação de risco de malignização e tratamento adequado.

Risco de transformação maligna e tratamento

Apesar de existir controvérsia nesse sentido, entende-se que aproximadamente 70% das leucoplasias verrucosas proliferativas sofrerão malignização em um prazo médio de 8 anos e desenvolverão CECs (convencionais ou da variante verrucosa) marcadamente agressivos em termos de comportamento clínico que gerarão altas taxas de mortalidade nos pacientes afetados.

Estudos relataram que carcinomas derivados de leucoplasias verrucosas proliferativas apresentam pior prognóstico (validado por altas taxas de múltiplos tumores primários em boca, altas taxas de recidiva pós-tratamento e alta frequência de metástase a distância) quando comparados àqueles derivados de leucoplasias convencionais. Vindo ao encontro dessa maior agressividade clínica, publicações recentes de nossa equipe demonstraram maior frequência de aneuploidia no DNA (associada a maior instabilidade cromossômica) e inativação do gene *CDKN2A*, que é um supressor tumoral das proteínas p16 e p14ARF, em pacientes com leucoplasia verrucosa proliferativa.

Por verossimilhança ao tratamento das leucoplasias convencionais, as leucoplasias verrucosas proliferativas também são tratadas por meio do direcionamento da análise microscópica e presença de displasia epitelial ou de carcinomas incipientes. A despeito do grau histopatológico de displasia, todas as lesões de leucoplasia verrucosa proliferativa deverão ser tratadas cirurgicamente e os pacientes seguirão acompanhados clinicamente – tendo em vista as altas taxas de recorrência (85%) e o risco permanente de malignização das lesões bucais – em caráter perpétuo, de base trimestral.

A cirurgia convencional (*cold knife*) é a estratégia mais adequada para manejo das leucoplasias verrucosas proliferativas, sobretudo pela importância da avaliação histopatológica prospectiva dessa doença. Contudo, como a patologia em questão se caracteriza clinicamente por leucoplasias multifocais, extensas e com grande potencial de recorrer após tratamento cirúrgico convencional, técnicas complementares são frequentemente utilizadas, nesse caso, sobretudo, o eletrocautério e o *laser* cirúrgico de alta potência (Figura 1.9).

Os casos de leucoplasia verrucosa proliferativa cuja análise miscroscópica tenha evidenciado carcinomas *in situ*, microinvasivos, CECs convencionais ou carcinomas verrucosos deverão ser encaminhados para tratamento médico, preferencialmente, para um profissional especialista em Cirurgia de Cabeça e Pescoço.

Eritroplasia

Incidência e fatores etiológicos

As eritroplasias são doenças potencialmente malignas da mucosa bucal que se caracterizam por manchas ou placas vermelhas de superfície lisa ou "aveludada" (Figura 1.10).

Afetam principalmente pacientes idosos com pico de prevalência aos 60 anos, sem predileção por gênero. Estudos realizados no Sul e no Sudeste Asiático sugerem prevalência global que varia de 0,02 a 0,83% para as eritroplasias bucais, sendo consideradas, portanto, muito raras. Os fatores de risco bem reconhecidos das eritroplasias são o tabagismo e o etilismo.

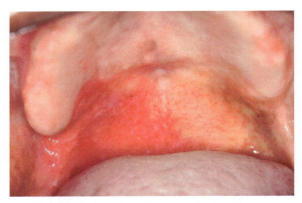

FIGURA 1.10 Placa de coloração avermelhada difusa de aspecto aveludado apresentando áreas de ulceração e formação de camada fibrinopurulenta.

Características clínicas e critérios diagnósticos

Como mencionado anteriormente, as eritroplasias podem se desenvolver em qualquer topografia da mucosa bucal e se manifestam por manchas, máculas ou placas eritematosas bem delimitadas, com textura "aveludada". Seus aspectos clínicos podem ser didaticamente classificados com homogêneo, granular ou "salpicado" (neste último caso são também designadas como eritroleucoplasia por se tratar de eritroplasias com áreas leucoplásicas). De modo geral as lesões são assintomáticas e únicas (isoladas), acometendo principalmente o assoalho bucal, a borda lateral da língua e o palato mole. O diagnóstico diferencial das eritroplasias deve incluir a candidose eritematosa, o líquen plano erosivo e a mucosite oral. Em casos dessa natureza, a anamnese e a biopsia incisional são fundamentais para o diagnóstico definitivo e para o tratamento adequado.

Características histopatológicas

Apesar de raras, as eritroplasias assumem relevância clínica muito grande porque, do ponto de vista histopatológico,

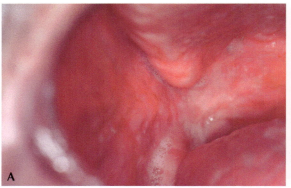 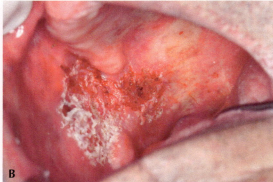

FIGURA 1.9 Leucoplasia. **A.** Leucoplasia homogênea acometendo mucosa jugal posterior, trígono retromolar e palato mole direito. **B.** Pós-operatório imediato com remoção total da lesão por meio de tratamento cirúrgico com ablação a *laser*.

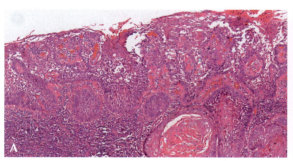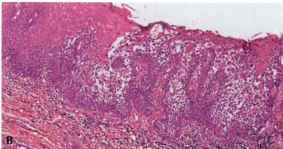

FIGURA 1.11 Eritroplasia. **A.** Eritroplasia com CEC incipiente superficial. **B.** CEC *in situ*.

a maior parte das lesões bucais apresenta áreas de epitélio atrófico com displasia epitelial, carcinoma *in situ* ou CEC microinvasivo (Figura 1.11), sendo considerada a lesão potencialmente maligna com maior risco de malignização da mucosa oral. Na análise microscópica das eritroplasias, a atrofia epitelial, evento microscópico marcante das eritroplasias, permite que a microvasculatura subjacente à mucosa oral fique, por transparência, clinicamente mais evidente, dando o aspecto clínico avermelhado das eritroplasias.

Risco de transformação maligna e tratamento

Uma série de trabalhos publicados sugere que aproximadamente 90% das eritroplasias sofrerão o processo de transformação maligna em curto período de tempo. Tão relevante quanto essa informação é o fato de que mais da metade das eritroplasias já represente – microscopicamente – um carcinoma incipiente, de modo que o diagnóstico precoce, por meio da biopsia incisional, é de extrema importância para os pacientes com eritroplasias.

O tratamento das eritroplasias, assim como o das leucoplasias, é direcionado pela análise histopatológica e, a despeito do grau histopatológico de displasia, todas as eritroplasias devem ser tratadas cirurgicamente. As eritroplasias deverão ser tratadas por meio de cirurgia convencional e o produto do tratamento cirúrgico deverá ser enviado mandatoriamente para a avaliação anatomopatológica. Após o tratamento, os pacientes deverão ser mantidos sob cuidadoso acompanhamento clínico em caráter permanente, de base trimestral, tendo em vista as altas taxas de malignização das eritroplasias bucais. Essa mesma preocupação com o alto risco de malignização desencoraja o uso do eletrocautério e do *laser* cirúrgico de alta potência nas eritroplasias porque essas técnicas não permitem análise microscópica do tratamento cirúrgico e, por consequência, não permitirão descartar áreas microscópicas de carcinomas incipientes.

Queilite actínica

Incidência e fatores etiológicos

A queilite actínica é uma lesão potencialmente maligna, quase exclusiva de países tropicais, que afeta o vermelhão labial inferior e tem como principal fator etiológico a exposição excessiva à radiação ultravioleta oriunda da luz solar. Essas lesões acometem principalmente pacientes do gênero masculino (10:1), de pele branca, com mais de 45 anos e que desempenham atividades profissionais associadas à exposição solar de altas intensidade e frequência, como trabalhadores rurais, trabalhadores de áreas costeiras e pescadores.

Características clínicas e critérios diagnósticos

A queilite actínica é uma doença assintomática e de progressão lenta que, pelas características mencionadas, é geralmente diagnosticada tardiamente. Lesões inicialmente se manifestam por meio de atrofia do vermelhão labial inferior e "apagamento" da transição clínica entre a pele e o vermelhão labial. Com a progressão clínica da doença, manchas ou placas brancas de aspecto leucoplásico, descamações, discretas hiperpigmentações e áreas eritematosas se desenvolvem com tendência à formação de ulcerações crônicas, com ou sem a presença de uma crosta superficial, e enrijecimento labial (Figura 1.12). Apesar de ser considerado excepcionalmente raro, o lábio superior também pode ser afetado pela queilite actínica.

Características histopatológicas

Em geral, do ponto de vista microscópico, a queilite actínica se caracteriza por miríade de alterações epiteliais e do tecido conjuntivo que podem incluir atrofia epitelial, derrame pigmentar, hiperqueratose, acantose, displasia epitelial ou áreas de carcinoma *in situ* ou microinvasivo. No tecido conjuntivo, os eventos mais frequentes da queilite actínica são a presença de células inflamatórias crônicas subjacentes ao epitélio e a elastose solar que se caracteriza por modificação do tecido conjuntivo subepitelial marcado pelo aumento da densidade de fibras colágenas e elásticas, por intensa basofilia e acelularidade (Figura 1.13).

Risco de transformação maligna e tratamento

Estima-se um risco de malignização que varia de 6 a 10% para as queilites actínicas de lábio inferior. Estudos publicados sugerem que os CECs que se desenvolvem com base na queilite actínica possuem maior propensão para agressividade clínica e metástases do que sua contraparte cutânea. Um resumo das taxas de malignização para as diferentes lesões potencialmente malignas está descrito na Tabela 1.1.

A prevenção primária da queilite actínica é baseada na orientação dos pacientes expostos ocupacionalmente à radiação ultravioleta solar sobre a relevância clínica da queilite actínica e sobre o risco do desenvolvimento de CECs

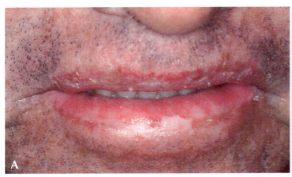 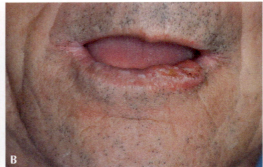

FIGURA 1.12 Queilite actínica. **A.** Presença de placas brancas e áreas de ulceração em lábios superior e inferior. Note o apagamento da linha do vermelhão dos lábios superior e inferior. **B.** Desenvolvimento de CEC de lábio a partir de queilite actínica. Presença de lesão ulcerada de bordos elevados, superfície irregular e áreas crostosas.

TABELA 1.1
LESÕES POTENCIALMENTE MALIGNAS E RISCO DE MALIGNIZAÇÃO ASSOCIADO.

Lesão potencialmente maligna	Risco de malignização
Leucoplasia	12%
Leucoplasia verrucosa proliferativa	70%
Eritroplasia	90%
Queilite actínica	6 a 10%

fotoinduzidos em lábio inferior. Adicionalmente, a população em questão deve usar proteção mecânica (chapéu) e química (protetor solar labial com fator de proteção de no mínimo 30) durante todo o tempo em que estiver exposta, ocupacionalmente ou não, à radiação solar.

Fatores clinicopatológicos, como áreas eritroplásicas, ulceração crônica, endurecimento labial e presença de displasia epitelial, são considerados indicadores de maior risco de malignização em queilite actínica. O tratamento da queilite actínica é motivo de grande debate; contudo, é consenso que as lesões que demonstrarem displasia epitelial à biopsia incisional deverão ser tratadas cirurgicamente e os pacientes mantidos em seguimento clínico perpétuo de base semestral ou anual. Queilites actínicas cuja análise microscópica tenha evidenciado carcinomas *in situ*, microinvasivos ou CECs invasivos devem ser encaminhadas para tratamento médico, preferencialmente, para um profissional especialista em Cirurgia de Cabeça e Pescoço.

Ainda que pouco utilizadas na rotina clínica, uma série de alternativas ao tratamento cirúrgico clássico foi proposta para as queilites actínicas, incluindo vermelhectomia (remoção cirúrgica do vermelhão labial), ablação a *laser*, eletroablação por eletrocautério, aplicação tópica de 5-fluoruracila, terapia fotodinâmica e quimioesfoliação com aplicação tópica de ácido tricloroacético.

Tumores malignos em boca

Os tumores malignos de cabeça e pescoço incluem as doenças originadas no trato digestivo superior, que inclui cavidade bucal, orofaringe, hipofaringe e laringe, assim como glândulas salivares, além de envolvimento dos seios paranasais e do sistema nervoso central. Dentro desse contexto, os tumores malignos da cavidade bucal (incluindo os sítios relacionados com a orofaringe) representam o sexto tipo de neoplasia maligna mais prevalente no mundo, e estudos relatam que mais de 90% desses tumores são representados pelo subtipo clinicopatológico denominado CEC. Ainda que o CEC represente o tipo mais frequente de câncer de boca, é oportuno mencionar que outros tumores malignos, como carcinomas de glândulas salivares menores, sarcomas, linfomas, melanomas, carcinomas odontogênicos e metástases, entre outros, também podem afetar a boca (Tabela 1.2). Tendo em vista a relevância do CEC de boca no contexto epidemiológico e no cenário de políticas em saúde internacional, e também a raridade dos tumores malignos "não CEC" em boca, este capítulo se concentrará na problemática do CEC da mucosa bucal.

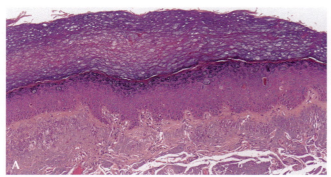 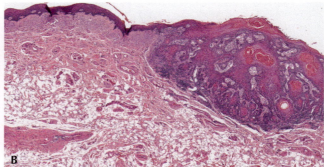

FIGURA 1.13 Queilite actínica. **A.** Hiperqueratose, acantose, displasia epitelial e elastose solar. **B.** Desenvolvimento de CEC a partir de queilite actínica e presença de elastose solar.

TABELA 1.2

PRINCIPAIS TUMORES MALIGNOS QUE ACOMETEM A BOCA.

Carcinoma espinocelular = 90% dos casos	
Adenocarcinoma	Glândulas salivares menores
Sarcomas	Osteossarcoma
	Rabdomiossarcoma
	Leiomiossarcoma
	Kaposi
Hematológicos/Linfoides	Linfomas
	Mieloma múltiplo
	Leucemias
Tumores metastáticos	Rim
	Mama
	Fígado
	Pulmão
Outros	Melanoma
	Tumores odontogênicos malignos

Carcinoma espinocelular

Incidência e fatores etiológicos

Anualmente, no mundo, são diagnosticados mais de 550.000 novos casos de CEC de boca e registrados aproximadamente 300.000 óbitos em função da doença. A taxa estimada de incidência global do CEC de boca é de 4 casos por 100.000 habitantes por ano, com uma taxa de mortalidade de aproximadamente 2 a cada 100.000 habitantes por ano.

No ano de 2018, foram estimados, no Brasil, 11.200 casos novos de câncer da cavidade oral em homens e 3.500 em mulheres. Esses valores correspondem a um risco estimado de 10,86 casos novos a cada 100.000 homens e 3,28 a cada 100.000 mulheres. Desconsiderando os tumores de pele não melanoma, o câncer da cavidade oral em homens é o quarto mais frequente na região Sudeste brasileira (13,77/100.000). Nas regiões Centro-Oeste (9,72/100.000) e Nordeste (6,72/100.000), o câncer de boca é o quinto mais frequente na população masculina adulta, enquanto nas regiões Sul (15,40/100.000) e Norte (3,59/100.000), ocupa a sexta posição entre os homens.

Como mencionado anteriormente, o CEC de boca representa o tumor mais frequente na região de cabeça e pescoço e, atualmente, apresenta 3 perfis distintos do ponto de vista clinicopatológico, a saber: (1) tipo clássico que afeta principalmente pacientes idosos (acima de 50 anos), do gênero masculino, com proporção homem:mulher de 2:1, do tipo microscópico convencional queratinizante, fortemente associado ao tabagismo e ao alcoolismo; (2) tumores induzidos pelo vírus HPV (genótipo 16) que afetam predominantemente topografias posteriores da boca (tonsila lingual, base de língua e tonsila palatina), homens por volta dos 45 anos, com proporção homem:mulher de 4:1, do tipo microscópico não queratinizante e não associado ao tabagismo ou ao etilismo; e (3) tumores que afetam pacientes jovens, com menos de 40 anos, que se desenvolvem principalmente na borda lateral de língua, com fenótipo microscópico queratinizante convencional e afetam principalmente mulheres não tabagistas e não etilistas (Tabela 1.3).

Sendo assim, em termos de fatores de risco associados ao CEC de boca, entende-se atualmente que o tabagismo e o alcoolismo atuam de forma dose e tempo-dependente no risco de desenvolvimento dessa doença. A radiação ultravioleta solar também é considerada um agente etiológico para os casos de CEC de lábio inferior, acabando por produzir tumores fotoinduzidos que aparentemente possuem menor agressividade clínica quando comparados aos CECs de mucosa bucal. Adicionalmente, nos últimos 20 anos, a infecção pelo vírus HPV (principalmente o genótipo 16) foi caraterizada como um fator de risco do CEC de boca que afeta topografias específicas como a tonsila lingual, a base de língua e a tonsila palatina, associado a fenótipos microscópicos não queratinizantes e a melhores taxas de sobrevida pós-tratamento quando comparados aos CECs bucais induzidos por tabagismo ou alcoolismo.

Evidências científicas sugerem que CECs bucais associados ao HPV têm taxas globais de mutação genética menores do que os tumores tabaco-induzidos, o que justifica, ao menos em parte, a menor agressividade clínica e as menores taxas de recorrência dos CECs HPV-positivos. Ainda nesse campo de discussão, ao que tudo indica, a prática do sexo oral é o principal fator de risco para que o HPV infecte a mucosa oral, onde possui afinidade por epitélio pouco queratinizado, como aquele que reveste a porção posterior da boca (tonsila lingual e tonsila palatina).

Características clínicas e critérios diagnósticos

O CEC de boca pode se desenvolver em qualquer região da mucosa bucal; contudo, as topografias intraorais mais comumente afetadas são região da borda lateral da língua, ventre lingual, assoalho bucal, palato mole, trígono retromolar e gengiva. Tumores pequenos ou em estágio inicial podem ser assintomáticos, ao passo que, com a progressão tumoral, os sintomas como desconforto, dor, redução da mobilidade lingual e disfagia podem se desenvolver.

TABELA 1.3

PERFIS CLINICOPATOLÓGICOS ASSOCIADOS AO CEC DE BOCA.

Perfil clinicopatológico	Idade	Gênero	Fator etiológico	Localização	Tipo microscópico
Clássico	60 anos	Masculino	Tabagismo e alcoolismo	Língua e assoalho bucal	Convencional queratinizante
HPV-positivo	45 anos	Masculino	HPV genótipo 16	Tonsila lingual, base de língua e tonsila palatina	Não queratinizante
Pacientes jovens	< 40 anos	Feminino	Sem fatores de risco associados	Borda lateral de língua	Convencional queratinizante

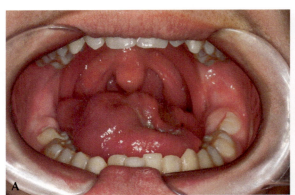
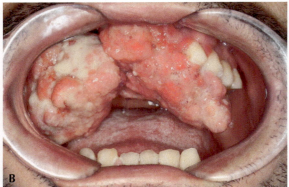

FIGURA 1.14 CEC oral. **A.** Lesão eritematosa, ulcerada, com bordos elevados, áreas de necrose em região de borda lateral e dorso lingual esquerdo. **B.** Tumor grande e vegetante de superfície granular acometendo quase toda a extensão da maxila.

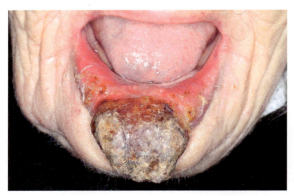

FIGURA 1.15 CEC de lábio. Lesão exofítica de superfície crostosa, áreas de ulceração, necrose e sangramento espontâneo acometendo toda a extensão do lábio inferior.

Clinicamente, os CECs incipientes podem se apresentar na forma de leucoplasias e eritroplasias; contudo, CECs francamente invasivos se apresentam geralmente como úlceras de base endurecida e bordas elevadas "em rolete", de superfície necrótica, ou como nódulos endurecidos e ulcerados. Outras formas de apresentação clínica são lesões exofíticas representadas por aumentos de volume de superfície irregular, papilar ou verrucosa, que podem apresentar coloração branca ou avermelhada (Figura 1.14).

Em casos avançados, pode ocorrer a destruição do osso subjacente, apresentando-se radiograficamente como uma imagem radiolúcida, de bordas irregulares, com aspecto de "roído de traça".

Tumores de lábio inferior afetam principalmente pessoas de pele clara e que passaram por exposições prolongadas, geralmente de natureza ocupacional, à radiação ultravioleta solar. A grande maioria dessas lesões se desenvolve com base em lesões de queilite actínica, como discutido anteriormente, e clinicamente se apresentam como uma ulceração endurecida, indolor, crostosa e exsudativa (Figura 1.15).

Esses tumores fotoinduzidos de lábio inferior no geral apresentam uma taxa de crescimento lento e baixa agressividade clínica, com taxa de 2% de probabilidade de metástases para linfonodos regionais.

CECs de orofaringe geralmente acometem principalmente base de língua e tonsilas palatinas (Figura 1.16).

Existem dois tipos clinicopatológicos de CECs orofaringianos: os tumores "HPV-negativos" e os tumores "HPV-positivos". Os CECs HPV-negativos acometem pacientes mais velhos, por volta dos 60 anos, e são fortemente associados ao uso de tabaco e álcool. São clinicamente mais agressivos (taxa de sobrevida global de 53%) e se apresentam como CECs convencionais, na forma de lesões ulceradas infiltrativas e microscopicamente caracterizadas por CECs da variante convencional queratinizante. Os tumores HPV-positivos afetam pacientes mais jovens (média de 45 anos) e o

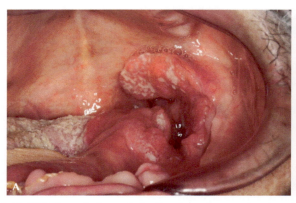
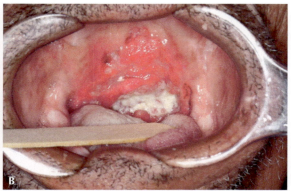

FIGURA 1.16 CEC de orofaringe. **A.** Lesão ulcerada, com bordos elevados, de coloração eritematosa e superfície irregular acometendo região de borda lateral de língua posterior, pilar amigdaliano e palato mole. **B.** Lesão exofítica, de aspecto granulomatoso, de coloração eritroleucoplásica acometendo palatos duro e mole.

principal fator etiológico é a infecção pelo vírus HPV (genótipo 16); clinicamente esses tumores se apresentam como aumentos de volume difusos e não ulcerados e, microscopicamente, são tumores não queratinizantes, basaloide-*like*, notoriamente reconhecidos por serem menos agressivos (taxa de sobrevida global de 82%).

Os CECs de boca e orofaringe, quando não diagnosticados precocemente e tratados, disseminam-se por via linfática e lançam metástases locais e regionais para os linfonodos cervicais. Embora menos comuns em estágios iniciais de progressão da doença, aproximadamente 2% dos pacientes com CEC em boca desenvolverão metástases a distância, principalmente em pulmões, fígado e ossos.

O estadiamento clínico do CEC se propõe a compreender a extensão anatômica da doença e, também, sua relação patológica com o hospedeiro. Atualmente, o sistema de estadiamento mais utilizado é o sistema TNM, preconizado pela União Internacional Contra o Câncer (UICC), que leva em consideração três características básicas: tamanho e profundidade de invasão do tumor primário em centímetros (T), envolvimento de linfonodos locais (N) e presença de metástases a distância (M). A análise de cada uma dessas características leva à classificação em estádios clínicos que variam de "I" a "IV" (Tabela 1.4), sendo que estádios maiores denotam pior prognóstico e menores taxas de sobrevida.

Embora existam vários grupos de pesquisadores atuando em diferentes partes do mundo em busca de marcadores biológicos salivares ou séricos que permitam o diagnóstico precoce do CEC de boca e orofaringe, até o momento, entende-se que o diagnóstico definitivo dos CECs de boca e orofaringe só pode ser realizado por meio de biopsia incisional e análise histopatológica. As estratégias contemporâneas de prevenção primária do CEC de boca e orofaringe se baseiam no controle do tabagismo, do etilismo, e na vacinação contra a infecção por HPV de crianças e adolescentes antes do início de atividades sexuais. Ressalta-se, ainda, a importância da realização sistemática do exame clínico intraoral por meio de cirurgiões-dentistas bem treinados, com o objetivo de promover detecção precoce de lesões potencialmente malignas ou de CECs incipientes da mucosa oral.

Características histopatológicas

Os CECs bucais, na maioria das vezes, se desenvolvem a partir de alterações epiteliais na linha das atipias e displasias. Nesse contexto, do ponto de vista histopatológico, as células epiteliais malignas apresentam citoplasma eosinofílico com núcleo hipercromático, relação núcleo-citoplasma aumentada, pleomorfismo celular e nuclear. Ocorre o desenvolvimento de células epiteliais malignas na forma de ilhas ou cordões que invadem o tecido conjuntivo subjacente, incluindo tecidos muscular, adiposo, neural e vascular. Também podem ser encontrados microscopicamente, em espécimes de CECs, as pérolas de queratina (focos arredondados de camadas concêntricas de células queratinizadas), queratinização aberrante, disqueratose, angiogênese e desmoplasia.

De acordo com a classificação adotada pela OMS, os CECs podem ser subdivididos em 3 estágios de diferenciação histológica, sendo: bem, moderadamente ou pouco diferenciados. CECs "bem diferenciados" são caracterizados por ninhos, cordões ou ilhas de grandes células com citoplasma eosinofílico, pontes intercelulares visíveis, núcleo arredondado que pode ou não estar hipercromático, apresentam grande quantidade de pérolas de queratina e células disqueratóticas, pouco pleomorfismo celular e nuclear (Figura 1.17).

No caso dos tumores "pouco diferenciados", as características de diferenciação escamosa são mínimas ou ausentes, apresentando intenso pleomorfismo celular e nuclear, com pouca ou nenhuma produção de queratina, em alguns casos requerendo análise imuno-histoquímica com AE1/AE3, CK5/6, p63 e p40, com finalidade de confirmação diagnóstica. Tumores moderadamente diferenciados possuem características intermediárias previamente relatadas. Tumores bem diferenciados tendem a invadir o tecido conjuntivo na forma de grandes ilhas epiteliais, enquanto tumores pouco diferenciados tendem a invadir por meio de projeções finas e irregulares ou por pequenas ilhas ou células individuais, apresentando, portanto, maior probabilidade de metástase. Um estroma desmoplásico associado a um infiltrado inflamatório pode ser encontrado ao redor das células tumorais invasoras. Contudo, essa classificação é subjetiva e não está associada ao prognóstico dos pacientes.

Apesar de CECs de mucosa oral se apresentarem predominantemente por meio do subtipo convencional, uma série de variantes microscópicas já foi bem caracterizada, incluindo os seguintes subtipos: carcinoma verrucoso, carcinoma adenoescamoso, carcinoma de células basaloides, carcinoma *cuniculatum* e carcinoma de células fusiformes, entre outros. CECs de orofaringe HPV-positivos raramente apresentam displasia epitelial e exibem morfologia predominantemente não queratinizante. Os tumores normalmente se desenvolvem com base em células tumorais atípicas das criptas epiteliais que invadem o tecido conjuntivo subjacente na forma de lóbulos ou ilhas epiteliais com necrose central em um estroma linfoide. A presença de imunopositividade difusa para p16 é um marcador importante e altamente sensível, contudo, não específico, para o diagnóstico dos CECs HPV-positivos. O diagnóstico final da associação com HPV demanda investigação pelas técnicas de hibridização *in situ* ou por meio de reação em cadeia da polimerase (PCR), lançando mão de sondas com DNA ou RNA viral.

Tratamento

Tendo em vista a complexidade dos princípios de tratamento do CEC de boca e orofaringe, este livro reservou um capítulo específico para esse tema (Capítulo 2, *Princípios do*

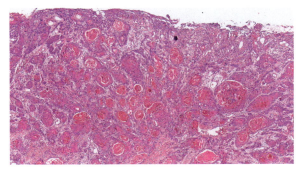

FIGURA 1.17 CEC bem diferenciado. Ilhas e cordões de células epiteliais malignas invadindo o tecido conjuntivo subjacente e presença evidente de pérolas de queratina.

TABELA 1.4
PROTOCOLO DE ESTADIAMENTO MAIS COMUM DOS TUMORES PRIMÁRIOS NA REGIÃO DE LÁBIOS E CAVIDADE ORAL.[a]

Tamanho do tumor primário (T)	
TX	Tumor primário não pode ser detectado
T0	Nenhuma evidência de tumor primário
Tis	Somente carcinoma *in situ** no sítio primário
T1	Tumor ≤ 2 cm em seu maior diâmetro Profundidade de invasão** ≤ 5 mm
T2	Tumor > 2 cm, porém ≤ 4 cm em seu maior diâmetro Profundidade de invasão > 5 mm, porém ≤ 10 mm
T3	Tumor > 4 cm em seu maior diâmetro Profundidade de invasão > 10 mm
T4a (lábio)	Tumor invade através de cortical óssea, nervo alveolar inferior, assoalho de boca ou pele da face (ou seja, queixo e nariz). Tumor passível de ressecção cirúrgica
T4a (cavidade oral)	Tumor invade através de cortical óssea, seio maxilar ou pele da face. Tumor passível de ressecção cirúrgica
T4b (lábio e cavidade oral)	Tumor envolve espaço mastigatório, lâminas do processo pterigoide ou base do crânio e/ou envolve completamente a artéria carótida interna Nota: erosão superficial isolada do tecido ósseo ou dente englobado por tumor primário em gengiva não é suficiente para classificar um tumor como T4
Envolvimento do linfonodo regional (N)	
NX	Linfonodos não puderam ser avaliados
N0	Nenhuma metástase para linfonodos regionais
N1	Metástase em um único linfonodo ipsilateral, ≤ 3 cm em seu maior diâmetro e extensão extranodal
N2	
N2a	Metástase em um único linfonodo ipsilateral, > 3 cm, porém ≤ 6 cm em seu maior diâmetro e extensão extranodal
N2b	Metástase em múltiplos linfonodos ipsilaterais, sendo todos ≤ 6 cm em seu maior diâmetro e extensão extranodal
N2c	Metástases em linfonodos bilaterais ou contralaterais, sendo todos ≤ 6 cm em seu maior diâmetro e extensão extranodal
N3	
N3a	Metástase em um linfonodo > 6 cm em seu maior diâmetro e extensão extranodal negativa
N3b	Metástase em um linfonodo ipsilateral, múltiplos linfonodos ipsilaterais, contralaterais ou bilaterais de qualquer tamanho e diâmetro e extensão extranodal positiva
Envolvimento por metástase a distância (M)	
MX	Metástase a distância não foi avaliada
M0	Sem evidência de metástase a distância
M1	Metástase a distância presente
Classificação TNM	
Estádio 0	Tis N0 M0
Estádio I	T1 N0 M0
Estádio II	T2 N0 M0
Estádio III	T1-2 N1 M0 T3 N0-1 M0
Estádio IVA	T1-3 N2 M0 T4a N0-2 M0
Estádio IVB	Qualquer T N3 M0 T4b Qualquer N M0
Estádio IVC	Qualquer T e N M1

[a]Tabela adaptada de Mascitti *et al.*, 2018 e Shah, 2018 – utilizada com permissão de American Joint Committee on Cancer (AJCC), Chicago, Illinois; a fonte original e primária das informações desta tabela é AJCC Cancer Staging Manual, Eighth Edition (2016) publicado por Springer Science+Business Media – e Amin *et al.*, 2016.
*Neoplasias malignas do epitélio que ainda não invadiram o estroma adjacente, ou seja, limitadas à área de origem.
**Profundidade de invasão tumoral considerando a camada basal da mucosa adjacente ao tumor.

Tratamento Oncológico de Interesse para o Cirurgião-Dentista). Contudo, cabe antecipar que os protocolos de tratamento contemporâneos do CEC de boca e orofaringe costumam ser multimodais, envolvendo a cirurgia, a quimioterapia (QT) ou a radioterapia (RDT) associadas ou, mais frequentemente, combinadas. A estratégia específica de tratamento do CEC de boca depende principalmente da localização da lesão, do estágio do tumor, da infraestrutura do centro médico e das condições físicas dos pacientes. Tumores intraorais iniciais e também na região de lábio são removidos cirurgicamente, incluindo margem de segurança; tumores maiores ou considerados irressecáveis, como tumores de orofaringe ou metástases, requerem tratamento combinado por remoção cirúrgica e RDT adjuvante e, em alguns casos QT. Quando há evidência de metástase linfonodal, a ressecção cirúrgica deve ser realizada e, em alguns casos, associada à RDT na região cervical.

O tratamento radioterápico demanda uso de aparelhos com raios com energia de 4 a 6 MV. Muitos avanços no âmbito do tratamento foram realizados e atualmente duas técnicas principais são utilizadas: a RDT conformacional tridimensional (3D) e a RDT de intensidade modulada (IMRT), técnicas que apresentam menores riscos de toxicidade por permitirem maior controle do campo e da intensidade de radiação. Vale ressaltar que a dose de radiação se expressa na forma de energia absorvida pelo tecido irradiado, tendo como unidade o *gray* (Gy), e que nos tumores de cabeça e pescoço o regime de radiação normalmente se baseia em uma terapia de 60 a 70 Gy no sítio primário e 50 Gy nas drenagens, sendo dividido em média de 2 Gy por dia, 5 dias por semana, durante 6 a 7 semanas. A QT pode ser aplicada como estratégia de indução, seguida por quimiorradioterapia concomitante ou como terapia paliativa. Os fármacos mais comumente utilizados nesse contexto oncológico incluem derivados da platina (p. ex., cisplatina, carboplatina), a 5-flucruracila e os taxanos (p. ex., paclitaxel, docetaxel).

O cirurgião-dentista deve estar ciente do fato de que o tratamento quimioterápico nessa linha predispõe os pacientes ao "período nadir", que compreende um período de 7 a 14 dias após a infusão da QT, quando o paciente desenvolve anemia, trombocitopenia e imunossupressão transitória que aumentam o risco para hemorragias, infecções e septicemia após procedimentos odontológicos cirúrgicos (ver Capítulo 3, *Adequação Odontológica para o Tratamento Oncológico*).

As taxas de sobrevida global em 5 anos pós-tratamento para CECs iniciais variam de 53 a 68%, entretanto, é importante esclarecer que a maior parte desses tumores é diagnosticada tardiamente, em estádios clínicos avançados da doença, o que torna seu tratamento desafiador e associado a baixas taxas de sobrevida (5 anos) e a qualidade de vida muito desfavorável por parte dos pacientes.

Considerações finais

Tendo em vista o conteúdo exposto neste capítulo, o câncer de boca é considerado um grande desafio em termos de políticas internacionais em saúde pública. Um dos maiores desafios dos profissionais da saúde que atuam nesse contexto é desenvolver e aplicar estratégias de prevenção primária do câncer de boca; contudo, como discutido neste capítulo, a prevenção secundária – realizada por meio de reconhecimento precoce e tratamento de lesões potencialmente malignas da mucosa oral – é uma estratégia amplamente disponível, de baixo custo e com potencial para diagnosticar precocemente tumores malignos iniciais e com chance de diminuir a morbimortalidade associada ao câncer de boca.

REFERÊNCIAS BIBLIOGRÁFICAS

Almeida OP. Patologia oral. São Paulo: Artes Médicas, 2016. (Série Abeno: Odontologia Essencial – Parte Básica.)

Alves CGB, Treister NS, Ribeiro ACP et al. Strategies for communicating oral and oropharyngeal cancer diagnosis: why talk about it? Oral Surg Oral Med Oral Pathol Oral Radiol. 2020; 129(4):347-356. doi: 10.1016/j.oooo.2019.11.014. Epub 2019 Nov 28. PMID: 31928903.

Amin MB, Edge SB, Greene FL, Dr B, Brookland RK et al. (eds). AJCC cancer staging manual. 8. ed. Springer. 2016.

Barnes L, Eveson JW, Reichart P, Sidranski D. World Health Organization Classifications of Tumors. International Agency for Research on Cancer. 2005.

Brasil. Instituto Nacional de Câncer (INCa). Estimativas 2017: Incidência de Câncer no Brasil [Digital]. Rio de Janeiro: INCa; 2016.

Carrard VC, Brouns EREA, Van der Waal. Proliferative verrucous leukoplakia; a critical appraisal of the diagnostic criteria. Medicina Oral Patologia Oral y Cirugía Bucal. 2013; 18(3):411-3.

Cerqueira JM, Pontes FS, Santos-Silva AR et al. Malignant transformation of oral leukoplakia: a multicentric retrospective study in Brazilian population. Med Oral Patol Oral Cir Bucal. 2020; 28:24175. doi: 10.4317/medoral.24175. Epub ahead of print. PMID: 33247570.

Conway DI, Hashibe M, Boffetta P, Wunsch-Filho V, Muscat J, La Vecchia C et al. Enhancing epidemiologic research on head and neck cancer: INHANCE – The International Head and Neck Cancer Epidemiology Consortium. Oral Oncology. 2009; 45(9):743-6.

Curado MP, Hashibe M. Recent changes in the epidemiology of head and neck cancer. Current Opinion in Oncology. 2009; 21(3): 194-200.

Davies L, Welch HG. Epidemiology of head and neck cancer in the United States. Journal of Otolaryngology – Head & Neck Surgery. 2006; 135(3):451-7.

de Carvalho WRS, de Souza LL, Pontes FSC et al. A multicenter study of oral sarcomas in Brazil. Oral Dis. 2020; 26(1):43-52. doi: 10.1111/odi.13211. Epub 2019 Nov 6. PMID: 31605560.

de Castro GJ, Santos-Silva AR, Folgueira MAAK, Toporcov T. Tongue cancer in the young. Current opnion in oncology. 2016; 28(3):193-4.

de Pauli Paglioni M, Migliorati CA, Schausltz PFI et al. Laser excision of oral leukoplakia: does it affect recurrence and malignant transformation? A systematic review and meta-analysis. Oral Oncol. 2020; 109:104850. doi: 10.1016/j.oraloncology.2020.104850. Epub ahead of print. PMID: 32540612.

Gouvêa AF, Santos-Silva AR, Speight PM et al. High incidence of DNA ploidy abnormalities and increased Mcm^2 expression may predict malignant change in oral proliferative verrucous leukoplakia. Histopathology. 2013; 62(4):551-62.

Haddad RI, Shin DM. Recent advances in head and neck cancer. The New England Journal of Medicine. 2008; 359(11):1143-54.

Hoff PMG. Manual de condutas em Oncologia. São Paulo. Instituto do Câncer do Estado de São Paulo Octavio Frias de Oliveira, 2010.

Kowalski LP, Carvalho AL, Priante AVM, Magrin J. Predictive factors for distant metastasis from oral and oropharyngeal squamous cell carcinoma. Oral Oncology. 2005; 41(5):534-41.

Lodi G, Franchini R, Warnakulasuriya S et al. Interventions for treating oral leukoplakia to prevent oral cancer (Review). Cochrane Database of Systematic Reviews. 2016; 7:CD001829.

Mariz BALA, Kowalski LP, William WN Jr et al.; Latin American Cooperative Oncology Group - Brazilian Group of Head and Neck Cancer. Global prevalence of human papillomavirus-driven oropharyngeal squamous cell carcinoma following the ASCO guidelines: A systematic review and meta-analysis. Crit Rev Oncol Hematol. 2020; 156:103116. doi: 10.1016/j.critrevonc.2020.103116. Epub 2020 Oct 25. PMID: 33115701.

Mariz BALA, do Socorro QFP, Roza ALOC et al. Clinical predictors of malignancy in palatal salivary gland tumors. Oral Dis. 2019; 25(8):1919-1924. doi: 10.1111/odi.13181. Epub 2019 Sep 11. PMID: 31444932.

Marron M, Boffetta P, Zhang ZF, Zaridze D, Wunsch Filho V, Winn DM et al. Cessation of alcohol drinking, tobacco smoking and the reversal of head and neck cancer risk. International Journal of Epidemiology. 2009; 39(1):182-96.

Mascitti M, Rubini C, De Michele F et al. American Joint Committee on Cancer staging system 7th edition versus 8th edition: any improvement for patients with squamous cell carcinoma of the tongue? Oral Surgery, Oral Medicine, Oral Pathology and Oral Radiology. 2018; 126(5):415-23.

Matzinger O, Zouhair A, Mirimanoff R, Ozsahin M. Radiochemotherapy in locally advanced squamous cell carcinomas of the head and neck. Clinical Oncology. 2009; 21(7):525-31.

Mortazavi H, Baharvand M, Mehdipour M. Oral potentially malignant disorders: an overview of more than 20 entities. Journal of Dental Research, Dental Clinics, Dental Prospects. 2014; 8(1): 6-14.

Muller S. Update from the 4th Edition of the World Health Organization of Head and Neck Tumours: tumours of the oral cavity and mobile tongue. Head & Neck. 2017; 11(1):33-40.

Petti S. Pooled estimate of world leukoplakia prevalence: a systematic review. Oral Oncology. 2003; 39(8):770-80.

Reibel J. Prognosis of oral pre-malignant lesions: Significance of clinical, histopathological, and molecular biological characteristics. Critical Reviews in Oral Biology & Medicine. 2003; 14(1):47-62.

Ridge JA, Lydiatt WM, Patel SG et al. Head and Neck In: Amin MB, Edge S, Greene FL et al., editors. AJCC cancer staging manual. 8th ed. New York: Springer; 2017:79-94.

Rodrigues-Fernandes CI, Arboleda LPA, Vargas PA et al. Oral verrucous carcinoma manifesting as proliferative verrucous leukoplakia. Oral Oncol. 2021; 12:105144. doi: 10.1016/j.oraloncology.2020.105144. Epub ahead of print. PMID: 33451921.

Roza ALOC, Kowalski LP, William WN Jr et al.; Latin American Cooperative Oncology Group–Brazilian Group of Head and Neck Cancer. Oral leukoplakia and erythroplakia in young patients: a systematic review. Oral Surg Oral Med Oral Pathol Oral Radiol. 2021; 131(1):73-84. doi: 10.1016/j.oooo.2020.09.002. Epub 2020 Sep 14. PMID: 33187936.

Sanchez-Romero C, Bologna-Molina R, Paes de Almeida O et al. Extranodal NK/T cell lymphoma, nasal type: an updated overview. Crit Rev Oncol Hematol. 2021; 22:103237. doi: 10.1016/j.critrevonc.2021.103237. Epub ahead of print. PMID: 33493634.

Saraiya M, Unger E, Thompson T, Lynch C, Hernandez BY, Lyu CW et al. US assessment of HPV types in cancers: implications for current and 9-valent HPV vaccines. Journal of the National Cancer Institute. 2015; 107(6):jv086.

Scully C, Felix DH. Oral medicine – update for the dental practitioner oral cancer. British Dental Journal. 2005; 200(1):13-7.

Scully C, Porter S. Oral cancer. The Western Journal of Medicine. 2001; 174(5):348-51.

Shah JP. Staging for head and neck cancer: purpose, process and progress. Indian Journal of Surgical Oncology. 2018; 9(1):116-20.

Sloan P, Gale N, Hunter K et al. Malignant surface epithelial tumours. In: El-Naggar AK, Chan JK, Grandis Jennifer R et al., orgs. WHO Classif Head Neck Tumours. 4. ed. 2017;109-11.

Van der Waal I. Oral potentially malignant disorders: Is malignant transformation predictable and preventable? Medicina Oral Patologia Oral y Cirugía Bucal. 2014; 19(4):386-90.

Van der Waal I. Potentially malignant disorders of the oral and oropharyngeal mucosa; terminology, classification and present concepts of management. Oral Oncology. 2009; 45(5):317-23.

2 Princípios do Tratamento Oncológico de Interesse para o Cirurgião-Dentista

Maria Cecília Querido de Oliveira, Aljomar José Vechiato Filho, Natália Rangel Palmier, Gilberto de Castro Júnior, Ana Carolina Prado Ribeiro, Alan Roger dos Santos Silva e Thaís Bianca Brandão

O capítulo anterior destacou as principais lesões potencialmente malignas e tumores malignos em boca, no qual pode-se observar que o carcinoma espinocelular (CEC) apresenta a maior incidência dentre todos os subtipos clinicopatológicos conhecidos para esse sítio anatômico. Dessa forma, é importante que o cirurgião-dentista tenha conhecimento das principais estratégias utilizadas no tratamento do câncer da cavidade oral (CCO), e este será o modelo de câncer que será aqui utilizado para apresentar e discutir os princípios do tratamento oncológico de interesse para o cirurgião-dentista.

Os protocolos de tratamento contemporâneos do CEC de boca e orofaringe são multimodais, envolvendo: (1) a cirurgia, (2) a QT e a (3) RDT, sendo essas muitas vezes associadas ou, mais frequentemente, combinadas.

Cirurgia

A cirurgia radical com intenção curativa pode ser uma das alternativas de tratamento inicial do câncer de boca, seja nos estádios iniciais ou na doença localmente avançada, e tem como objetivo a remoção completa de tumor primário e margem de tecido livre de doença (mínimo de 1,0 cm ao longo de toda extensão da lesão), associada ou não a esvaziamento cervical. A indicação da cirurgia é baseada na localização da lesão, no estádio do tumor (com base no sistema TNM – ver Capítulo 1, *Lesões Potencialmente Malignas e Tumores Malignos na Boca*), na infraestrutura disponível (pessoal e equipamentos) e nas condições clínicas dos pacientes. Em especial, os tumores da cavidade oral devem, sempre que possível, ser considerados para cirurgia como tratamento inicial com intenção curativa.

É essencial destacar o impacto positivo que o cirurgião-dentista pode exercer na obtenção de melhores resultados no tratamento do câncer de cavidade bucal, pois é peça fundamental no diagnóstico precoce dessa neoplasia. Isto é, quando a cirurgia é escolhida como alternativa de tratamento para tumores com estádio clínico inicial (p. ex., T1-2 N0 M0), os pacientes são beneficiados por um período pós-operatório mais confortável [menor extensão cirúrgica, prevenção do uso prolongado de sondas nasoenterais (SNE), da realização de traqueostomia (TQT) e de uso de medicamentos de alto custo], e também pela diminuição do impacto negativo nos aspectos estéticos e funcionais da cavidade oral, resultante da menor extensão cirúrgica, bem como menores morbidades transitórias ou permanentes.

Em um contexto odontológico, a cirurgia dos tumores de boca inclui a remoção do tumor primário com margens e o tratamento do pescoço. Como modalidade de cirurgia, podemos citar:

- **Glossectomia**: remoção de partes, metade ou toda a extensão da língua, sendo classificada como glossectomia parcial, hemiglossectomia ou glossectomia total, respectivamente.
- **Mandibulectomia**: remoção de toda (mandibulectomia total) ou parte da mandíbula (mandibulectomia parcial). É importante ressaltar que, quando existe remoção do tecido ósseo da mandíbula, geralmente é realizada a reconstrução com retalho microcirúrgico utilizando-se fragmentos oriundos de osteotomias realizadas na fíbula (Figura 2.1). A reconstrução terá um importante papel na reabilitação oral de pacientes submetidos a tal procedimento cirúrgico, a qual será discutida mais profundamente no Capítulo 10, *Reabilitação Oral e Extraoral de Pacientes Oncológicos*.

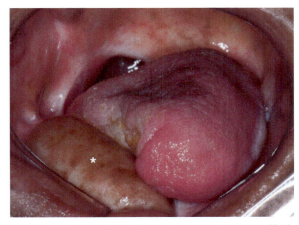

FIGURA 2.1 Paciente submetido a glossectomia e mandibulectomia parciais para a remoção de um CEC acometendo a borda lateral direita da língua e o assoalho de boca. Observe a presença de retalho miocutâneo retirado do peitoral do paciente para a reconstrução do defeito cirúrgico (*).

- **Maxilectomia**: remoção de todo ou parte do palato duro, podendo envolver o assoalho e as paredes da cavidade nasal e também a região orbital. Existem diversas terminologias para descrever as maxilectomias como radical, de infraestrutura, estendida, limitada, entre outras. Contudo, a princípio, sugerimos que a divisão seja realizada de forma mais genérica, sendo a maxilectomia parcial ou total (Figura 2.2).

Apesar da eficácia no tratamento desses tumores, a cirurgia ainda está associada a uma alta frequência de sequelas em boca, com impacto negativo na qualidade de vida dos pacientes oncológicos. Dentre esses efeitos, destacam-se as deformidades estéticas (alteração da morfologia facial) e funcionais pós-operatórias, como:

- Perda ou comprometimento das funções orais básicas (fala, mastigação e deglutição), causadas pela comunicação entre as cavidades bucal e nasal (também denominada comunicação bucossinusal ou simplesmente por defeito maxilar), resultantes das maxilectomias; e também hipomobilidade lingual e comprometimento da sensibilidade induzidos por glossectomias e mandibulectomias
- Trismo e as consequências indiretas induzidas pela limitação da abertura bucal (doença periodontal, cáries, prejuízo na nutrição enteral, entre outras).

É importante esclarecer que a maior parte desses tumores é diagnosticada tardiamente, em estádios clínicos avançados da doença, o que torna seu tratamento desafiador e pode estar associado a uma redução das taxas de sobrevida em 5 anos. Nesses casos, a sobrevida global é de aproximadamente 30%, como identificado no estudo de Camisasca *et al.* (2011).

Radioterapia

A radioterapia (RDT) é o método de tratamento oncológico que provocará a morte de células tumorais por meio da radiação, ou seja, ondas eletromagnéticas de alta energia. As radiações para o tratamento oncológico podem ser classificadas em ionizantes, ou seja, capazes de gerar fótons ou elétrons fora da órbita de determinado átomo ou molécula que irão danificar a estrutura celular ou induzir reações bioquímicas que possuem o mesmo potencial; e não ionizantes ou corpusculares, que não possuem energia suficiente para induzir essa geração, mas que mesmo assim conseguem quebrar moléculas e induzir reações químicas. Nessa modalidade de tratamento, determinada dose de radiação é aplicada durante um período de tempo definido, em um volume de tecido que engloba o tumor.

A RDT pode ser realizada de duas diferentes formas. A primeira é classificada como teleterapia (Figura 2.3), ou também denominada RDT externa, na qual o tumor será irradiado por uma fonte de radiação distante, sem contato com o corpo do paciente.

Para neoplasias malignas na região de cabeça e pescoço, utilizam-se as radiações do tipo ionizante, por meio de aceleradores lineares ou por isótopos radioativos (estes em desuso). Nessa modalidade, a deposição de energia nos tecidos biológicos provoca lesões nas células, pois os elétrons liberados por acúmulo energético atingem e danificam o DNA. Esse fenômeno é denominado efeito direto e representa 30% do efeito total da radiação. Os 70% restantes são resultado do efeito indireto; nesses casos, a radiação induz a formação de radicais livres tanto pela quebra das moléculas de água presentes nas células e no meio em que essas estão suspensas quanto pela ionização de outros constituintes celulares, como os lipídios, por exemplo.

A segunda forma de RDT é denominada braquiterapia, na qual a fonte de radiação é colocada próximo ou dentro do tumor. Essa modalidade pode ser dividida em:

- **Intersticial**: na qual as fontes são colocadas diretamente no tecido-alvo do local afetado, como para tumores de boca, próstata ou mama
- **Contato**: na qual as fontes são colocadas próximo ao tecido-alvo, como para tumores de traqueia ou esôfago
- **Temporária**: a braquiterapia de alta taxa de dose (HDR) envolve uma única fonte radioativa de alta dose ao lado ou no interior do tumor durante um curto período de tempo. A braquiterapia HDR é frequentemente utilizada para tratar cânceres ginecológicos, de pulmão, mama, próstata e câncer de cabeça e pescoço. É geralmente realizada em regime ambulatorial, ou seja, normalmente são realizadas apenas algumas sessões de tratamento

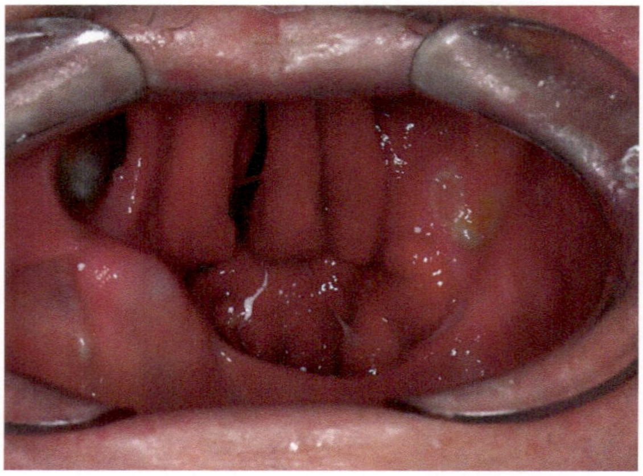

FIGURA 2.2 Paciente com CEC de palato submetido a maxilectomia.

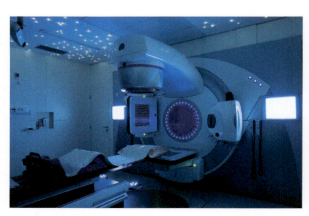

FIGURA 2.3 Exemplo de aparelho utilizado para a emissão de radiação, por meio de uma fonte distante (teleterapia).

- **Permanente**: a braquiterapia de baixa taxa de dose (LDR) requer que as fontes radioativas sejam inseridas no interior do tumor de forma permanente. Esse tipo de braquiterapia é utilizado principalmente no tratamento do câncer de próstata, quando são inseridas pequenas sementes radioativas. Essa técnica permite ao paciente uma vida quase sem restrições após o implante, e é feita sem a necessidade de internação.

Com isso, as doses mais altas da radiação se limitam apenas a uma pequena área. Os principais isótopos radioativos utilizados nessa modalidade são irídio-192, iodo-125, paládio-103, césio-137 e ouro-198, sendo que dispositivos protéticos são necessários para o posicionamento das fontes de radiação. Foi bastante utilizada antigamente para tumores de boca, mas esse método já se encontra obsoleto devido a dois principais fatores: (1) a indicação apenas para tumores pequenos e bem localizados (o que não é o cenário mais comum para tumores de boca), associado com (2) o desenvolvimento tecnológico dos aparelhos de RDT, que permitem concentração de altas doses de radiação nos tecidos-alvo e menor toxicidade para os tecidos sadios.

Para o cirurgião-dentista, o conhecimento das diferentes modalidades e empregos da RDT será útil para correto planejamento dos tratamentos odontológicos, previsibilidade dos efeitos colaterais causados pela radiação e terapêuticas necessárias para o controle dos mesmos. Dessa forma, garante-se melhora na qualidade de vida aos pacientes, controle das toxicidades geradas e melhor prognóstico durante a vigência do tratamento radioterápico.

Nesse contexto, a RDT pode ser classificada como: neoadjuvante, curativa, adjuvante ou paliativa. O esquema escolhido dependerá de uma série de fatores inerentes ao paciente, à doença e à infraestrutura do serviço médico. As características de cada modalidade estão descritas a seguir.

Neoadjuvante

A RDT neoadjuvante consiste na radiação de tumores sólidos com o objetivo de diminuir seu volume, a fim de melhorar os resultados obtidos pela cirurgia de ressecção tumoral subsequente, além de possibilitar a diminuição da mutilação, uma vez que a extensão das margens cirúrgicas será menor. É mais comumente utilizada em tumores como sarcomas de partes moles.

Adjuvante

RDT que é administrada após a cirurgia com intenção curativa. Tem como objetivo eliminar as micrometástases.

Curativa

A RDT curativa é realizada quando o emprego da radiação será a modalidade terapêutica para controle local com intenção curativa. Pode estar associada concomitantemente à QT (Figura 2.4).

Paliativa

O objetivo aqui é o controle dos sintomas. Pode ter finalidade antiálgica, desobstrutiva ou hemostática, sendo realizada normalmente nos casos inoperáveis, seja a contraindicação da terapia cirúrgica pela recusa do paciente ou pelo estádio da doença ou condição sistêmica, com o propósito de melhorar a qualidade de vida do paciente e reduzir sintomas induzidos pelo tumor (p. ex., dor e sangramento) (Figura 2.5).

Dose de radiação

Uma das propriedades físicas mais importantes que a RDT possui e que apresenta uma importância significativa para o contexto odontológico é a dose total de radiação. Essa última propriedade corresponde à quantidade de energia absorvida pelo tecido irradiado em determinado período de tempo. Dessa forma, entende-se que, quanto maior a deposição de energia nos tecidos-alvo, maior será o dano celular.

De acordo com o Sistema Internacional de Unidades, a dose de radiação absorvida por determinado meio é caracterizada por uma unidade que é conhecida como *gray* (Gy). Esta última corresponde a cerca de 1 J/kg, ou seja, a quantidade de energia necessária para depositar um joule (J) de energia em um quilograma (kg) de matéria. Com o objetivo de minimizar toxicidades ao paciente, a RDT em cabeça e pescoço costuma ser administrada por meio de frações diárias de 2 Gy, ao longo de 5 a 7 semanas, sendo realizada 5 vezes/semana, com intervalos nos fins de semana. Esse esquema também é denominado como "fracionamento convencional" e permite que os tecidos sadios adjacentes ao tumor possam se recuperar da ação deletéria da radiação.

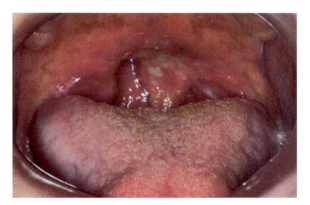

FIGURA 2.4 Paciente com CEC localizado em orofaringe, sem proposta cirúrgica (RDT exclusiva).

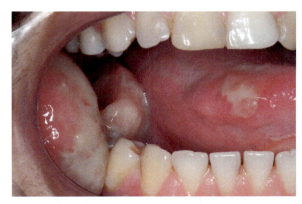

FIGURA 2.5 Caso de um paciente com adenocarcinoma metástatico de provável origem gastrintestinal em região de mandíbula, submetido à RDT conformacional com intuito paliativo.

Entretanto, como mencionado no início deste tópico, a RDT não é uma modalidade de tratamento que apresenta seletividade. Isso significa que esses efeitos descritos ocorrerão tanto em células sadias quanto nas tumorais. E a consequência dessa falta de seletividade desencadeará efeitos colaterais importantes nos tecidos da cavidade oral que poderão ser identificados pelo cirurgião-dentista no acompanhamento dos pacientes durante a vigência da RDT, como a mucosite oral e a hipossalivação, por exemplo.

Planejamento

O planejamento da RDT inicia-se com a definição da área a ser irradiada. Independentemente da técnica utilizada, o Radioterapeuta precisará definir cinco áreas ou volumes-alvo, descritos a seguir.

GTV (*gross tumour volume*)

Área definida como volume de tumor grosseiro, ou aquele que pode ser visualizado ou palpado ao exame clínico ou também por métodos de imagem (radiografia panorâmica, tomografia computadorizada, ressonância magnética, entre outros).

CTV (*clinical target volume*)

É a área que envolve o GTV e sua margem ao redor que apresenta elevadas chances de conter células malignas, visto o estadiamento clínico da doença. Por exemplo, é comum incluir no CTV cadeias linfáticas por possível envolvimento microscópico.

ITV (*internal target volume*)

Engloba CTV e margens, prevendo a movimentação dos órgãos (p. ex., deglutição de saliva durante irradiação de um tumor em orofaringe ou base de língua) e variações no tamanho do CTV.

PTV (*planning target volume*)

Corresponde ao volume do alvo de planejamento. Ou seja, margem além do CTV que leva em consideração as variáveis e incertezas do tratamento, como erros de posicionamento. A forma do volume de alta dose deve conformar essa área.

OAR (*organ at risk*)

Órgãos críticos normais adjacentes ao volume tumoral cuja sensibilidade à radiação pode afetar significativamente o planejamento e/ou a dose prescrita. A dose nas estruturas normais sensíveis (OAR) deve ser mantida abaixo dos níveis que podem causar danos (Figura 2.6).

O objetivo do planejamento radioterápico, por meio da definição de tais volumes, é entregar o mínimo de radiação fora da área tumoral. Dessa forma, a dose no tumor deverá

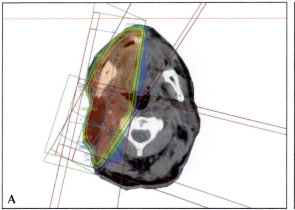
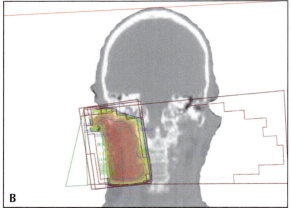
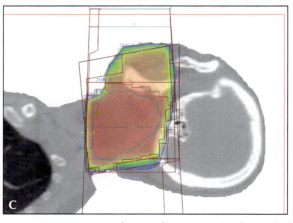

FIGURA 2.6 Figura do planejamento de um paciente com neoplasia maligna na região da cavidade oral a ser submetido à RDT de intensidade modulada (IMRT), nos cortes axial **(A)**, coronal **(B)** e sagital **(C)**.

mandatoriamente ser maior do que a entregue em qualquer outra área e a distribuição da dose deve levar em conta regiões de possíveis extensões do tumor.

Apenas os tumores de pele não exigem necessariamente exames de imagem para o planejamento radioterápico. Dessa forma, pode-se dizer que, para os tumores de boca, os exames de imagem serão ferramentas indispensáveis.

Com o avanço tecnológico de computadores, sistemas de planejamento e exames de imagem, tornou-se possível a realização de planejamentos com maior liberdade de angulação e melhor definição das áreas a serem irradiadas, melhor distribuição das altas doses em tecidos tumorais e menos toxicidade aos tecidos sadios. Atualmente, dois métodos são comumente utilizados para a irradiação de tumores de boca, principalmente em unidades governamentais de tratamento [no Brasil, refere-se ao Sistema Único de Saúde (SUS)]:

- **RDT conformacional 3D (3D-CRT)** Procedimento que permite a visualização do volume-alvo e dos tecidos normais por meio de exames de imagem (p. ex., radiografias e tomografias)
- **RDT de intensidade modulada (IMRT; do inglês, *intensity modulated radiation therapy*)**. Técnica que permite a entrega da radiação dentro do volume-alvo pela configuração do colimador (parte do equipamento que possui lâminas de chumbo, as quais irão ser dispostas de modo a criar uma figura geométrica correspondente ao formato do tumor, direcionando os feixes de radiação). Além disso, é possível modular a intensidade de cada campo de radiação, permitindo altas concentrações de dose no volume-alvo e diminuição da mesma nos tecidos adjacentes normais.

Contudo, existem duas maneiras de emprego da radiação que são mais precisas que os métodos discutidos até então. São eles: a *arcoterapia volumétrica modulada (VMAT)* e a *RDT guiada por imagem (IGRT)*.

A VMAT é uma técnica que modula a intensidade do feixe de radiação de acordo com a movimentação do colimador, ao mesmo tempo que o cabeçote do aparelho movimenta-se em 360°. Essa estratégia faz com que a dose de radiação seja entregue em formato de arco, de forma significativamente mais rápida, poupando a incidência de radiação nos tecidos sadios por meio da melhor distribuição da dose em torno do volume-alvo. Com relação à IGRT, o objetivo é garantir que o tumor esteja dentro do volume-alvo durante todo o tratamento. Isso porque essa área de interesse pode mudar de acordo com movimentos respiratórios, por exemplo, ou pela própria redução que o tumor apresenta ao longo da RDT. Nessa modalidade, os exames de imagem são realizados diariamente antes do procedimento radioterápico e comparados com as imagens obtidas no processo de planejamento inicial. Sendo assim, são feitos os ajustes necessários para a entrega da dose de radiação, poupando de modo importante os tecidos normais adjacentes.

Simulação (break) e check-film

O planejamento radioterápico é elaborado por uma equipe formada por médicos oncologistas e radioterapeutas, físicos médicos, dosimetristas, técnicos de RDT e equipe de enfermagem. Por meio de exames como radiografias e tomografias, o médico realiza a demarcação do volume tumoral a ser irradiado, as estruturas normais próximas ao volume tumoral e a dose limite de radiação; posteriormente o físico médico calcula as melhores distribuições, forma e quantidade de feixes de radiação necessários. Por fim, o plano terapêutico precisa ser aprovado e testado no simulador para definir se o plano estabelecido é possível de ser realizado.

Para que os objetivos da RDT sejam alcançados, o paciente deverá ser mantido na mesma posição durante toda a vigência do tratamento para a reprodutibilidade das informações obtidas no planejamento radioterápico. No caso de tumores em cabeça e pescoço, a posição da cabeça dos indivíduos é mantida por meio de máscaras termoplásticas. Esses dispositivos são fabricados a partir de telas obtidas de um material termoplástico especial que, quando aquecido, torna-se maleável e permite a modelagem do contorno da face do paciente. Para realizar essa etapa, a máscara é pressionada contra o rosto do mesmo até a sua base de fixação. Em seguida, o material resfria e retorna ao seu estado rígido, mantendo o formato moldado durante todo o tratamento.

A aplicação da RDT é feita com o paciente sozinho na sala. O tempo de aplicação pode durar de 7 a 15 minutos (Figura 2.7).

Efeitos colaterais da radioterapia em boca

A RDT, em conjunto com a cirurgia de remoção tumoral, será uma das combinações de tratamentos para pacientes oncológicos de boca que mais farão parte da rotina do cirurgião-dentista que os assiste. Dessa forma, é imperioso o conhecimento, por parte dos cirurgiões-dentistas, dos conceitos relacionados aos campos de radiação que envolvem a boca e, sobretudo, a distribuição dosimétrica em tecidos bucais normais. Isso porque alguns estudos identificam que determinados gradientes de dose de radiação estão associados ao risco aumentado de hipossalivação permanente (dose > 40 Gy entregues para glândulas parótidas), osteorradionecrose (ORN) (dose > 50 Gy em osso alveolar), falha de implantes osteointegrados (dose > 50 Gy em osso alveolar) e destruição dental (dose > 60 Gy nos dentes). Além das toxicidades listadas anteriormente, outras toxicidades direta ou indiretamente induzidas pela RDT em boca incluem mucosite e odinofagia, infecções oportunistas [p. ex., candidose ou lesões causadas pelo vírus do herpes simples (HSV)], trismo, entre outros (Figura 2.8).

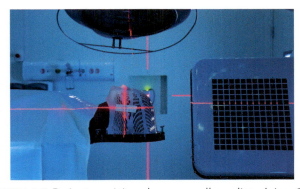

FIGURA 2.7 Paciente posicionado em aparelho radioterápico. Observe a imobilização da cabeça e do pescoço do paciente pela "máscara". Esse dispositivo garante a reprodutibilidade do posicionamento e permite a padronização da dose da radiação ao longo de toda a vigência do tratamento. Além disso, essa estratégia fornece conforto e estabilidade ao paciente.

Essas toxicidades podem se manifestar logo no início (agudas) ou meses após a conclusão da RDT (crônicas), sendo que essas últimas podem apresentar duração permanente durante a sobrevida desses pacientes. Nesse contexto, é interessante destacar um estudo realizado pela equipe do Serviço de Odontologia Oncológica do Instituto do Câncer do Estado de São Paulo/Faculdade de Medicina da Universidade de São Paulo (ICESP/FMUSP) que avaliou as doses médias de radiação estregues para os dentes incisivos, pré-molares e molares de 50 pacientes com CEC em língua, orofaringe, nasofaringe, laringe e outras áreas de boca (mucosa jugal, palato, assoalho bucal e gengiva) tratados por meio de RDT conformacional tridimensional. No estudo de Morais-Faria *et al.* (2015), foram analisados 1.100 dentes e áreas de osso adjacente e concluiu-se que as maiores doses de radiação são entregues aos dentes inferiores (mandíbula), posteriores (molares e pré-molares) e ipsilateralmente à região dos tumores localizados em boca, orofaringe, nasofaringe e língua. Tais resultados permitem que cirurgiões-dentistas estimem a dose de radiação que será aplicada em cada grupo de dentes de acordo com a localização do tumor primário do paciente. Consequentemente, esse fato pode auxiliar o cirurgião-dentista no momento de elaborar o plano de tratamento dos pacientes antes do início da RDT, de modo a "prever", evitar ou minimizar as toxicidades em boca que essa população poderá desenvolver.

Quimioterapia

A quimioterapia (QT) utiliza compostos químicos (denominados quimioterápicos) para afetar negativamente a atividade metabólica das células tumorais (mecanismos de transcrição de DNA, transporte do RNA, síntese de enzimas, entre outras funções essenciais), causar falhas no processo de duplicação e, consequentemente, induzir morte celular.

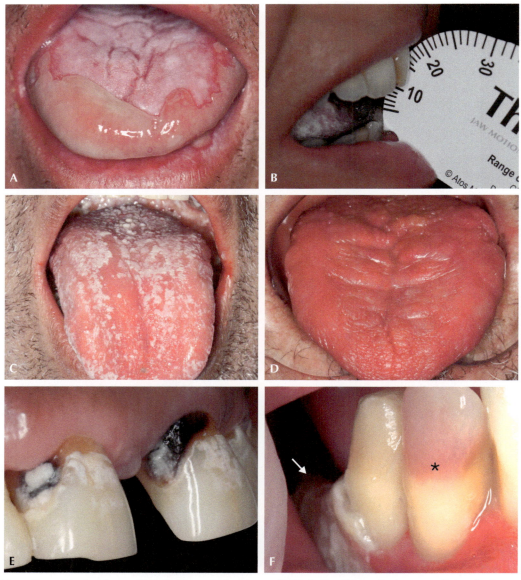

FIGURA 2.8 A. Mucosite oral induzida por RDT. **B.** Trismo induzido por RDT. **C.** Candidose. **D.** Aspecto clínico do dorso de língua de um paciente com hipossalivação induzida por RDT. **E.** Cárie relacionada a RDT (CRR). **F.** Osteorradionecrose (*seta*). Note o acometimento endodôntico (*) do dente 43, provavelmente induzido pela necrose do tecido ósseo.

Mecanismos de ação e classificação dos fármacos antineoplásicos

Assim como na RDT, os quimioterápicos utilizados como terapia antineoplásica não apresentam seletividade total, ou seja, os compostos químicos utilizados afetam tanto as células normais como as tumorais. Porém, essas últimas são significativamente mais afetadas por apresentarem maior fração de proliferação quando comparadas às células sadias.

A QT citotóxica inclui várias categorias diferentes de agentes químicos que podem ser classificados de acordo com sua natureza química ou mecanismo de ação e pode ser empregada em diferentes cenários, os quais o cirurgião-dentista deve dominar conceitualmente para realização de um tratamento odontológico seguro e alinhado com a terapia antineoplásica proposta. São elas:

- **Exclusiva**: nestes casos, o tratamento da neoplasia tem base na QT e tem intenção curativa (p. ex., tratamento de leucemias agudas)
- **Adjuvante**: quando é administrado após um tratamento considerado definitivo (p. ex., cirúrgico) para aumentar as chances de cura por eliminar micrometástases
- **Neoadjuvante**: realizada antes da cirurgia para melhorar os resultados a serem obtidos por meio da redução do tamanho e da extensão do tumor, tratando precocemente micrometástases e permitindo cirurgias menos mutilantes
- **Concomitante**: quando a QT é administrada conjuntamente com a RDT com a finalidade de potencializar os efeitos da radiação, melhorando o efeito local da radiação
- **Paliativa**: o objetivo é manter ou melhorar a qualidade de vida e alguns sintomas gerados pelo progresso da doença, como dor, por exemplo.

Assim como na RDT, o conhecimento de alguns princípios básicos de QT é necessário para que o profissional alinhe o tratamento odontológico com o *performance status* do paciente, de forma a evitar complicações induzidas por procedimentos que induzam disseminação de bactérias por via hematogênica (fenômeno também denominado de bacteriemia), como a neutropenia febril, ou sangramentos importantes de difícil hemostasia.

Após a infusão de alguns quimioterápicos, existe um período de supressão medular (mielodepressão ou mielossupressão), causado pelo fármaco. Esse intervalo de tempo é denominado *período nadir*, sendo esse o tempo transcorrido entre a aplicação do fármaco e a ocorrência do menor valor de contagem hematológica.

Para que sejam possíveis intervenções odontológicas seguras em pacientes na iminência ou em vigência de QT, é fundamental que o profissional domine o conceito do período nadir. Essa preocupação se deve ao fato de, nesse período, os pacientes poderem apresentar anemia, leucopenia e plaquetopenia:

- **Anemia**: caracterizada basicamente pela redução da concentração de hemoglobina. Clinicamente, o paciente pode apresentar fadiga, palidez, dispneia e taquicardia. Em algumas situações, pode ser necessária a transfusão de concentrado de hemácias
- **Leucopenia**: ocorre a diminuição de componentes da série branca (p. ex., linfócitos, neutrófilos e leucócitos). Esse quadro torna o paciente significativamente suscetível a quadros infecciosos com risco à vida, dependendo da sua gravidade
- **Plaquetopenia ou trombocitopenia**: diminuição do número de plaquetas, o que pode resultar em sangramentos, também com risco à vida, dependendo da gravidade da hemorragia.

É importante destacar que cada fármaco apresenta um período nadir. Entretanto, é difícil fornecer, com exatidão, a fase de menor contagem celular induzida por cada fármaco individualmente. Como consenso, considera-se que o nadir ocorra no intervalo de tempo entre o 7º e o 14º dia pós-infusão. Sendo assim, é necessário listar as diferentes classes de quimioterápicos de interesse ao cirurgião-dentista, ou seja, que possuem potencial de manifestar toxicidade em boca e que possam conferir risco ao paciente submetido à abordagem odontológica. As principais classes de quimioterápicos são mostradas na Tabela 2.1.

TABELA 2.1

AGENTES QUIMIOTERÁPICOS CITOTÓXICOS DE INTERESSE AO CIRURGIÃO-DENTISTA.

Classe	Tipo de agente	Nome	Indicações	Principais toxicidades
Derivados de platina	–	Cisplatina, carboplatina, oxaplatina	Cabeça e pescoço (CP), pulmão, ovário, testículo, osteossarcoma, esôfago, bexiga, colo do útero e cólon	Alopecia, vômitos, diarreia
Antimetabólicos	Análogos de folato	Metotrexato	CP, linfomas, pulmão, osteossarcoma, mesotelioma, coriocarcinoma	Mucosite oral (MO), nefrotoxicidade
	Análogos de pirimidinas	5-fluoruracila (5-FU), citarabina, gencitabina	Cólon e reto, leucemia mieloide aguda	MO, mielossupressão e diarreia
	Análogos de purinas	Fludarabina	Leucemia linfoide aguda, leucemia linfoide crônica, linfomas	Mielossupressão
Agentes antimicrotúbulos	Taxanos	Paclitaxel, docetaxel	CP, mama, pulmão, ovário, próstata	Neuropatia periférica, mielossupressão
	Alcaloides da vinca	Vincristina	Linfomas, sarcomas, pulmão, mama	Neuropatia periférica, mielossupressão

Requisitos relativos para aplicação da quimioterapia

Para o início da QT, a condição clínica do indivíduo deve ser compatível com alguns critérios estabelecidos, de forma a se evitarem efeitos tóxicos que ponham em risco a vida.

No Quadro 2.1 são listados alguns requisitos relativos para a aplicação da QT.

Como destacado anteriormente, a ausência de infecção é um dos critérios básicos para o início da terapia antineoplásica com quimioterápicos. Dessa forma, destaca-se aqui a importância da ausência de focos infecciosos na cavidade oral para que o tratamento oncológico seja realizado sem complicações que possuam risco à vida do paciente.

Efeitos colaterais da quimioterapia em boca

A principal complicação da terapia antineoplásica com quimioterápicos sem dúvida é a mucosite oral (MO). A MO manifesta-se clinicamente, em seus estágios iniciais, como ardor relatado pelo paciente durante a alimentação por via oral (VO), associado ou não a eritema localizado ou generalizado das mucosas orais. Em estágios mais avançados, manifestam-se ulcerações semelhantes a grandes lesões aftosas, que podem ser pontuais ou até mesmo coalescentes, com dor intensa, e que podem limitar a ingestão de alimentos sólidos ou líquidos, bem como procedimentos de higiene oral (escovação, bochechos e uso do fio dental), além de atuar como porta de entrada para infecções secundárias (Figura 2.9). Devido ao padrão erosivo ou de rompimento da continuidade do epitélio oral, a MO representa um fator de risco significativo para infecções sistêmicas. Essa condição é bastante importante quando somada à neutropenia induzida pela mielossupressão resultante da QT, uma vez que pacientes com MO possuem chances quatro vezes maiores de desenvolver septicemia do que indivíduos que não manifestam tais lesões.

Definições mais profundas, suas formas de prevenção e tratamento, incidência e prevalência, impacto na qualidade de vida dos pacientes, morbidade e mortalidade, custo econômico, bem como os mecanismos que induzem a formação das lesões de mucosite oral serão discutidos no Capítulo 4, *Diagnóstico e Tratamento da Mucosite Oral*.

Quando o paciente relata queixa álgica importante que limite a alimentação VO, algumas medidas nutricionais podem ser adotadas, como a introdução de dietas enterais por meio do uso de sondas nasoenterais (gástrica, duodenal ou jejunal) ou ostomias, como gastrostomia e jejunostomia; ou dietas parenterais, quando os pacientes estiverem impossibilitados de utilizar qualquer região do trato gastrintestinal para digestão e absorção dos nutrientes ou quando estímulos na região precisarem ser evitados, sendo os alimentos infundidos diretamente na veia de forma intravenosa, além de analgesia eficaz. Quando nenhuma dessas medidas for possível, pode haver necessidade de interrupção dos protocolos de tratamento oncológico. Isso porque pode haver perda de uma das condições clínicas essenciais para a realização do tratamento antineoplásico: perda de peso significativa devido à dor causada pela mucosite oral durante a alimentação. Além disso, a interrupção da continuidade da quimiorradioterapia aumenta os custos do tratamento oncológico e afeta negativamente seu resultado, uma vez que o aumento no uso de fármacos para controle da dor e inflamação ou a necessidade de internação podem ser comuns quando as manifestações em boca dessas toxicidades não forem devidamente tratadas.

Agentes antirreabsortivos e antiangiogênicos

A principal toxicidade produzida pelo uso contínuo de ambos os tipos de fármacos é a osteonecrose relacionada a medicamentos (ONM). O presente capítulo não discutirá com profundidade todos os detalhes envolvendo os medicamentos que compõem essa modalidade de tratamento oncológico, visto que essas informações serão tratadas com mais atenção no Capítulo 7, *Diagnóstico e Tratamento da Osteorradionecrose* e no Capítulo 8, *Diagnóstico e Tratamento da Osteonecrose*

QUADRO 2.1 — Requisitos relativos para aplicação da quimioterapia.

CONDIÇÃO CLÍNICA
- Perda de menos de 10% do peso corporal desde o início da doença
- Ausência de contraindicações clínicas para os fármacos selecionados
- Ausência de infecção ou infecção presente, mas sob controle
- Paciente assintomático ou com sintomas mínimos
- Paciente sintomático, mas com capacidade para o atendimento ambulatorial
- Paciente permanece no leito menos da metade do dia.

CONTAGEM DAS CÉLULAS DO SANGUE E DOSAGEM DE HEMOGLOBINA
- Leucócitos > 4.000/mm³
- Neutrófilos > 2.000/mm³
- Plaquetas > 150.000/mm³
- Hemoglobina > 10 g/dℓ

DOSAGENS SÉRICAS
- Ureia < 50 mg/dℓ
- Creatinina < 1,5 mg/dℓ
- Bilirrubina total < 3,0 mg/dℓ
- Ácido úrico < 5,0 mg/dℓ
- Transferases (transaminases) < 50 UI/mℓ

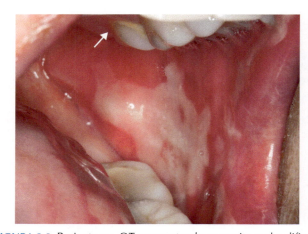

FIGURA 2.9 Paciente em QT apresentando mucosite oral e dificuldades importantes de alimentação por via oral. O acompanhamento pelo cirurgião-dentista é importante tanto para avaliar a possibilidade de suporte nutricional quanto pelo controle da higiene oral e prevenção do aparecimento de focos de infecção agudos, como abscesso gengival, por exemplo. Note a presença de placa bacteriana aderida à cervical no dente 27 (*seta*).

Relacionada a Medicamentos. Neste momento, o leitor deverá ter em mente a importância da adequação da cavidade oral para os pacientes que estão prestes a iniciar a administração de agentes antirreabsortivos e antiangiogênicos.

Dentre esse grupo de medicamentos, destacam-se os *bifosfonatos* que são em geral empregados para hipercalcemia proveniente de doenças malignas, mieloma múltiplo e em pacientes oncológicos com presença de metástases ósseas oriundas de tumores sólidos como cânceres de mama, próstata ou pulmão, por exemplo.

De modo resumido, os bifosfonatos atuam na inibição do processo de *reabsorção óssea osteoclástica*. Os medicamentos dessa categoria são análogos ao fosfato inorgânico, composto que possui uma alta afinidade com cálcio presente nos ossos. Além da ação nos osteoclastos, existe também inibição da liberação de fatores de crescimento celular como o fator transformador do crescimento beta (TGF-β) e o fator de crescimento semelhante à insulina 1 (IGF-1), por exemplo, gerando diminuição na proliferação de células endoteliais e aumento da taxa de apoptose celular. Como resultado, observa-se menor formação de túbulos capilares ósseos e, consequentemente, menores irrigação sanguínea e nutrição do tecido ósseo.

Os bifosfonatos estão disponíveis em forma de comprimidos para administração VO ou em apresentação intravenosa, sendo que os mais utilizados atualmente são o pamidronato, o ácido zoledrônico e o alendronato.

Na boca, a toxicidade desses agentes mais preocupante é a ONM. Um estudo retrospectivo em 2005 relatou 18 casos de pacientes que apresentaram ONM e que fizeram o uso de pamidronato, ácido zoledrônico ou alendronato. Um dos pontos mais interessantes desse estudo clínico é que apenas dois pacientes desenvolveram essa indesejável condição clínica espontaneamente. Para os demais pacientes, foi observada uma associação com procedimentos odontológicos prévios (exodontia), infecções de origem odontogênica e, até mesmo, traumatismo. Existem outros estudos que também descrevem pacientes que manifestaram ONM quando utilizaram próteses mal-adaptadas (Figura 2.10). Enfim, diversos são os fatores etiológicos e sua identificação pelo cirurgião-dentista não é tão simples, o que torna essa complicação um verdadeiro desafio e a eliminação de focos de infecção odontogênicos fundamental para a prevenção da mesma.

Adicionalmente, os bifosfonatos são metabolizados rapidamente e não demoram para se ligar ao osso, sendo que os mesmos são incorporados na matriz óssea com o uso contínuo. Entende-se que, quanto maior o tempo de uso dos bifosfonatos, pior será o prognóstico para situações como instalação de implantes osteointegrados ou exodontias, por exemplo. Ou seja, maiores serão as chances de o paciente evoluir com ONM após o procedimento cirúrgico. Portanto, sugere-se cautela para os pacientes que precisam ser submetidos a procedimentos cruentos e recomenda-se que toda a cavidade bucal desses indivíduos seja adequada antes do início da terapia medicamentosa.

Clinicamente, a ONM se inicia com uma região de exposição óssea pontual que pode ser pequena ou grande, resistente à cicatrização e que pode permanecer dimensionalmente estável ou aumentar de tamanho. Existe uma predileção da ONM pela mandíbula quando comparada à maxila (2:1), sendo que essa tendência provavelmente ocorre devido ao tipo do tecido ósseo e da qualidade da sua vascularização.

Com relação ao tratamento, não existe um consenso quanto ao padrão-ouro. A Associação Americana de Cirurgiões Orais e Maxilofaciais (American Association of Oral and Maxillofacial Surgeons – AAOMS) recomenda que um dos fatores que devem ser utilizados para a confirmação do diagnóstico de lesões de ONM é a resistência que o osso exposto apresenta à cicatrização após um acompanhamento clínico de 3 meses. Contudo, o cirurgião-dentista deve interpretar esse critério com cuidado, pois quando o histórico do paciente identifica o uso de bifosfonatos, e as características clínicas das lesões são bastante compatíveis com a hipótese diagnóstica de ONM, sugerimos a realização de exames de imagem (radiografia panorâmica de mandíbula e tomografias computadorizadas) para confirmar o diagnóstico de modo precoce e evitar aumento da exposição, progressão da necrose óssea e também das sequelas produzidas pela sua remoção cirúrgica. Geralmente, quando as exposições são pontuais, pode-se lançar mão de bochechos com solução de clorexidina 0,12% e seguimento clínico por períodos de tempo não muito longos. Para lesões maiores ou resistentes à cicatrização, deve-se considerar a realização do debridamento do tecido ósseo necrótico.

De acordo com revisões sistemáticas realizadas pela Cochrane Collaboration, a interrupção da administração de fármacos antirreabsortivos pode ser útil na prevenção da ONM. Com relação ao intervalo de tempo necessário, tais estudos recomendam períodos de 2 meses para reduzir o risco de complicações. Entretanto, é mandatório destacar que:

1. Devido às características farmacocinéticas dos antirreabsortivos, não existe nenhum intervalo de tempo seguro que permita procedimentos odontológicos cruentos sem riscos consideráveis de induzir ONM, mesmo após uma única dose
2. A interrupção do medicamento pode ser uma realidade mais frequente em pacientes que fazem o uso de medicamento para prevenção ou tratamento da osteoporose e que os medicamentos antirreabsortivos são utilizados na população oncológica em estádios clínicos avançados, sendo que a interrupção da continuidade do fármaco pode resultar em consequências negativas para o prognóstico do paciente; portanto, não recomendamos que essa alternativa seja considerada. Recomenda-se ao profissional ponderar o risco/benefício

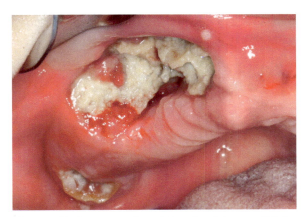

FIGURA 2.10 Paciente com diagnóstico de mieloma múltiplo, que fez uso de ácido zoledrônico e manifestou lesão de osteonecrose relacionada a medicamentos associada ao uso de prótese total superior mal-adaptada (região de fundo de fórnice), associada à exodontia na região dos dentes 16 e 17.

3. Sendo assim, a melhor forma de prevenir o surgimento de ONM em maxilar e mandíbula é realizar o preparo da cavidade oral previamente ao início do tratamento com tais fármacos, além de realizar acompanhamento periódico dessa população.

Terapias de alvo molecular

Destacam-se aqui os inibidores de *mammalian target of rapamycin* (mTOR). São fármacos capazes de se ligar quimicamente a moléculas específicas envolvidas em crescimento, proliferação e disseminação de células tumorais. Atualmente, sabe-se que alguns mecanismos de sinalização celular que regulam essa dinâmica celular de crescimento e espalhamento são regulados pela via mTOR.

No mercado, os fármacos mais comuns são everolimo, tensirolimo e ridaforolimo. Os inibidores de mTOR têm sido utilizados no tratamento de câncer do rim, tumores neuroendócrinos e carcinomas de mama.

As toxicidades mais frequentemente relatadas em pacientes que fazem uso de inibidores de mTOR incluem estomatite oral, erupção cutânea, hiperglicemia, hiperlipidemia, neutropenia e trombocitopenia, além de fadiga e anemia. Destas, a estomatite foi identificada como uma das toxicidades mais comuns para a limitação da dose. Clinicamente, as lesões orais associadas à toxicidade do inibidor do mTOR são mais semelhantes a lesões aftosas ou aquelas oriundas de infecções virais por herpes simples do que a mucosite oral induzida por QT, sendo mais corretamente classificadas como estomatite associada ao inibidores de mTOR (mIAS; do inglês, *inhibitor-associated stomatitis*). Essas lesões são descritas na literatura como ulcerações pontuais ou múltiplas, ovoides, localizadas principalmente em mucosa não queratinizada e geralmente não ultrapassam 0,5 cm de diâmetro. Sua sintomatologia geralmente é muito mais acentuada e limitante do que o seu aspecto clínico sugere, visto que os pacientes relatam dor importante e a persistência da lesão pode ser longa. Essa condição ainda possui uma etiologia não definida, mas tem sido sugerida como consequência da desregulação do sistema imune. Além disso, ela é descrita em estudos clínicos como uma das toxicidades mais frequentes dessa modalidade de tratamento (Figura 2.11).

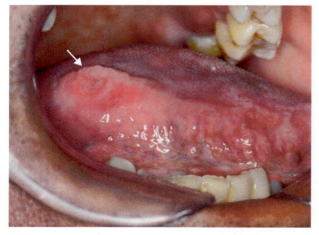

FIGURA 2.11 Caso de um paciente diagnosticado com carcinoma de células claras de rim esquerdo (pT3 pN0) metastático para pulmão, com lesão em boca associada ao uso de terapia-alvo (seta).

Considerações finais

Uma série de modalidades de tratamento oncológico está disponível para tumores malignos da cavidade oral (que normalmente inclui cirurgia associada a radioterapia e quimioterapia), bem como para outras neoplasias de interesse ao cirurgião-dentista, o que pode combinar terapias de alvo molecular e outras estratégias terapêuticas. Compreender os princípios envolvidos em cada uma das alternativas discutidas no presente capítulo pode auxiliar na prevenção e no manejo de toxicidades agudas e crônicas resultantes do protocolo de tratamento escolhido, além de prevenir complicações locais e sistêmicas induzidas por focos de infecção odontogênicos. Por fim, o domínio de tais conceitos é fundamental para que o cirurgião-dentista possa conduzir o plano de tratamento odontológico mais apropriado, dentro das condições sistêmicas mais favoráveis do paciente.

REFERÊNCIAS BIBLIOGRÁFICAS

Bernardi D, Barzan L, Franchin G, Cinelli R, Balestreri L, Tirelli U, Vaccher E. Treatment of head and neck cancer in elderly patients: state of the art and guidelines. Crit Rev Oncol Hematol. 2005;53:71-80.

Beth-Tasdogan NH, Mayer B, Hussein H, Zolk O. Interventions for managing medication-related osteonecrosis of the jaw. Cochrane Database of Systematic Reviews 2017, Issue 10. Art. No.: CD012432. DOI: 10.1002/14651858.CD012432.pub2.

Beumer J Jr, Curtis TA, Marunick MT. Maxillofacial rehabilitation: prosthodontic and surgical considerations. St. Louis/Tokyo: Ishiyaku EuroAmerica; 1996.

Brasil. Instituto Nacional de Cancer José Alencar Gomes da Silva. Estimativa 2016 – Incidência de Câncer no Brasil [Internet]. Ministério da Saúde Inst. Nac. Cancer José Alencar Gomes da Silva. Rio de Janeiro; 2016; p. 124.

Brasil. Ministério da Saúde. Secretaria Nacional de Assistência à Saúde. Instituto Nacional do Câncer. Controle do Câncer: uma proposta de integração ensino-serviço. 2 ed. Rio de Janeiro: Pro-Onco. 1993.

Bucheler BM, Ehnes A, Kavsadze M, Langenberg S, Wilhelm-Buchstab T, Zipfel M et al. Quality of life after treatment of head and neck tumors: Longitudinal comparison after operation and adjuvant radio(chemo)therapy. HNO. 2012;60:1053-9.

Buglione M, Cavagnini R, Di Rosario F et al. Oral toxicity management in head and neck cancer patients treated with chemotherapy and radiation: xerostomia and trismus (Part 2). Literature review and consensus statement. Crit Rev Oncol Hematol. 2016;102:47-54.

Camisasca DR, Silami MA, Honorato J et al. Oral squamous cell carcinoma clinicopathological features in patients with and without recurrence. ORL J Otorhinolaryngol Relat Spec. 2011;73:170-6.

De Sanctis V, Bossi P, Sanguineti G et al. Mucositis in head and neck cancer patients treated with radiotherapy and systemic therapies: Literature review and consensus statements. Crit Rev Oncol Hematol. 2016;100:147-66.

Figueiredo E, Monteiro M, Monteiro A. Tratado de oncologia. Volume 1. 1. ed. São Paulo: Atheneu, 2013.

Figueiredo E, Monteiro M, Monteiro A. Tratado de oncologia. Volume 2. 1. ed. São Paulo: Atheneu, 2013.

Frank RM, Herdly J, Philippe E. Acquired dental defects and salivary gland lesions after irradiation for carcinoma. J Am Dent Assoc. 1965;70:868-83.

Huber MA, Terezhalmy GT. The head and neck radiation oncology patient. Quintessence Int. 2003;34:693-717.

Lalla RV, Bowen J, Barasch A et al. Mucositis Guidelines Leadership Group of the Multinational Association of Supportive Care in Cancer and International Society of Oral Oncology (MASCC/ISOO). MASCC/ISOO clinical practice guidelines for the management of mucositis secondary to cancer therapy. Cancer. 2014;120:1453-61.

Lopes RN, Rabelo GD, Rocha AC, Carvalho PA, Alves FA. Surgical therapy for bisphosphonate-related osteonecrosis of the jaw: six-year experience of a single institution. J Oral Maxillofac Surg. 2015; 73:1288-95.

Martins F, de Oliveira MA, Wang Q, Sonis S, Gallottini M, George S, Treister N. A review of oral toxicity associated with mTOR inhibitor therapy in cancer patients. Oral Oncol. 2013;49:293-8.

Marx R. Pamidronate (Aredia) and zoledronate (Zometa) induced avascular necrosis of the jaws: a growing epidemic. J Oral Maxillofac Surg. 2003;61:1115-7.

McGuire DB, Altomonte V, Peterson DE, Wingard JR, Jones RJ, Grochow LB. Patterns of mucositis and pain in patients receiving preparative chemotherapy and bone marrow transplantation. Oncology Nursing Forum. 1993;20:1493-502.

Migliorati CA, Schubert MM, Peterson DE, Seneda LM. Bisphosphonate-associated osteonecrosis of mandibular and maxillary bone: an emerging oral complication of supportive cancer therapy. Cancer. 2005;104:83-93.

Morais-Faria K, Menegussi G, Marta G, Fernandes PM, Dias RB, Ribeiro AC, Lopes MA, Cernea CR, Brandão TB, Santos-Silva AR. Dosimetric distribution to the teeth of patients with head and neck cancer who underwent radiotherapy. Oral Surg Oral Med Oral Pathol Oral Radiol. 2015;120:416-9.

Morais-Faria K, Neves-Silva R, Lopes MA, Ribeiro AC, de Castro G Jr, da Conceição-Vasconcelos KG, Brandão TB, Santos-Silva AR. The wolf in sheep's clothing: Microtomographic aspects of clinically incipient radiation-related caries. Med Oral Patol Oral Cir Bucal. 2016;21:e299-304.

Neville B et al. Patologia oral e maxilofacial. 3. ed. Rio de Janeiro: Elsevier; 2009.

Nicolatou-Galitis O, Razis E, Galiti D, Galitis E, Labropoulos S, Tsimpidakis A, Sgouros J, Karampeazis A, Migliorati C. Periodontal disease preceding osteonecrosis of the jaw (ONJ) in cancer patients receiving antiresorptives alone or combined with targeted therapies: report of 5 cases and literature review. Oral Surg Oral Med Oral Pathol Oral Radiol. 2015;120:699-706.

Palmieri M, Sarmento DJS, Falcão AP et al. Frequency and evolution of acute oral complications in patients undergoing radiochemotherapy treatment for head and neck squamous cell carcinoma. Ear Nose Throat J. 2019; 17. doi: 10.1177/0145561319879245. Epub ahead of print. PMID: 31619067.

Parkin DM, Bray F, Ferlay J, Pisani P. Global cancer statistics, 2002. CA Cancer J Clin. 2005;55:74-108.

Quock RL. Xerostomia: current streams of investigation. Oral Surg Oral Med Oral Pathol Oral Radiol. 2016;122:53-60.

Reid IR, Bolland MJ, Grey AB. Is bisphosphonate-associated osteonecrosis of the jaw caused by soft tissue toxicity? Bone. 2007; 41(3):318-20.

Seiwert TY, Salama JK, Vokes EE. The chemoradiation paradigm in head and neck cancer. Nat Clin Pract Oncol. 2007;4:156-71.

Silva ARS, Alves FA, Antunes A, Goes MF, Lopes MA. Patterns of demineralization and dentin reactions in radiation-related caries. Caries Research. 2009;43:43-9.

Sonis S, Treister N, Chawla S, Demetri G, Haluska F. Preliminary characterization of oral lesions associated with inhibitors of mammalian target of rapamycin in cancer patients. Cancer. 2010;116:210-5.

Sonis ST. Mucositis as a biological process: a new hypothesis for the development of chemotherapy-induced stomatotoxicity. Oral Oncol. 1998;34:39-43.

Suntharalingam N, Podgorsak EB, Hendry JH. Basica radiobiology. Vienna: International Atomic Energy Agency, 2005.

Vissink A, Jansma J, Spijkervet FK, Burlage FR, Coppes RP. Oral sequelae of head and neck radiotherapy. Crit Rev Oral Biol Med. 2003; 14:199-212.

Woo SB, Sonis ST, Monopoli MM, Sonis AL. A longitudinal study of oral ulcerative mucositis in bone marrow transplant recipients. Cancer. 1993;72:1612.

3 Adequação Odontológica para o Tratamento Oncológico

Aljomar José Vechiato Filho, Maria Cecília Querido de Oliveira, Natália Rangel Palmier, Gilberto de Castro Júnior, José Carlos Garófalo, Ana Carolina Prado Ribeiro, Alan Roger dos Santos Silva e Thaís Bianca Brandão

Atualmente, a participação de múltiplas especialidades no tratamento dos pacientes oncológicos é considerada fundamental para a obtenção de melhores prognósticos, menores taxas de toxicidade e, por consequência, maior qualidade de vida para os pacientes. Este capítulo destaca a importância da assistência odontológica antes do tratamento oncológico, fase conhecida como adequação ou preparo odontológico para o tratamento oncológico.

Adequação odontológica antes do tratamento oncológico

Como discutido no Capítulo 2, *Princípios do Tratamento Oncológico de Interesse para o Cirurgião-Dentista*, a cirurgia e a radioterapia (RDT) são as duas principais modalidades de tratamento para o câncer de cabeça e pescoço (CCP). Idealmente, o cirurgião-dentista deve abordar o paciente antes da realização da cirurgia oncológica ou RDT, concentrando-se na resolução dos focos de infecção orais instalados (como infecções endodônticas, periodontais e cáries extensas) e nos focos com potencial de gerar infecção aguda durante o tratamento (cáries superficiais, restaurações com início de infiltração ou fraturadas). Com estes procedimentos, a adequação odontológica tem potencial para minimizar o desenvolvimento e a gravidade de toxicidades bucais agudas e crônicas inerentes à RDT, incluindo mucosite, cárie relacionada à RDT (CRR) e osteorradionecrose (ORN).

O preparo da cavidade oral deve ser realizado no menor tempo possível para que não ocorram atrasos no início dos tratamentos médicos. A necessidade de agilidade, nesse sentido, se deve ao fato de que um melhor prognóstico oncológico está ligado com o início rápido da RDT e, sobretudo, com a continuidade ininterrupta da mesma – a título de exemplo, estudos indicam que para cada dia de RDT interrompida acontece uma diminuição de 1,4% na taxa de controle local do CCP. Sendo assim, é importante que o cirurgião-dentista conheça a data da simulação da RDT para realizar um planejamento integrado da adequação odontológica. Alterações na dimensão vertical de oclusão causadas por extrações dentárias realizadas após a simulação da RDT podem, por exemplo, alterar o planejamento do tratamento radioterápico e exigir uma nova simulação para um novo planejamento do tratamento. Isto implica atrasos para início da terapia anticâncer e aumento dos custos globais do tratamento médico-oncológico.

A adequação odontológica tem como objetivo eliminar focos de infecções orais e prevenir ou diminuir a gravidade das toxicidades orais induzidas pelo tratamento oncológico.

A adequação do meio bucal antes do tratamento de tumores não localizados na região de cabeça e pescoço também pode ser indicada. Como exemplo podemos citar pacientes com previsão de longos períodos de internações em unidades de terapia intensiva, em especial os que necessitarão de ventilação mecânica, por constituírem um grupo de risco para pneumonia associada à ventilação mecânica. A mesma atenção deve ser dirigida aos pacientes que farão uso de fármacos antirreabsortivos (p. ex., bifosfonatos) que têm o risco aumentado para o desenvolvimento de osteonecrose relacionada a medicamentos (ONM) e para os pacientes que farão uso de fármacos com grande potencial de mielotoxicidade [p. ex., candidatos a transplante de medula óssea (TMO) ou a transplante de células-tronco hematopoéticas (TCTH)] que possuem risco aumentado de desenvolver infecções agudas de origem odontogênica.

Para este último grupo, a adequação odontológica é extremamente importante, pois a presença de infecção durante o período de aplasia medular pode comprometer a enxertia do TMO. A gravidade da mielotoxicidade está relacionada com administração de poliquimioterapia (poli-QT) e fatores associados ao paciente (idade e *performance status*). Neste cenário, infecções bucais não tratadas (como, p. ex., lesões periapicais) podem resultar em quadros de bacteremia durante a fase de neutropenia febril (ou pancitopenia) que, dependendo da gravidade, podem representar risco de morte.

A pancitopenia é descrita como a diminuição global no número de todos os elementos figurados do sangue (glóbulos brancos, vermelhos e plaquetas). Esse quadro é resultado do mecanismo de ação citotóxico dos quimioterápicos e observado, na maioria dos casos, entre 7 e 14 dias após a infusão do fármaco (período nadir).

Entretanto, é importante discutir com o médico hematologista responsável a quantidade de procedimentos e etapas clínicas necessárias para a completa eliminação dos fatores de risco odontogênicos, de modo que o prognóstico do indivíduo não seja afetado desnecessariamente. Por exemplo, em pacientes que apresentam urgência no início do condicionamento e presença de focos crônicos de infecção, talvez o acompanhamento cauteloso em vez de abordagem odontológica imediata seja de maior benefício ao doente.

Principais especialidades envolvidas na adequação

Em termos de etapas clínicas, idealmente, a adequação odontológica no contexto oncológico deve ser iniciada por procedimentos cirúrgicos como extrações dentárias, seguidas pelo tratamento periodontal, endodôntico e tratamento restaurador de dentes afetados por cáries, bem como substituição ou reanatomização de restaurações mal-adaptadas. De um modo geral, devem ser evitados tratamentos estéticos ou reabilitações protéticas nessa fase do tratamento oncológico. Adicionalmente, existe evidência científica que sugere que o uso de bochechos diários com digluconato de clorexidina 0,12% sem álcool tenha potencial para atuar como adjuvante à higiene oral rigorosa de pacientes em tratamento oncológico.

Radiologia odontológica

Os exames de imagem são de extrema importância para o planejamento da adequação odontológica prévia ao tratamento oncológico. Estes exames irão fornecer informações de restaurações ou próteses infiltradas, dentes cariados ou fraturados, doenças periodontais, lesões endodônticas, lesões periapicais, além de lesões ósseas assintomáticas importantes como segundos tumores primários desconhecidos, cistos e tumores odontogênicos, bem como metástases ósseas, ORN ou ONM (Figura 3.1).

Os dois principais exames utilizados para esta finalidade são a radiografia panorâmica e as radiografias periapicais. A tomografia computadorizada e a ressonância magnética também podem ser utilizadas para casos específicos em que achados observados nos exames clínicos ou de imagem iniciais demandem análise mais detalhada para diagnóstico e conduta. Suspeitas de fraturas dentárias, lesões endodônticas e lesões que sugiram tumores, metástases ou ORN/ONM são as situações clínicas mais frequentes para estas solicitações.

A radiografia panorâmica, apesar do seu baixo grau de detalhamento, apresenta algumas vantagens, como baixa exposição a radiação, baixo custo, facilidade na execução técnica e possibilidade de visualização total dos arcos dentários em uma única película. Além disso, há possibilidade de realização em pacientes com trismo, situação clínica enfrentada com frequência em paciente com CCP. Entretanto, sempre que possível, as radiografias periapicais devem ser utilizadas por apresentarem maior nível de detalhamento das estruturas dentárias e adjacentes como o periodonto e a região periapical. Idealmente, os exames radiográficos devem ser repetidos após o término da adequação para que se tenha o registro final desta fase e esta imagem servirá de parâmetro para as demais avaliações.

De maneira menos usual, mas de bastante importância, a radiologia tem sido recentemente empregada no planejamento de reconstruções ósseas após ressecções de tumores em maxila e mandíbula com retalhos microcirúrgicos. Todo este planejamento é realizado na fase de adequação pré-cirúrgica visando à reabilitação após o término do tratamento oncológico. Os detalhes deste tipo de planejamento serão mencionados no Capítulo 10, *Reabilitação Oral e Extraoral de Pacientes Oncológicos*.

Cirurgia oral menor

O cirurgião-dentista deve planejar cuidadosamente as exodontias que deverão ser realizadas antes do início desses tratamentos. Dentes com lesões de cárie extensas e sem possibilidade restauradora, com doença periodontal avançada (bolsas periodontais ≥ 5 mm, lesões de furca), com fraturas verticais, retidos ou impactados e com extensas lesões periapicais devem ser extraídos. Situações especiais podem ser avaliadas de acordo com o perfil do paciente e do serviço responsável pelo tratamento. Uma situação clínica bastante recorrente é aquela em que o paciente tem um dente com uma lesão de cárie extensa, envolvendo a polpa, e presença de lesão periapical. O tratamento para a manutenção deste dente envolveria remoção do tecido cariado, endodontia e reabilitação protética; entretanto, muitos serviços não dispõem de profissionais para esta demanda e a exodontia poderá ser o tratamento de escolha.

As exodontias devem ser cuidadosamente planejadas, preferencialmente, antes do início de qualquer tratamento oncológico; leva-se em consideração o fato de que, muitas vezes, os dentes estão muito próximos aos tumores primários e serão incluídos no plano de ressecção cirúrgica oncológico, não sendo necessária a exodontia prévia (Figura 3.2).

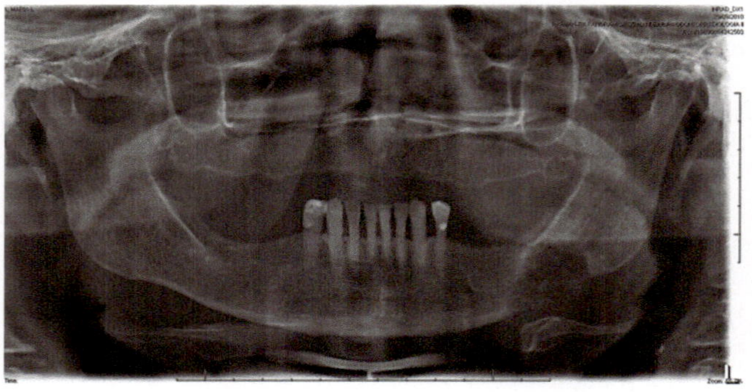

FIGURA 3.1 Metástase mandibular à esquerda de adenocarcinoma de pulmão. Doença assintomática, biopsia realizada após achado radiográfico durante a adequação de meio bucal previamente à quimioterapia.

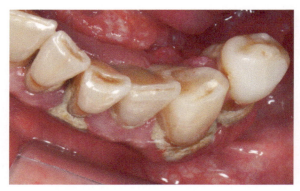

FIGURA 3.2 Paciente com diagnóstico de carcinoma espinocelular de assoalho bucal encaminhado para adequação de meio bucal. Dentes 41, 31, 32, 33 e 34 não foram tratados, pois serão removidos com o tumor.

É importante destacar que a literatura não apresenta estudos clínicos randomizados com protocolos de antibioticoterapia profilática indicados para procedimentos odontológicos invasivos em pacientes que serão submetidos a tratamentos oncológicos. Alguns centros de tratamento, na ausência de diretrizes específicas cientificamente testadas e validadas internacionalmente, optam por seguir os protocolos estabelecidos pela American Heart Association; entretanto, não existe evidência científica alguma sugerindo que estes protocolos sejam os mais indicados para essa população.

As exodontias têm sido consideradas como um dos principais fatores para o desenvolvimento de ORN ou ONM. Entretanto, exodontias totais ou extrações sem indicações clínicas precisas devem ser evitadas devido ao impacto negativo que esses procedimentos geram na qualidade de vida dos pacientes e à ausência de evidências científicas de que extrações sejam capazes de reduzir o risco de desenvolvimento de complicações ósseas tardias (Figura 3.3).

Em complemento a essas informações, é relevante mencionar que existem resultados de estudos recentes sugerindo que protocolos de tratamentos odontológicos para pacientes oncológicos de cavidade oral sejam realizados com base na distribuição dosimétrica da RDT sobre os dentes e osso alveolar. Esses dados podem ser obtidos por meio de interação com equipe médica de RDT ou de físicos, após a fase de planejamento radioterápico, e têm potencial para orientar a indicação de exodontias prévias a RDT, sobretudo, porque acredita-se que o osso que receberá doses superiores a 60 Gy apresentará maior risco de desenvolver ORN em caso de extração pós-RDT.

Existe lastro de literatura científica sugerindo que, do ponto de vista de protocolo de extração dentária em pacientes oncológicos, é importante fechar as feridas cirúrgicas por primeira intenção, preferencialmente por meio de suturas interrompidas e, sempre que possível, realizar as exodontias pelo menos 10 dias antes do período nadir e 21 dias antes do início da RDT em cabeça e pescoço.

Periodontia

A prevalência de doença periodontal em adultos é alta e pode ser agravada após o tratamento oncológico. Sendo assim, avaliação e tratamento periodontal devem ser, idealmente, realizados em todos os pacientes oncológicos, mas uma especial atenção deverá ser dada para os que utilizarão fármacos com alto potencial de imunossupressão, antirreabsortivos e para os que farão RDT na região de cabeça e pescoço. O objetivo dessa proposta é prevenir complicações orais e sistêmicas durante o tratamento antineoplásico e extrações dentárias após estes tratamentos por agravamento da periodontite, o que aumentaria o risco de ORN ou ONM para os pacientes submetidos a tratamentos que alterem o metabolismo ósseo.

A definição de um plano de tratamento consistente baseia-se no estado periodontal, dentário e oral, e deve ser analisado em conjunto com o tipo de tratamento previsto para a tomada de decisões. Dentes com significativo comprometimento periodontal (bolsas periodontais ≥ 5 mm) e com envolvimento de furca devem ser analisados com muito critério, pois apresentam grande potencial de desenvolver complicações. A profilaxia supragengival é recomendada para todos os pacientes; nos casos de bolsas periodontais ≥ 4 mm, a raspagem subgengival deve ser realizada (Figura 3.4). Nesta fase, é importante considerar o tempo de tratamento e o número de sessões, uma vez que o tratamento periodontal deve ser realizado antes do início do tratamento oncológico.

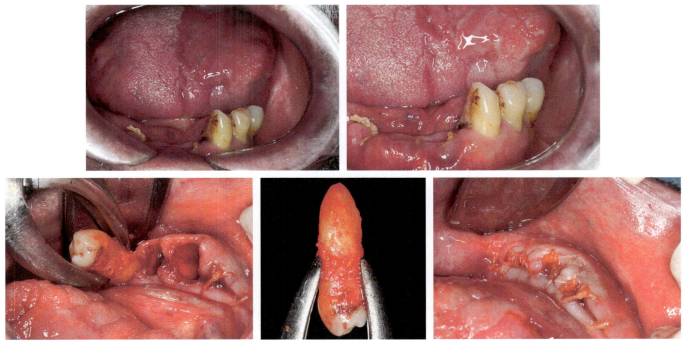

FIGURA 3.3 Sequência clínica ilustrando a remoção de focos de infecção odontogênicos por meio da exodontia de dentes com presença de lesões cariosas e doença periodontal. Paciente com diagnóstico de carcinoma espinocelular em borda lateral de língua, com dentes localizados na região que receberá radiação.

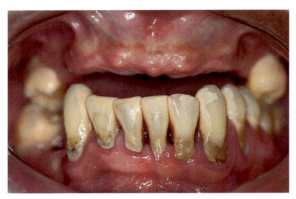

FIGURA 3.4 Paciente encaminhado para adequação odontológica, com doença periodontal apresentando sangramento gengival, bolsa periodontal e cálculo dentário.

Endodontia

O tratamento endodôntico é uma etapa fundamental no processo de adequação da cavidade oral, antes do início do tratamento oncológico, uma vez que a fonte de contaminação de origem endodôntica encontra-se dentro dos ossos alveolares da maxila ou mandíbula, podendo resultar no desenvolvimento de ORN/ONM ou infecções de origem endodôntica agudas durante esta fase do tratamento oncológico.

Os mesmos conceitos e filosofias utilizados para a realização de endodontia em pacientes livres de tumor são aplicados para os pacientes oncológicos. A opção pelo tratamento em sessão única é desejável, sempre que tecnicamente possível, para evitar atrasos no início do tratamento médico.

Sugere-se que dentes com desfecho endodôntico desfavorável (cáries extensas que acometem, p. ex., parte do assoalho da câmara pulpar ou com acometimento de raiz; presença de lesão endo-perio; suspeitas de fraturas) sejam extraídos com o intuito de minimizar os riscos de complicações durante ou após o tratamento oncológico.

Dentística

Conforme já discutido no Capítulo 2, *Princípios do Tratamento Oncológico de Interesse para o Cirurgião-Dentista*, as toxicidades inerentes ao tratamento oncológico dificultam e muitas vezes inviabilizam o tratamento odontológico neste período. Diante disto, cáries, restaurações infiltradas e clinicamente insatisfatórias devem ser substituídas, para evitar progressão da cárie, dor ou infecções endodônticas que exigiriam intervenção não desejável durante o tratamento médico (Figura 3.5).

Além do seu papel na eliminação dos focos de infecção e na prevenção do aparecimento de complicações durante a vigência do tratamento oncológico, um tratamento restaurador meticuloso tem como objetivo evitar duas principais toxicidades tardias relacionadas com a RDT: a CRR e a ORN (Figura 3.6). Estas duas toxicidades serão discutidas separadamente no Capítulo 6, *Impacto da Radioterapia sobre os Dentes de Pacientes Oncológicos*, e no Capítulo 7, *Diagnóstico e Tratamento da Osteorradionecrose*; portanto, não serão abordadas neste momento.

A indicação das resinas compostas como material dentário restaurador de eleição no contexto em questão se deve a altas taxas de sobrevida em comparação com os demais materiais restauradores para a mesma finalidade, as quais chegam a 93% após 13 anos de avaliação, desde que o uso de técnicas adesivas e restauradoras corretas seja adotado, como relatado no estudo de Peumans *et al.* (2015). Contudo, é importante destacar que os estudos clínicos que fornecem esses dados avaliaram apenas o desempenho de restaurações de resina composta em pacientes livres de neoplasias malignas. Informações sobre o desempenho clínico das mesmas ainda não foram relatadas por estudos clínicos randomizados em pacientes submetidos à RDT na região de cabeça e pescoço.

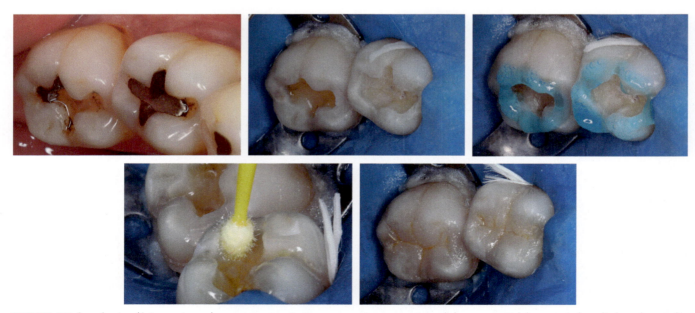

FIGURA 3.5 Sequência clínica restauradora em um paciente com carcinoma espinocelular em amígdala associado a linfonodomegalia cervical. Remoção de restauração oclusal dos dentes 36 e 37, que apresentavam fraturas e desadaptação das margens. Sob isolamento absoluto foram feitos profilaxia com pedra-pomes, condicionamento ácido seletivo em esmalte (ácido fosfórico 37%, por 30 s), utilização de adesivo autocondicionante (Single Bond Universal, 3M ESPE) em esmalte e dentina e, finalmente, inserção da resina composta (Filtek Z350, 3M ESPE), seguindo a técnica incremental.

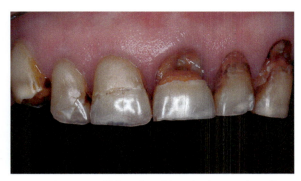

FIGURA 3.6 Imagem clínica de cárie relacionada à radioterapia acometendo a região cervical dos dentes 21, 22 e 23 e região incisal do dente 13. Note a presença de trincas na região de esmalte, assim como a presença de pigmentação marrom com áreas enegrecidas nas regiões acometidas pelo processo cariogênico.

Com relação ao cimento ionômero de vidro (CIV), não é recomendado que esse material seja realizado de forma definitiva, devido a sua menor longevidade quando comparado às resinas compostas. O CIV deverá ser utilizado quando não houver tempo para finalização do tratamento odontológico com materiais restauradores definitivos e deverá ser substituído por resina composta após o término da RDT.

Assim como em pacientes não irradiados, as lesões cervicais não cariosas precisam ser restauradas seguindo protocolos clínicos rigorosos. A justificativa para a realização deste tipo de restauração é a mesma que utilizamos para pacientes não irradiados, somada à prevenção de CRR em pacientes irradiados na região de cabeça e pescoço. Sempre que possível, estas restaurações devem ser realizadas sob isolamento absoluto com lençóis de borracha; como segunda opção, fios afastadores podem sem utilizados para correto afastamento gengival e exposição das margens da restauração. Resina composta é o material de eleição para este tipo de restauração. Como é comum a presença de excessos de resina na região subgengival, é importante realizar o acabamento imediato com brocas multilaminadas para resina composta de modo a evitar retrações, acúmulos de biofilme bacteriano e inflamações. Para minimizar a presença de excessos de material restaurador, sugere-se a utilização de tiras de poliéster para adaptação da resina composta nas faces proximais, além do acabamento e polimento com tiras de lixa para esse material, bem como brocas de polimento de média e alta granulações (Figuras 3.7 a 3.9).

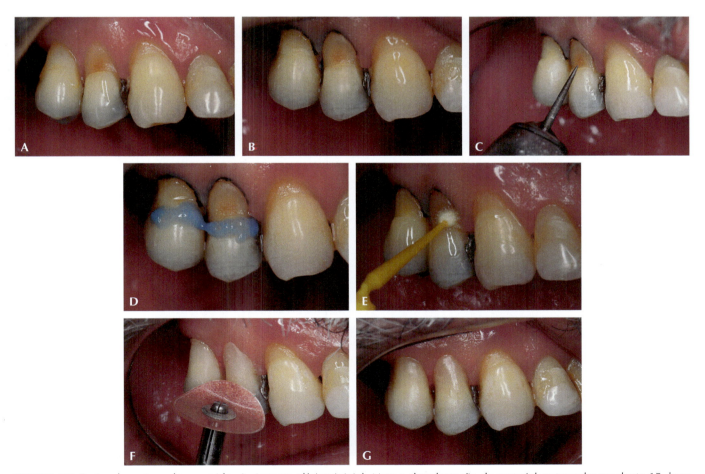

FIGURA 3.7 Protocolo restaurador sugerido. **A.** Aspecto clínico inicial. Note a desadaptação do material restaurador no dente 15, bem como a percolação das margens da restauração e a ausência de restauração no dente 14. **B.** As margens das cavidades devem ser corretamente expostas com fios retratores. **C.** Para aumentar a área de adesão da restauração com o esmalte dentário e camuflar a transição do material restaurador com o dente, a margem de transição entre o esmalte e a dentina deverá ser desgastada em forma de bisel com brocas diamantadas do tipo 3195. **D.** Condicionamento com ácido fosfórico 37% durante 30 s. **E.** Aplicação de adesivo autocondicionante (Single Bond Universal, 3M ESPE). **F.** Acabamento com discos de lixas (Sof-Lex de granulações grossa, média e fina, 3M) após inserção e assentamento da resina composta do tipo *body* (Filtek Z350, 3M ESPE). **G.** Aspecto final após acabamento e polimento.

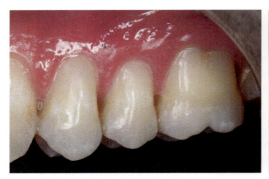 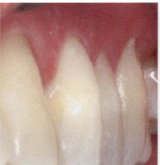 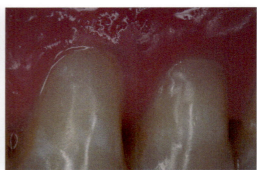

FIGURA 3.8 Exemplo da restauração de lesões cervicais não cariosas nos dentes 24, 25 e 26 de um paciente na iminência do tratamento radioterápico.

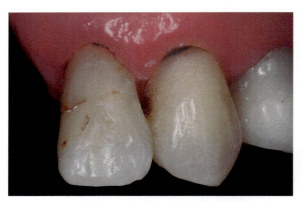

FIGURA 3.9 Observe as consequências de não utilizar o bisel com brocas diamantadas cônicas; e observe a infiltração pelo não uso do fio retrator e falta de acabamento com discos específicos para este fim (p. ex., Sof-Lex da 3M) ou com brocas multilaminadas ou diamantadas de granulação fina.

Prótese bucomaxilofacial

A reabilitação protética não está entre os procedimentos principais da adequação odontológica antes da terapia oncológica. Entretanto, a remoção cirúrgica de tumores malignos em palato resulta em deformidades estéticas e perda de funções orais importantes como, por exemplo, fala, mastigação e deglutição, resultado da comunicação entre as cavidades nasal e bucal. Nessas situações clínicas, o profissional, em geral um protesista bucomaxilofacial, pode confeccionar placas obturadoras imediatas que serão instaladas logo após a realização da cirurgia e, na maioria das situações, evitarão a utilização de sondas nasoenterais (SNE) e reduzirão o tempo de internação. Para que isto aconteça, moldagem, planejamento da ressecção e reabilitação devem ser feitos antes do procedimento cirúrgico, na fase de adequação. Neste momento, deve-se ressaltar o benefício da interdisciplinaridade das equipes de Odontologia e de Cirurgia em Cabeça e Pescoço para o alcance de melhores resultados. A reabilitação oral é apresentada no Capítulo 10, *Reabilitação Oral e Extraoral de Pacientes Oncológicos*.

Aspectos relevantes no planejamento da adequação odontológica

Um dos pontos centrais do planejamento da adequação odontológica em pacientes oncológicos é conhecer o prognóstico oncológico dos pacientes a fim de evitar sobretratamento odontológico em pacientes com baixa expectativa de resposta ao tratamento oncológico, conhecer as comorbidades do pacientes e as medicações em uso – pontos que demandam interação rápida com as equipes médicas, tendo em vista o tempo crítico entre a conclusão da adequação odontológica e o início do tratamento oncológico.

Também é importante ter o conhecimento de que muitos pacientes que são encaminhados para adequação odontológica antes da terapia médica oncológica podem apresentar quadros de comprometimento sistêmico que exigirão uma abordagem criteriosa, para evitar complicações decorrentes do tratamento odontológico. Diabetes, cardiopatias, nefropatias e hepatopatias são os principais desafios encontrados neste grupo de pacientes. Estes comprometimentos podem ser decorrentes de outra doença de base, da neoplasia em tratamento ou de toxicidades do tratamento oncológico. Com relação às toxicidades, é muito frequente recebermos pacientes para adequação que não são virgens de tratamento oncológico, o que exigirá, em alguns casos, o conhecimento de protocolos de atendimento para pacientes especiais com comprometimento sistêmico.

Estas abordagens odontológicas durante a QT ocorrem, principalmente, por não terem sido submetidos à adequação prévia ou por um foco não previamente identificado como de risco durante a adequação. Nestas situações, os procedimentos odontológicos devem ser realizados de forma a controlar a dor e evitar bacteremia, chamados de procedimentos paliativos. Após a conclusão dos tratamentos ou quando houver condição segura, a abordagem odontológica ideal poderá ser realizada.

Neste contexto, não é raro um paciente com CCP, por exemplo, ser encaminhado para adequação pré-RDT e já ter sido submetido a ressecção cirúrgica e QT adjuvante. Mesmo nesta situação que se distancia da ideal, os procedimentos odontológicos não devem se restringir à paliação. Trata-se de um situação particular em que as toxicidades da RDT não cessarão após o término do tratamento e todos os procedimentos odontológicos de adequação de meio bucal devem ser realizados sempre que possível. Entretanto, avaliações sistêmicas criteriosas precisarão ser realizadas no planejamento de procedimentos invasivos, como exodontias, raspagens subgengivais e endodontias, por exemplo.

Sempre que os procedimentos invasivos não puderem ser postergados, por quadros infecciosos agudos e pela predileção de serem realizados antes da RDT na região de cabeça e pescoço, exames laboratoriais nortearão as condutas.

Preferencialmente, estes tratamentos deverão ser realizados após o término do período nadir, na fase de recuperação medular, cerca de 15 a 21 dias após administração da QT e restabelecimento dos valores hematológicos. Este período é crítico, pois, idealmente, estes procedimentos deveriam ser realizados 10 dias antes do período nadir do próximo ciclo. Isto acaba dificultando o procedimento, pois, muitas vezes, será necessária a realização dele antes do período ideal – aumentando o risco de possíveis complicações

Entre os exames laboratoriais que servem de ferramenta para abordagem de pacientes oncológicos destacamos o hemograma. Ele nos dá informações sobre eritrócitos (hemácias), leucócitos (glóbulos brancos: neutrófilos, linfócitos, monócitos, plasmócitos, eosinófilos e basófilos) e plaquetas. Esse exame deverá ser consultado durante toda a fase do tratamento oncológico, incluindo as fases pré e pós-terapias antineoplásicas. O Quadro 3.1 mostra um hemograma completo com valores de referência para adultos.

Eritrograma

A anemia é a principal doença sanguínea que envolve as hemácias. Quadros clínicos de anemia podem ser induzidos diretamente por QT ou RDT, anemia da doença crônica ou ser o resultado de quadros de deficiência de ferro, ácido fólico ou outras vitaminas. Náuseas, vômitos e perda de apetite causados pelo tratamento oncológico ou como resultado do crescimento de tumores em determinadas localidades (p. ex., neoplasias em orofaringe, faringe e esôfago) podem levar à falta de ingestão ou absorção de nutrientes necessários para produção dos glóbulos vermelhos, como ferro, vitamina B_{12} e ácido fólico, podendo causar anemia. O mesmo acontece em quadros de sangramento excessivo induzido pós-tratamento cirúrgico oncológico ou por quadros hemorrágicos oncológicos.

A baixa contagem de hemoglobina (Hb) não necessariamente contraindica a realização de procedimentos odontológicos, desde que a contagem de plaquetas possa oferecer segurança ao profissional quanto a sangramentos. Sempre que a contagem de Hb for inferior a 7 g/dℓ, deve-se adiar o tratamento ou solicitar a avaliação médica para transfusão de hemácias.

Leucograma

Em Odontologia, é mandatório avaliar a contagem dos leucócitos por se tratar de células responsáveis pelo combate e eliminação de microrganismos e estruturas químicas estranhas ao organismo; ou seja, se relacionam com funções de defesa e reparação. Os neutrófilos, em especial, constituem a primeira linha de defesa e são essenciais na prevenção das infecções agudas.

Nos quadros de leucopenia, os procedimentos odontológicos invasivos deverão ser evitados e, se não puderem ser adiados, deverão ser realizados sob antibioticoterapia profilática e terapêutica (ATB). Nos quadros de leucopenia grave [contagem total de leucócitos inferior a 1.000/μℓ ou contagem de neutrófilos (segmentados + bastonetes) inferior a 500/μℓ], os procedimentos invasivos urgentes deverão ser discutidos com a equipe médica para avaliação do custo-benefício e, se realizados, sob ATB. O intuito disto é evitar a disseminação de patógenos por via hematogênica, prevenindo quadros de neutropenia febril que, a depender da gravidade, resulta em sepse, podendo levar o paciente a óbito.

QUADRO 3.1 Exemplo de hemograma completo com valores de referência para adultos.

MEDIDA OU CONTAGEM	VALORES NORMAIS		
Glóbulos vermelhos	**Masculino**	**Feminino**	**Unidades**
Eritrócito	4,2 a 6,3	4,8 a 5,5	milhões/μℓ
Hemoglobina	14 a 18	12 a 16	g/100 mℓ
Hematócrito	40 a 52	37 a 47	%
Índices hematimétricos (ambos os sexos)			
VCM	80 a 102		fℓ
CHCM	27 a 32		pg
HCM	30 a 35		g/dℓ
Glóbulos brancos ou leucócitos (para ambos os sexos)			
	Relativa	**Absoluta**	
Contagem global		4.000 a 11.000/μℓ	
Neutrófilos	40 a 75%	2.000 a 7.500/μℓ	
Mielócitos	0%		
Metamielócitos	0 a 1%		
Bastonetes	0 a 10%		
Segmentados	35 a 72%		
Eosinófilos	1 a 6%	40 a 400/μℓ	
Basófilos	0 a 1%	0 a 100/mℓ	
Linfócitos	20 a 45%	1.200 a 3.500/μℓ	
Monócitos	2 a 10%	100 a 800/μℓ	
Plasmócitos	0 a 1%	0 a 100/μℓ	
Plaquetas	150.000 a 450.000/μℓ		

VCM: volume corpuscular médio; CHCM: concentração de hemoglobina corpuscular média; HCM: hemoglobina corpuscular média.

Plaquetas

As plaquetas são fundamentais para o processo de formação do tampão plaquetário durante a resposta normal à lesão vascular. Sendo assim, qualquer procedimento odontológico com potencial de gerar lesão vascular em pacientes com baixa contagem plaquetária (plaquetopenia) pode gerar hemorragia de difícil manejo e potencial risco à vida.

Quadros de plaquetopenia, mesmo em procedimentos que possam induzir sangramentos leves, possuem um potencial significativo de causar sangramentos importantes em boca (Figura 3.10).

Nos quadros de plaquetopenia com contagem < 50.000/µℓ, os procedimentos odontológicos invasivos deverão ser evitados e, se não puderem ser adiados, uma avaliação médica deverá ser solicitada para transfusão de plaquetas.

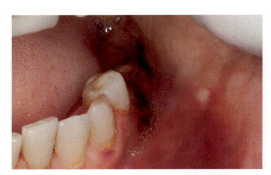

FIGURA 3.10 Sangramento tardio pós-exodontia do elemento 37. O paciente apresentava contagem de plaquetas inferior a 50 mil/µℓ. É importante destacar que não existe evidência científica que identifique esse valor como mínimo para intervenções cirúrgicas seguras. Apesar de a transfusão de plaquetas não ser mandatória, recomenda-se discussão com o médico responsável pelo tratamento oncológico.

Coagulograma

O coagulograma é um dos exames mais utilizados para analisar tempo de coagulação do sangue e detectar alterações nesse parâmetro. Além das plaquetas, esse exame envolve alguns itens importantes para o cirurgião-dentista, como: tempo de trombina (TT), tempo de protrombina (TP), índice internacional normalizado (INR) e tempo de ativação parcial da tromboplastina (TTPa).

É importante destacar que essa ferramenta será bastante importante para a programação de procedimentos invasivos, uma vez que a contagem normal de plaquetas não é suficiente para garantir hemostasia. No contexto oncológico, é possível observar contagem padrão de plaquetas, sendo que existe concomitante alargamento do coagulograma (tempo para a coagulação maior do que o esperado), seja este induzido por complicações oriundas do crescimento de tumores em órgãos responsáveis pela produção de fatores de coagulação (p. ex., cirrose induzida por hepatocarcinomas) ou por medicamentos (p. ex., insuficiência renal adquirida pela toxicidade do tratamento oncológico).

Além disso, uma boa parte destes pacientes faz uso de fármacos anticoagulantes. Por isto, é importante ressaltar a importância da anamnese como parte integral do processo de preparo da cavidade oral de pacientes oncológicos, com especial atenção para a população que não se encontra em ambiente hospitalar, onde os fármacos em uso são identificados com facilidade nas evoluções, a fim de se evitarem hemorragias de difícil controle que exigirão internação ou outro tipo de suporte hospitalar.

O Quadro 3.2 fornece as principais informações para o manejo de pacientes oncológicos admitidos para tratamento odontológico.

QUADRO 3.2 Informações importantes para o manejo de pacientes oncológicos admitidos em consultório odontológico.

PRESCRIÇÃO DE MEDICAMENTOS	EXAMES COMPLEMENTARES	CONDUTA SUGERIDA
Antibioticoterapia (ATB)	NA	Sem evidência científica de protocolos de ATB Diretrizes da American Heart Association são seguidas pelo grupo dos autores
Anestésicos locais	NA	Mesmos critérios utilizados para administração em indivíduos saudáveis (indicação e dose máxima)
Anti-inflamatórios	NA	Apresentam toxicidade hepática ou renal Avaliação da função renal e hepática e das vias de metabolização dos fármacos prescritos para o tratamento oncológico. Em caso de alteração ou via de metabolização semelhante, discutir prescrição com médico responsável
Antifúngicos	NA	Apresentam toxicidade hepática Avaliação da função hepática e das vias de metabolização dos fármacos prescritos para o tratamento oncológico. Em caso de alteração ou via de metabolização semelhante, discutir prescrição com médico responsável
Analgésicos	NA	Analgesia odontológica com analgésicos de ação periférica e anti-inflamatórios; opioides para pacientes com dor moderada a intensa ou com restrição ao uso de anti-inflamatórios

(continua)

QUADRO 3.2	Informações importantes para o manejo de pacientes oncológicos admitidos em consultório odontológico. (*continuação*)	
MEDICAMENTOS EM USO	**EXAMES COMPLEMENTARES**	**CONDUTA SUGERIDA**
Antiagregantes ou antiplaquetários (ácido acetilsalicílico, clopidogrel)	Tempo de sangramento – método Ivy	Terapia única ou dual, sem necessidade de suspensão (somente a critério médico) Em caso de exodontia, realizar suturas associadas a métodos hemostáticos locais
Anticoagulantes: • Cumarínicos (varfarina)	Índice internacional normalizado (INR)	Abordagens cirúrgicas, biopulpectomia e raspagem subgengival com valores de INR ≤ 3,0 Para exodontias múltiplas, realizar por etapas para se evitarem hemorragias ou coágulos malformados Por se tratar de pacientes em uso de fármacos para tratamento oncológico, portanto com alterações constantes nos exames hematológicos, repetir o INR a cada novo procedimento descrito com intervalo inferior a 48 horas antes do procedimento Em caso de hemorragia ou intervenções acima dos valores indicados de INR, usar medidas hemostáticas (pó de ácido tranexâmico ou Surgicel® intra-alveolar e Kin Exogel® sobre as suturas)
• Ação inibitória da trombina e do fator Xa (heparina não fracionada)	Tempo de ativação parcial da tromboplastina (TTPa)	Discutir interrupções da continuidade do fármaco com o médico responsável
• Ação inibitória do fator Xa e ativação antitrombina III (herapina de baixo peso molecular ou fracionada)	Tempo de ativação parcial da tromboplastina (TTPa)	Em pacientes dialíticos, abordar, preferencialmente, em dias de não diálise Procedimentos cirúrgicos de 6 a 8 horas após a última administração do fármaco. Se o horário de atendimento não permitir este intervalo, suspender a dose mais próxima do procedimento Em caso de hemorragia ou intervenções fora dos valores ideais de TTPa, usar medidas hemostáticas (pó de ácido tranexâmico ou Surgicel® intra-alveolar e Kin Exogel® sobre as suturas)
Novos anticoagulantes (NOAC): • Inibidor direto da trombina (etexilato de dabigatrana) • Inibidores diretos do fator Xa (rivaroxabana; apixabana)	NA (quando necessário, dosagem direta do fator)	Sem necessidade de suspensão (somente a critério médico) Procedimentos cirúrgicos 6 horas após a administração do etexilato de dabigatrana e apixabana, 8 horas após a ingestão de rivaroxabana
Antirreabsortivos (bifosfonatos e denosumabe)	Telepeptídio carboxiterminal do colágeno tipo I (CTx)	Abordagens cirúrgicas de baixo risco em valores superiores a 150 pg/mℓ Como medidas preventivas: ATB profilática e no pós-operatório, cirurgia atraumática (odontossecção), arredondamento de bordas ósseas e fechamento primário das feridas cirúrgicas Exodontia exclusiva para dentes sem possibilidade de tratamento clínico

NA: não aplicável.

Considerações finais

A adequação odontológica prévia ao tratamento oncológico é de extrema importância para redução de intercorrências durante o tratamento e prevenção ou diminuição da gravidade de toxicidades inerentes ao tratamento oncológico.

O cirurgião-dentista responsável pelo tratamento odontológico de um paciente oncológico deve possuir conhecimentos de odontologia para pacientes com comprometimento sistêmico e estar preparado para realizar anamnese e avaliação de exames médicos do paciente para o entendimento da doença, suas complicações e prognóstico. Além disso, deve ter a capacidade de desenvolver um plano de tratamento com procedimentos rápidos, seguros, eficientes e confortáveis para o paciente.

REFERÊNCIAS BIBLIOGRÁFICAS

Ammajan RR, Joseph R, Rajeev R, Choudhary K, Vidhyadharan K. Assessment of periodontal changes in patients undergoing radiotherapy for head and neck malignancy: a hospital-based study. J Cancer Res Ther. 2013 Oct-Dec;9(4):630-7.

Beth-Tasdogan NH, Mayer B, Hussein H, Zolk O. Interventions for managing medication-related osteonecrosis of the jaw. Cochrane

Database of Systematic Reviews 2017, Issue 10. Art. No.: CD012432. DOI: 10.1002/14651858.CD012432.pub2.

da Rosa Rodolpho PA, Cenci MS, Donassollo TA, Loguércio AD, Demarco FF. A clinical evaluation of posterior composite restorations: 17-year findings. J Dent. 2006;34:427-35.

Deng J, Jackson L, Epstein JB, Migliorati CA, Murphy BA. Dental demineralization and caries in patients with head and neck cancer. Oral Oncol 2015;51:824-31.

Epstein JB, Lunn R, Le N, Stevenson-Moore P. Periodontal attachment loss in patients after head and neck radiation therapy. Oral Surg Oral Med Oral Pathol Oral Radiol Endod. 1998 Dec;86(6):673-7.

Fernandes DT, Prado-Ribeiro AC, Markman RL et al. The impact of an educational video about radiotherapy and its toxicities in head and neck cancer patients. Evaluation of patients' understanding, anxiety, depression, and quality of life. Oral Oncol. 2020; 106:104712. doi: 10.1016/j.oraloncology.2020.104712. Epub 2020 Apr 16. PMID: 32305650.

Fregnani ER, Parahyba CJ, Morais-Faria K et al. IMRT delivers lower radiation doses to dental structures than 3DRDT in head and neck cancer patients. Radiat Oncol. 2016 7;11:116.

Galetti R, Santos-Silva AR, Antunes AN, Alves FA, Lopes MA, de Goes MF. Radiotherapy does not impair dentin adhesive properties in head and neck cancer patients. Clin Oral Investig. 2014;18:1771-8.

Gomes-Silva W, Prado Ribeiro AC, de Castro Junior G et al. Head and neck radiotherapy does not increase gelatinase (metalloproteinase-2 and -9) expression or activity in teeth irradiated in vivo. Oral Surg Oral Med Oral Pathol Oral Radiol. 2017;124:175-82.

Gomes-Silva W, Prado-Ribeiro AC, Brandão TB et al. Postradiation matrix metalloproteinase-20 expression and its impact on dental micromorphology and radiation-related caries. Caries Res. 2017; 51:216-24.

Irie MS, Mendes EM, Borges JS, Osuna LG, Rabelo GD, Soares PB. Periodontal therapy for patients before and after radiotherapy: A review of the literature and topics of interest for clinicians. Med Oral Patol Oral Cir Bucal. 2018 Sep 1;23(5):e524-30.

Jackson LK, Epstein JB, Migliorati CA, Rezk J, Shintaku WH, Noujeim ME, Santos-Silva AR, Dietrich MS, Murphy BA. Development of tools for the oral health and panoramic radiograph evaluation of head and neck cancer patients: A methodological study. Spec Care Dentist. 2015 Jul 14. doi: 10.1111/scd.12125.

Kielbassa AM, Hinkelbein W, Hellwig E, Meyer-Lückel H. Radiation-related damage to dentition. Lancet Oncol. 2006;7:326-35.

Koga DH, Salvajoli JV, Alves FA. Dental extractions and radiotherapy in head and neck oncology: review of the literature. Oral Dis. 2008a Jan;14(1):40-4.

Koga DH, Salvajoli JV, Kowalski LP, Nishimoto IN, Alves FA. Dental extractions related to head and neck radiotherapy: ten-year experience of a single institution. Oral Surg Oral Med Oral Pathol Oral Radiol Endod. 2008b May;105(5):e1-6.

Madrid Troconis CC, Santos-Silva AR, Brandão TB, Lopes MA, de Goes MF. Impact of head and neck radiotherapy on the mechanical behavior of composite resins and adhesive systems: A systematic review. Dent Mater. 2017 Aug 8. pii: S0109-5641(17)30374-3.

Markman RL, Conceição-Vasconcelos KGM, Brandão TB, Prado-Ribeiro AC, Santos-Silva AR, Lopes MA. Calcified carotid artery atheromas on panoramic radiographs of head and neck cancer patients before and after radiotherapy. Med Oral Patol Oral Cir Bucal. 2017 Mar 1;22 (2):e153-8.

Marques MA, Dib LL. Periodontal changes in patients undergoing radiotherapy. J Periodontol. 2004 Sep;75(9):1178-87.

Morais-Faria K, Menegussi G, Marta G, Fernandes PM, Dias RB, Ribeiro AC, Lopes MA, Cernea CR, Brandão TB, Santos-Silva AR. Dosimetric distribution to the teeth of patients with head and neck cancer who underwent radiotherapy. Oral Surg Oral Med Oral Pathol Oral Radiol. 2015;120:416-9.

Morais-Faria K, Neves-Silva R, Lopes MA, Ribeiro AC, de Castro G Jr, da Conceição-Vasconcelos KG, Brandão TB, Santos-Silva AR. The wolf in sheep's clothing: Microtomographic aspects of clinically incipient radiation-related caries. Med Oral Patol Oral Cir Bucal. 2016;21:e299-304.

Nicolatou-Galitis O, Razis E, Galiti D, Galitis E, Labropoulos S, Tsimpidakis A, Sgouros J, Karampeazis A, Migliorati C. Periodontal disease preceding osteonecrosis of the jaw (ONJ) in cancer patients receiving antiresorptives alone or combined with targeted therapies: report of 5 cases and literature review. Oral Surg Oral Med Oral Pathol Oral Radiol. 2015;120:699-706.

Opdam NJ, Bronkhorst EM, Roeters JM, Loomans BA. A retrospective clinical study on longevity of posterior composite and amalgam restorations. Dent Mater. 2007;23:2-8.

Palmier NR, Ribeiro ACP, Fonsêca JM, Salvajoli JV, Vargas PA, Lopes MA et al. Radiation-related caries assessment through the International Caries Detection and Assessment System and the Post-radiation Dental Index. Oral Surg Oral Med Oral Pathol Oral Radiol. 2017 Dec;124(6):542-7.

Peumans M, De Munck J, Van Landuyt K, Van Meerbeek B. Thirteen-year randomized controlled clinical trial of a two-step self-etch adhesive in non-carious cervical lesions. Dent Mater. 2015;31: 308-14.

Rankow RM, Weissman B. Osteoradionecrosis of the mandible. Ann Otol Rhinol Laryngol. 1971 Aug;80(4):603-11.

Ribeiro AC, Lopes MA, Brandão TB, Santos-Silva AR. Clustering of oral symptoms versus radiation-induced apical periodontitis. Clin Oral Investig. 2013 Jan;17(1):337. doi: 10.1007/s00784-012-0896-9.

Rollason V, Laverrière A, MacDonald LCI, Walsh T, Tramèr MR, Vogt-Ferrier NB. Interventions for treating bisphosphonate-related osteonecrosis of the jaw (BRONJ). Cochrane Database of Systematic Reviews 2016, Issue 2. Art. No.: CD008455. DOI: 10.1002/14651858.CD008455.pub2.

Silva ARS, Alves FA, Antunes A, Goes MF, Lopes MA. Patterns of demineralization and dentin reactions in radiation-related caries. Caries Research 2009;43:43-9.

Solomon H, Marchetta FC, Wilson RO, Miller RA, Detolla HW. Extraction of teeth after cancericidal doses of radiotherapy to the head and neck. Am J Surg. 1968 Mar;115(3):349-51.

Sulaiman F, Huryn JM, Zlotolow IM. Dental extractions in the irradiated head and neck patient: A retrospective analysis of Memorial Sloan-Kettering Cancer Center protocols, criteria, and end results. J Oral Maxillofac Surg. 2003 Oct;61(10):1123-31.

Vissink A, Jansma J, Spijkervet FK, Burlage FR, Coppes RP. Oral sequelae of head and neck radiotherapy. Crit Rev Oral Biol Med. 2003;14(3):199-212.

Wahl MJ. Osteoradionecrosis prevention myths.Int J Radiat Oncol Biol Phys. 2006 Mar;64(3):661-9.

Yusof ZW, Bakri MM. Severe progressive periodontal destruction due to radiation tissue injury. J Periodontol. 1993 Dec;64(12):1253-8.

4 Diagnóstico e Tratamento da Mucosite Oral

Karina Morais Faria, Natália Rangel Palmier, Mariana de Pauli Paglioni, Aljomar José Vechiato Filho, Alan Roger dos Santos Silva, Thaís Bianca Brandão, Luiz Alcino Monteiro Gueiros e Cesar Augusto Migliorati

Patogênese da mucosite oral

As alterações em mucosa decorrentes do tratamento oncológico foram relatadas na literatura pela primeira vez em 1957. A mucosite oral é reconhecida como a resposta da mucosa oral e orofaríngea frente ao tratamento oncológico. Nesse contexto, quando induzida pela radioterapia (RDT), é definida como um processo inflamatório da mucosa que pode se desenvolver em 50 a 90% dos pacientes, dependendo de uma série de fatores inerentes ao tratamento oncológico que serão discutidos a seguir.

Durante a RDT em cabeça e pescoço, a gravidade da mucosite oral dependerá da amplitude do campo de radiação, do volume do tecido tumoral e das zonas de drenagem a serem irradiadas, da quantidade total da dose de radiação entregue, do esquema de fracionamento de dose utilizada no tratamento, do tipo de técnica utilizada e da concomitância da RDT com outras modalidades de tratamento, como a quimioterapia (QT).

A mucosite oral induzida pela QT isolada é a resposta tecidual dependente do tipo de protocolo e dose quimioterápica utilizada, que pode ocorrer por toxicidade direta dos quimioterápicos, quando excretados na saliva dos pacientes, ou, principalmente, pela toxicidade indireta induzida pela disponibilidade dos agentes quimioterápicos no plasma sanguíneo que atingem os queratinócitos da mucosa oral por permeabilidade capilar. A mucosite oral pode ser, ainda, consequência indireta do estado de imunossupressão e neutropenia causado no paciente pela toxicidade do tratamento oncológico, sobretudo, por meio dos protocolos de QT altamente citotóxicos.

Conceitualmente, a mucosa oral consiste no revestimento interno da cavidade oral e tem como principal função proteger os tecidos mais profundos (muscular, ósseo, neural, sanguíneo e linfático) de traumatismos mecânicos que podem ocorrer durante mastigação, deglutição, fala e também efetuar a função de proteção em relação a agentes externos. Esse tecido de revestimento possui inúmeros receptores específicos aos estímulos térmicos de calor e frio, tato e estímulos dolorosos. Histologicamente, a mucosa oral é formada pelo epitélio estratificado escamoso, membrana basal, lâmina própria e camada submucosa, com pequenas variações de acordo com a localização e função específica. Considerando peculiaridades da mucosa oral, a mucosite é distribuída de modo distinto pela boca.

Anteriormente a mucosite oral era classificada por meio de eventos mediados por alterações limitadas à porção mais superficial da mucosa correlacionados com a exposição a determinados quimioterápicos e radiação ionizante. Acreditava-se, portanto, que as ações da QT e RDT estavam direcionadas e limitadas aos danos na divisão celular apenas às células epiteliais, gerando prejuízo à capacidade de renovação e resultando em morte celular, atrofia do epitélio e, consequentemente, ulcerações e contaminação secundária bacteriana das feridas em boca.

Contudo, descobertas acadêmicas resultaram na melhor compreensão sobre o fato universalmente aceito atualmente de que a mucosite oral representa um processo complexo e multifatorial. A título de exemplo, alguns estudos relataram evidências de danos induzidos pela toxicidade do tratamento oncológico em camadas mais profundas da mucosa oral, envolvendo prejuízo ao endotélio, ao tecido conjuntivo adjacente à mucosa, bem como identificaram alterações nos padrões da microbiota bucal induzidas pela QT e pela RDT com potencial para amplificar os danos à integridade celular dos queratinócitos da mucosa da boca.

Com base nesses conceitos, Sonis (2004) propôs que o desenvolvimento da mucosite oral ocorre em 5 fases biológicas que o autor denominou como: (1) fase de iniciação; (2) fase inflamatória ou de resposta inicial ao dano; (3) fase epitelial ou amplificação da sinalização; (4) fase de ulceração; e (5) cicatrização.

A fase de iniciação ocorre rapidamente após a exposição a protocolos específicos de QT e RDT em cabeça e pescoço – fase conhecida por alterações estruturais diretas que atuam na ruptura dos filamentos de DNA das células da camada basal do epitélio. Após a ruptura dos filamentos ocorrem liberação de espécies reativas de oxigênio e formação de superóxido que leva as células do epitélio basal ao processo de apoptose e morte celular.

Imediatamente após a fase de iniciação ocorre a resposta tecidual primária nas células da camada submucosa. Essa resposta é caracterizada por uma série de eventos biológicos que incluem a ativação de fatores de transcrição, como o fator nuclear kappa-B (NF-κB), Wnt, p53 e suas respectivas rotas de sinalização. Esses fatores controlam a expressão de genes associados à produção de citocinas pró-inflamatórias [interleucina 1 (IL-1), interleucina 6 (IL-6), fator de necrose tumoral (TNF)], metaloproteinases e moléculas de adesão celular. Essa cascata de eventos caracteriza o segundo estágio de desenvolvimento da mucosite oral, a fase inflamatória.

As fases de iniciação e inflamatória ocorrem logo nos primeiros momentos após o paciente iniciar o tratamento oncológico (QT ou RDT). Geralmente, do ponto de vista clínico, a detecção de alterações na mucosa oral pode ser observada em 3 a 5 dias após o início do tratamento. Em outras palavras, alterações celulares já estão ocorrendo antes que o clínico possa identificar qualquer alteração visual nos tecidos afetados, incluindo atrofia, edema ou eritema.

Após a ativação de fatores como TNF e NF-κB ocorre a regulação da resposta tecidual local, podendo amplificar a resposta inflamatória tecidual. Essa amplificação da inflamação pode ser observada clinicamente com o aspecto edemaciado e alterações de coloração na mucosa oral, caracterizando a fase epitelial ou amplificação da sinalização. Com a continuidade do tratamento e o acúmulo dos múltiplos danos moleculares e teciduais na mucosa oral, ocorre o rompimento da barreira mucosa, caracterizado clinicamente pelas ulcerações. Essa fase pode comprometer de modo importante a saúde e a qualidade de vida do paciente em virtude do desconforto e dor que limitam as funções oral e orofaríngea, comprometendo, se não controladas, por consequência, hidratação, dieta, fala e deglutição.

Na fase de ulceração os processos infecciosos oportunistas podem estar presentes e a mucosa, quando ulcerada, pode funcionar como uma porta de entrada para infecções locais e até sistêmicas. Este fato é observado principalmente quando também o sistema imunológico é afetado pelo tratamento oncológico, especialmente para os casos de pacientes tratados com protocolos quimioterápicos envolvendo agentes que induzam a mielossupressão.

No último estágio da mucosite ocorre a cicatrização das ulcerações por meio da migração, estimulação e diferenciação das células epiteliais localizadas em áreas circundantes às ulcerações. A fase de cicatrização pode variar de paciente para paciente, dependendo de diversos fatores individuais como: grau de comprometimento da mucosa oral, padrão de higiene oral, fatores nutricionais, presença ou não de agentes infecciosos sobrepostos, quantidade e qualidade da saliva remanescente, entre outros.

Características clínicas

A mucosite oral é a toxicidade aguda mais relevante da RDT utilizada para o tratamento de tumores de boca e orofaringe; contudo, pode acometer pacientes submetidos à RDT envolvendo outros campos cervicofaciais, como aqueles direcionados à nasofaringe e aos tumores malignos das glândulas salivares maiores, entre outros.

Pacientes submetidos ao hipofracionamento de dose – maior quantidade de dose entregue em menor número de dias – apresentam maior tendência à mucosite se comparados aos pacientes que receberam tratamento convencional. Pacientes que realizam QT concomitante à RDT também apresentam maior risco de desenvolver mucosite oral grave quando comparados aos pacientes que realizaram RDT ou QT exclusivas.

Fatores individuais do paciente, como infecções dentárias não tratadas, má higiene oral, hipossalivação, estado nutricional deficiente, etilismo e tabagismo estão associados a maior risco de desenvolver mucosite oral grave durante a RDT. Muitas vezes, essas condições estão associadas a episódios mais graves da mucosite devido a maior indução da inflamação, mediando maior amplificação do sinal e consequente dano celular e tecidual. Outro fator importante que pode promover o desenvolvimento e agravar a progressão da mucosite oral é a suscetibilidade a infecções por microrganismos – sobretudo por vírus da família Herpesviridae. Esses têm potencial de infectar secundariamente lesões ulceradas de mucosite, intensificando os padrões inflamatórios, promovendo aumento do padrão de dor, além de também elevar o risco de complicações sistêmicas decorrentes de um quadro inicialmente localizado.

Nesse contexto, é essencial que o paciente realize um acompanhamento odontológico antes do início do tratamento oncológico (ver Capítulo 3, *Adequação Odontológica para o Tratamento Oncológico*), com o objetivo de eliminar possíveis focos infecciosos, diagnosticar lesões preexistentes e estabilizar a saúde oral. Após o controle da saúde oral pré-RDT em cabeça e pescoço, o acompanhamento odontológico durante todo o tratamento é fundamental para diagnóstico precoce e tratamento imediato dos efeitos colaterais em boca, especialmente a mucosite oral.

O diagnóstico diferencial entre a mucosite comprometida por processos infecciosos, como a infecção por *Candida albicans* ou as infecções herpéticas, pode ser desafiador em casos em que as duas condições (infecciosa e mucosite) estejam sobrepostas ou possam ocorrer simultaneamente (Figura 4.1).

Lesões herpéticas localizadas em regiões como mucosa palatina, orofaringe e mucosa labial também podem estar associadas secundariamente ao processo de mucosite oral ou

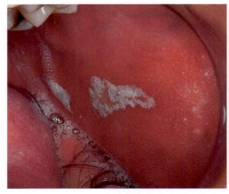
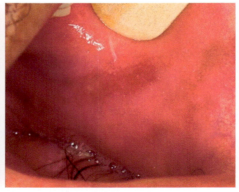

FIGURA 4.1 Mucosa jugal acometida por infecção por candidose pseudomembranosa com sobreposição em mucosite grau 1 (eritema) – classificação da Organização Mundial da Saúde/Radiation Therapy Oncology Group (OMS/RTOG) – em paciente realizando tratamento radioterápico em cabeça e pescoço. Placa branca destacável após raspagem e higiene oral com auxílio de gaze e soro fisiológico.

assumir um aspecto mais ulcerativo, com dor intensa causando dificuldade no diagnóstico e manejo (Figura 4.2).

Além dos processos infecciosos mencionados anteriormente, eritroplasias, eritroleucoplasias (considerar risco de recidivas ou segundos tumores primários) (Figura 4.3) e ulcerações traumáticas também devem ser consideradas para o diagnóstico diferencial da mucosite oral, aumentando a importância de se considerarem informações como tempo de tratamento oncológico, histórico de traumatismos durante alimentação e aumento de volume e edema ocasionado pelo tumor (Figura 4.4).

Embora a estratégia de classificação clínica da mucosite oral proposta pela Organização Mundial da Saúde (OMS) seja considerada clássica, o sistema mais recente descrito pelo National Cancer Institute (NCI) e a classificação RTOG/EORTC (Radiation Therapy Oncology Group/European Organization for Research and Treatment of Cancer) ganharam muito espaço nos estudos clínicos mais atuais (Figuras 4.5 a 4.10).

A mucosa orofaríngea apresenta maior sensibilidade dolorosa à RDT, sendo o local onde a dor durante a alimentação geralmente se inicia após uma exposição de aproximadamente

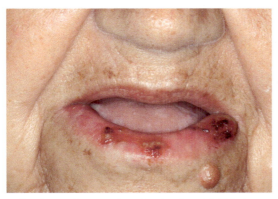
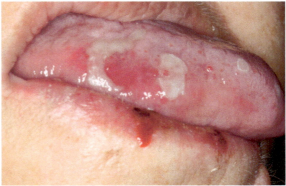

FIGURA 4.2 Infecção por herpes-vírus simples tipo 1 (HSV-1) em vermelhão de lábio inferior com presença de crostas sanguinolentas e de mucosite oral grau 2 (presença de ulceração na classificação da OMS) em borda lateral de língua.

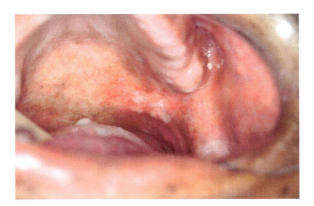

FIGURA 4.3 Eritroleucoplasia em região de orofaringe à esquerda em paciente em vigência de RDT em região de cabeça e pescoço (em terceira fração de tratamento).

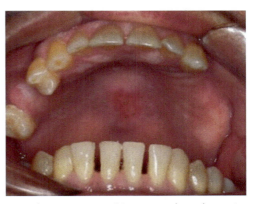

FIGURA 4.4 Ulceração traumática em palato de paciente realizando tratamento radioterápico em cabeça e pescoço após 3 sessões de RDT.

			Graus de Mucosite			
Escala		0	1	2	3	4
OMS (1979)		Nenhuma	Sensibilidade e eritema	Eritema, úlcera, pode deglutir dieta sólida	Úlcera, eritema extenso, não pode deglutir dieta sólida	Úlcera, mucosite extensa, não é possível deglutição
National Cancer Institute Common Terminology Criteria for Adverse Events (version 4.0, 2010)		Nenhuma	Eritema	Placas pseudomembranosas não contínuas (≤ 1,5 cm de diâmetro)	Placas pseudomembranosas confluentes (≥ 1,5 cm de diâmetro)	Necrose ou ulcerações profundas, sangramento espontâneo e abrasão
RTOG/EORTC		Nenhuma	Eritema, dor leve, não requer analgesia	Ulcerações, dor moderada e necessidade de analgesia	Ulcerações confluentes, dor grave e necessidade de uso de narcóticos	Ulcerações com sangramento e necrose

FIGURA 4.5 Comparação entre os instrumentos tradicionais utilizados para classificação clínica da mucosite oral.

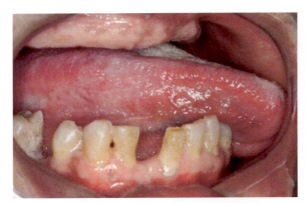

FIGURA 4.6 Mucosite oral grau 1 (OMS/RTOG). Nota-se eritema em borda de língua direita de paciente em tratamento radioterápico em cabeça e pescoço após 10 sessões de RDT.

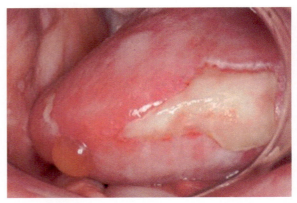

FIGURA 4.9 Mucosite oral grau 3 de acordo com os instrumentos de avaliação sugeridos por OMS, NCI e RTOG. Nota-se ulceração extensa confluente comprometendo borda de língua direita, paciente apresenta limitação de abertura bucal devido a dor intensa (EVA=7) ocasionada pela mucosite; nota-se também a presença de mucocele superficial em ápice de língua. Paciente em tratamento radioterápico em cabeça e pescoço após 27 sessões.

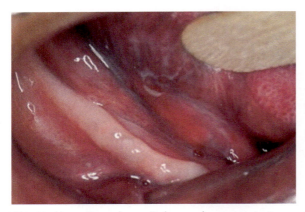

FIGURA 4.7 Mucosite oral grau 2 de acordo com os instrumentos de avaliação sugeridos por OMS e NCI. Nota-se pequena ulceração em assoalho bucal direito associado a eritema e edema após 13 sessões de RDT em cabeça e pescoço.

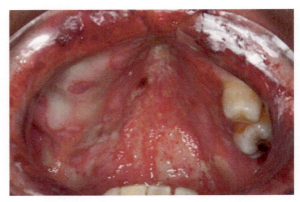

FIGURA 4.10 Mucosite oral grau 4 de acordo com os instrumentos de avaliação sugeridos por OMS, NCI e RTOG. EVA=10 com presença de dor intensa. Notam-se ulcerações extensas confluentes comprometendo toda extensão do palato, rebordo alveolar, mucosa labial superior com presença de sangramento. Paciente em uso de gastrostomia para alimentação. Mucosite oral observada após 33 sessões de RDT em cabeça e pescoço.

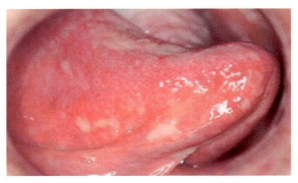

FIGURA 4.8 Mucosite oral grau 2, de acordo com os instrumentos de avaliação sugeridos por OMS e NCI. Notam-se pequenas ulcerações e eritema em borda e ventre de língua após 10 sessões de RDT EVA=4 [dor na escala visual analógica (EVA)].

10 grays (Gy) de radiação. A sintomatologia pode variar desde queixas de ardência, desconforto leve, dor intensa e, desse modo, pode induzir o paciente a uma dieta restrita a alimentos pastosos, líquidos, ou até mesmo conduzir o paciente a situações que impeçam a alimentação por via oral (VO), sendo necessário nutrição parenteral ou uso de sonda nasal (Figura 4.11) e ostomias (via estômago ou intestino).

Clinicamente, todas as regiões da mucosa oral podem ser acometidas pela mucosite em diferentes graus e intensidades. As topografias anatômicas da mucosite oral estão diretamente correlacionadas ao campo de radiação desenhado durante o planejamento da RDT (Figura 4.12).

A QT também causa toxicidade aos tecidos normais. Os efeitos colaterais podem ser agudos ou crônicos, de acordo com o período em que ocorrem. Os efeitos agudos são observados em regiões que possuem alta taxa de renovação celular (medula óssea, folículos pilosos e mucosa oral). No entanto, as células do tecido normal possuem um tempo de recuperação previsível, que pode variar de 5 a 15 dias, e isto não ocorre nas células tumorais em virtude das falhas nos mecanismos reguladores do ciclo celular em células oriundas de expansão monoclonal de tumores malignos. Por esse motivo, a QT é administrada em ciclos periódicos, respeitando o tempo de regeneração das células do tecido normal para que os efeitos colaterais sejam minimizados. Dessa forma,

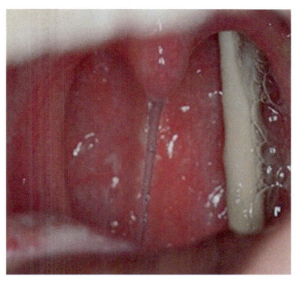

FIGURA 4.11 Paciente em uso de sonda nasal (observada nessa imagem por meio de perspectiva intraoral) devido a dor intensa para deglutição associada à mucosite em região de orofaringe.

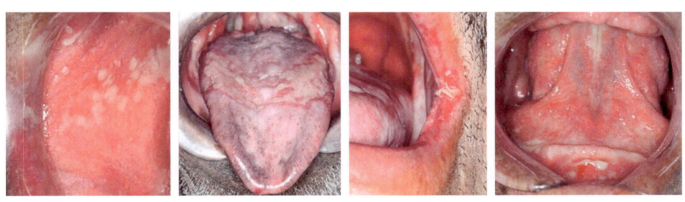

FIGURA 4.12 Diferentes topografias anatômicas da mucosa oral acometidas por mucosite.

durante o tratamento por meio desses protocolos citotóxicos, a renovação epitelial fica comprometida, desencadeando o processo inflamatório da mucosite oral e resultando no aparecimento das ulcerações.

A prevalência da mucosite oral quimioinduzida pode variar de acordo com o tipo de tratamento, a dose e a condição de saúde oral de cada paciente. Um mesmo agente quimioterápico administrado em baixa dose tem menor tendência de causar mucosite oral do que se administrado em bólus. Dentre os agentes quimioterápicos mais comumente utilizados e com potencial direto e conhecido para predispor o paciente a mucosite oral destacam-se: clorambucila, cisplatina, citarabina, doxorrubicina, fluoruracila, melfalana, metotrexato e capecetabina.

Além do impacto clínico potencialmente grave, Carlotto *et al.* (2013) demonstraram que a mucosite oral quimioinduzida tem um impacto econômico considerável nos serviços hospitalares, com estimativas de até $25.000 dólares por ciclo de QT, e todos estes custos são atribuídos ao aumento do risco de infecções, das internações e maior utilização de recursos de cuidados de suporte.

No preparo do transplante de células-tronco hematopoéticas (TCTH) é realizado o regime de condicionamento por meio de infusão quimioterápica ou pela associação de QT com RDT de corpo total, a TBI (*total body irradiation*). O regime de condicionamento pode variar com protocolos de condicionamento de intensidade reduzida (não mieloablativo) e mieloablativo, que envolve uso de agentes quimioterápicos em altas doses. Estes protocolos têm o objetivo principal de imunossupressão do receptor e erradicação ou diminuição da doença residual de base. A QT utilizada no condicionamento mieloablativo possui um mecanismo de inibição não seletiva para as células em alta atividade de proliferação, gerando grande risco para o desenvolvimento da mucosite oral quimioinduzida. O metrotexato é bastante utilizado na supressão do sistema imune do paciente, com a finalidade de diminuir a chance de rejeição do enxerto.

Mesmo respeitando os protocolos internacionalmente validados para prescrição de regimes quimioterápicos aos pacientes oncológicos, considerando condições individuais e doses limites à superfície corpórea (altura/peso), os pacientes continuam sujeitos aos efeitos adversos (aplasia medular, náuseas, vômitos e diarreia). Na cavidade oral, estes efeitos podem apresentar-se clinicamente não apenas por meio da mucosite oral mas também como infecções por *Candida albicans*, citomegalovírus, vírus da varicela-zóster, herpes-vírus simples (HSV) e hipossalivação.

Do ponto de vista clínico, a primeira manifestação da mucosite oral quimioinduzida é o desenvolvimento de uma coloração esbranquiçada da mucosa (velamento), aspecto justificado pela dificuldade de renovação da camada mais superficial do epitélio de revestimento da mucosa oral já afetada após os primeiros dias de infusão quimioterápica. Como resposta a esse processo a mucosa apresenta-se atrófica, eritematosa, edematosa e friável. Subsequentemente, 3 a 5 dias após a infusão quimioterápica áreas de ulceração franca podem se desenvolver (Figura 4.13).

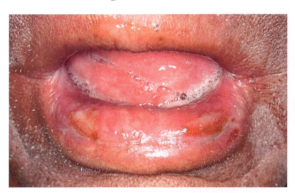

FIGURA 4.13 Aspecto de mucosite oral quimioinduzida grau 2 de acordo com OMS e NCI. Nota-se região de lábio edemaciada e com predomínio de eritema intenso, caracterizando mucosa atrófica, com presença de ulcerações pontuais.

Ardência, dor intensa e queimação podem aparecer nesta fase e ficar mais acentuados durante fala, mastigação, deglutição e escovação. A combinação do desconforto intenso, prejuízo aos procedimentos de higiene oral, granulocitopenia, febre e hemorragias (devido a trombocitopenia) pode levar ao desenvolvimento de infecções secundárias, bacteriemia e necessidade de interrupção no tratamento quimioterápico, impactando negativamente o prognóstico oncológico dos pacientes e o custo global do tratamento médico.

Em pacientes imunossuprimidos em neutropenia a mucosite oral pode resultar em quadros agudos de infecção, levando o paciente a exposição aos agentes infecciosos, febre, septicemia secundária e até óbito. Nesse contexto, o ideal é que o paciente realize o tratamento odontológico antes do início da QT, com o objetivo de eliminar focos infecciosos em potencial ou instalados em boca (ver Capítulo 3).

Impacto da mucosite oral no tratamento oncológico

Além das diversas modificações negativas na qualidade de vida e nas atividades fisiológicas do paciente (deglutição, mastigação e fala) mencionadas anteriormente, a mucosite oral – dependendo de sua gravidade – também pode resultar em aumento do tempo de internação, aumento de consultas no setor de emergência, aumento da necessidade de cuidados especiais e suporte, aumento da necessidade do uso de narcóticos e nutrição parenteral. Quando associados, esses fatores podem promover um considerável aumento no custo econômico do tratamento. Estudos recentes realizados com pacientes em tratamento com RDT em cabeça e pescoço demonstraram que graus 3 e 4 de mucosite oral podem acrescentar de $6.000 a $14.000 dólares no custo final do tratamento. Lesões graves de mucosite oral podem ocorrer em 30 a 66% dos pacientes e, eventualmente, levar à suspensão do tratamento radioterápico entre 3 e 10 dias em virtude de dor intensa, limitação da alimentação, perda de peso e necessidade de internações. Mais importante, a despeito da morbidade promovida pela mucosite oral grave, estima-se que, para cada dia de interrupção na RDT, a sobrevida do paciente seja reduzida em 1%, diminuindo a resposta e a chance de controle total da doença.

Prevenção e tratamento da mucosite oral

Como discutido anteriormente, a prevenção e o tratamento da mucosite oral são considerados alta prioridade nos protocolos internacionalmente validados de suporte odontológico ao paciente oncológico.

A título de exemplo, Multinational Association of Supportive Care in Cancer/International Society of Oral Oncology (MASCC/ISOO) propõem protocolos com recomendações e sugestões baseadas em evidências científicas para o controle da mucosite oral, que estão resumidos nas Tabelas 4.1 e 4.2 a seguir.

TABELA 4.1

PRINCIPAIS PROTOCOLOS DE RECOMENDAÇÕES DE MULTINATIONAL ASSOCIATION OF SUPPORTIVE CARE IN CANCER/INTERNATIONAL SOCIETY OF ORAL ONCOLOGY (MASCC/ISOO) PARA MANEJO E CONTROLE DA MUCOSITE ORAL.

Uso de crioterapia: pacientes que receberam doses altas de melfalana, com sem realização de irradiação corporal total (TBI) como regime de condicionamento para o transplante de células-tronco hematopoiéticas (TCTH) e pacientes submetidos a quimioterapia em bólus de 5-fluoruracila
Uso do fator de crescimento dos queratinócitos humanos 1 (KGF-1 palifermina) (dose de 60 µg/kg por dia, nos 3 dias que antecedem o condicionamento e nos 3 dias pós-transplante) – pacientes com neoplasia hematológica maligna que irão efetuar quimioterapia de altas doses e TBI, seguido de TCTH
Utilização de terapia com *laser* de baixa intensidade, fotobiomodulação (comprimento de onda até 650 nm, potência de 40 mW e energia de 2 J/cm^2) na prevenção da mucosite oral em pacientes que efetuaram TCTH após condicionamento com quimioterapia de altas doses, com ou sem TBI
Utilização da analgesia com morfina controlada pelo doente no tratamento da dor associada à mucosite oral em pacientes submetidos ao transplante de células-tronco hematopoiéticas
Realização de bochechos com solução de benzidamina em pacientes em tratamento radioterápico em cabeça e pescoço em doses de radiação até 50 Gy e sem quimioterapia concomitante

A seguir, na Tabela 4.3 destacam-se medidas profiláticas e terapêuticas no contexto da mucosite oral que também são amplamente aplicadas em serviços de odontologia oncológica no Brasil.

Dentre os métodos propostos, destaca-se a fotobiomodulação (FBM), anteriormente denominada laserterapia. Esta técnica foi descrita logo após a descoberta dos primeiros equipamentos de *laser*, por volta do ano 1960, devido à compreensão de que a interação da luz com os tecidos humanos poderia promover aceleração da cicatrização, bem como redução de dor, inflamação e edema. Mais recentemente, as técnicas de FBM foram aprimoradas e passaram a incluir equipamentos diodoemissores de luz, bem como outras fontes de luz baseadas em comprimentos de onda na faixa do

TABELA 4.2

PRINCIPAIS PROTOCOLOS DE SUGESTÕES DE MULTINATIONAL ASSOCIATION OF SUPPORTIVE CARE IN CANCER/INTERNATIONAL SOCIETY OF ORAL ONCOLOGY (MASCC/ISOO) PARA MANEJO E CONTROLE DA MUCOSITE ORAL.

Adoção de protocolos de cuidados orais para prevenção de mucosite oral em todas as faixas etárias e em todas as modalidades de tratamento oncológico
Utilização da crioterapia na prevenção da mucosite oral em doentes que receberam altas doses de melfalana, com ou sem irradiação corporal total, como regime de condicionamento para o transplante de células-tronco hematopoiéticas
Utilização de terapia com *laser* de baixa intensidade (comprimento de onda próximo de 632,8 nm) na prevenção da mucosite oral em doentes que foram submetidos a radioterapia, sem quimioterapia concomitante, para tumores de cabeça e pescoço
Uso de fentanila transdérmica no tratamento da dor associada à mucosite oral em pacientes que efetuaram quimioterapia convencional ou em altas doses, com ou sem irradiação corporal total
Realização de bochechos com soluções de morfina a 0,2% no tratamento da dor associada à mucosite oral em pacientes que receberam quimiorradioterapia para tumores de cabeça e pescoço
Realização de bochechos com soluções de doxepina a 0,5% pode ser eficaz no tratamento da dor associada à mucosite oral
Suplementação de zinco por via oral pode ser benefica na prevenção de mucosite oral

TABELA 4.3

SUGESTÕES DESENHADAS COM BASE EM MEDICAÇÕES E EQUIPAMENTOS DISPONÍVEIS PELO SISTEMA ÚNICO DE SAÚDE (SUS) DO BRASIL E TAMBÉM AMPARADAS PELAS DIRETRIZES MASCC/ISOO.

Avaliação diária da cavidade oral do primeiro ao último dia de aplicação da laserterapia que compreende: (a) o primeiro ao último dia de radioterapia para tumores de boca; (b) o primeiro dia de infusão quimioterápica para protocolo de metotrexato (MTX) em altas doses (acima de 1.000 mg) com aplicação diária da laserterapia até o quinto dia subsequente à infusão; (c) aplicação de laserterapia em pacientes em regime de condicionamento para TCTH até a enxertia
Reforçar atividade de higiene oral, com escovação, uso de fita dental, bochechos com solução de clorexidina 0,12% sem álcool e limpeza da cavidade oral com auxílio de gaze embebida na solução de clorexidina para pacientes impossibilitados de realizar bochecho. Realizar reforço verbal diariamente e explicar a importância da ação para que se torne um hábito diário. O uso da clorexidina 0,12% não é recomendado por MASCC/ISOO para prevenção e tratamento da mucosite oral. Entretanto, o uso da clorexidina 0,12% sem álcool pode ser um adjuvante à higiene oral, limitando infecções secundárias e dor
Utilizar critérios de biossegurança para proteção do profissional aplicador e paciente com óculos de proteção, uso de equipamentos de proteção individual (luva para procedimento, máscara, gorro, avental); desinfecção da ponteira do aparelho com *swab* de álcool isopropílico 70% e recobrir o *spot* do aparelho com filme plástico transparente
A mucosite oral deverá ser classificada seguindo os critérios da OMS/NCI (version 4.0, 2010) e RTOG
Realizar aplicações com comprimento de onda na faixa do vermelho (660 nm) (recomendação MASCC/ISOO: utilizar o comprimento de onda próximo de 632,8 nm), potência de 100 mW, fluência de 10 J/cm². Tempo de aplicação deverá ser calculado baseado no *spot* ou diâmetro da ponta do aparelho (de acordo com as especificações do fabricante), seguindo a fórmula: E (J) = PmR (W) × t
Aplicação deverá ser realizada na mucosa oral de modo pontual, em todos os sítios anatômicos, obedecendo ao tempo recomendado obtido pelo cálculo da fórmula matemática descrita acima e excluindo as topografias tumorais
Avaliar a dor em cavidade oral relatada pelo paciente no momento da consulta e realizar o registro por meio da escala visual analógica, de acordo com a indicação do paciente
Após a avaliação da dor em cavidade oral, controlar a dor com o uso de agentes anestésicos tópicos como lidocaína 2% geleia ou *spray* e analgésicos em caso de dor. Gerenciar a indicação de agentes anestésicos tópicos em pacientes em uso de cateter nasoenteral e risco de broncoaspiração. Analgésicos sistêmicos, incluindo opioides, são usados clinicamente para o tratamento da dor na maioria dos pacientes com mucosite oral grave. Estes agentes têm efeitos colaterais importantes (que podem influenciar o tratamento oncológico) e a eficácia pode variar por medicação, dose e via de administração. Portanto, a paliação de dor para mucosite oral também deve ser discutida com a equipe médica responsável pelo paciente.
Após a manifestação das ulcerações nas regiões comprometidas pela mucosite a laserterapia deverá ser aplicada com fluência de 60 J/cm² com acompanhamento e fotobiomodulação até a cicatrização completa das ulcerações ou até o momento em que as ulcerações estejam assintomáticas para os protocolos

vermelho e infravermelho. A FBM se tornou rotina na prática clínica de muitos centros de tratamento a pacientes oncológicos, de modo que este capítulo se propõe a revisar conceitos que possibilitem a melhor compreensão do mecanismo de ação e indicações clínicas dessa estratégica no contexto da Odontologia para pacientes oncológicos.

Efeitos celulares da fotobiomodulação

Estudos *in vitro* e ensaios pré-clínicos demonstraram que a FBM pode atuar evitando apoptose e aumentando taxas de proliferação, migração e adesão celular, dando suporte à aplicação clínica da terapia no contexto das lesões inflamatórias e ulcerativas da mucosa oral. Evidências sugerem que a FBM atue nas mitocôndrias de forma a ativar a proteína transmembrana citocromo c oxidase responsável por transferir elétrons para moléculas de oxigênio que são convertidas em água; nesse processo ocorre aumento na produção de adenosina trifosfato (ATP) pela célula. Além da liberação de ATP, esse processo também é responsável pela regulação da produção de espécies reativas de oxigênio (EROs) que, em última análise, podem estar associados a proliferação celular, migração e produção de citocinas e fatores de crescimento. Os eventos celulares mediados pela FBM podem ser resumidos nos seguintes tópicos:

1. Apoptose: FBM tem potencial para promover a diminuição do bloqueio do citocromo c oxidativo mitocondrial (potente sinal pró-apoptótico), inibindo apoptose em diversas condições fisiológicas e patológicas. A liberação do citocromo c no citoplasma é regulada pelo sistema Bcl2/Bax, que pode ser estimulado pela FBM de modo a inibir a expressão de Bax e diminuir taxas de apoptose
2. Proliferação: apesar de o processo não estar totalmente elucidado entende-se que a FBM tem potencial para aumentar a expressão de fatores de crescimento como fator de transformação de crescimento beta (TGF-β), fator de crescimento derivado de plaqueta (PDGF), fator de crescimento endotelial vascular (VEGF) e fator de crescimento básico de fibroblastos (bFGF) de forma a estimular a proliferação em várias culturas celulares, incluindo fibroblastos, queratinócitos, células endoteliais e linfócitos
3. Migração: a FBM tem potencial para estimular a migração e o metabolismo de células relacionadas à cicatrização de tecidos moles, de forma a favorecer o processo de cicatrização e fechamento de feridas por meio da atuação em células-tronco que acabariam por aumentar viabilidade celular, proliferação, migração e expressão de integrina beta
4. Aderência: a FBM é capaz de modular os padrões de expressão de integrinas, como, por exemplo, integrina β1, e atividade de quinase de ação focal, consequentemente, modulando os padrões de aderência célula-célula e célula-matriz extracelular.

Efeitos da fotobiomodulação nos tecidos moles

1. Epitélio: os efeitos da FBM na liberação de fatores como TGF-β e VEGF, mencionados anteriormente, atuam principalmente no estímulo a proliferação e metabolismo de fibroblastos e células epiteliais, de forma a acelerar os processos de cicatrização e reparo tecidual
2. Tecido conjuntivo: a FBM atua nos componentes da matriz extracelular, de forma a promover a síntese de colágeno e pró-colágeno, assim como atua no processo de angiogênese e aumento do fluxo sanguíneo, de forma a auxiliar no processo de remodelação e reparo tecidual. A FBM também atua no tecido conjuntivo especializado como, por exemplo, na proliferação de osteoblastos e osteogênese, acelerando o processo de consolidação óssea
3. Tecido muscular: a FBM tem potencial para modular metaloproteinases de matriz, estimular a reativação e a proliferação de miofibrilas e de atuar na ativação de células-tronco, promovendo regeneração e neoformação de componentes da musculatura lisa e da musculatura esquelética.

Segurança oncológica da fotobiomodulação em pacientes oncológicos

A FBM foi originalmente introduzida na prática clínica oncológica por Mester, na década de 1960. Os equipamentos mais usados no campo da saúde se encontram na escala eletromagnética, na faixa do vermelho (632 a 780 nm), com fótons de energia inferior a 2,0 elétrons-volts (eV), portanto, inferior à energia que liga as moléculas biológicas ao DNA. Deste modo, não podem quebrar ligações químicas e não são capazes de induzir mutação e carcinogênese.

No contexto oncológico, a FBM é principalmente aplicada para prevenção e manejo da mucosite oral. Entende-se, do ponto de vista de ação, que a FBM tem potencial para retardar o surgimento da mucosite oral, bem como minimizar a gravidade clínica das lesões francamente ulceradas de mucosite oral e, por consequência natural, diminuir o tempo total de duração das lesões e a dor associada. Essas vantagens podem ser atribuídas aos efeitos anti-inflamatório e analgésico da FBM, que ocorreriam devido ao aumento da vascularização local e renovação do epitélio nos pontos de aplicação do *laser* em mucosa oral.

O efeito analgésico mediado pela FBM pode ser observado clinicamente mesmo em pacientes com ulcerações extensas (mucosite graus 2 e 3) e pode ser explicado pela liberação de endorfinas e encefalinas ou por meio da despolarização da membrana celular, bloqueando os impulsos nervosos e estímulos dolorosos.

Apesar da ação benéfica cientificamente reconhecida, um dos maiores desafios para a aceitação universal da FBM profilática para mucosite oral em pacientes oncológicos é a dificuldade de reprodutibilidade metodológica da FBM que decorre principalmente da grande variabilidade nos protocolos e dos equipamentos de *laser*.

Outro desafio que parece limitar a disseminação da prática da FBM profilática para a mucosite oral em centros oncológicos e odontológicos é a crescente preocupação com o potencial desta técnica em estimular o crescimento de células malignas residuais que evadiram o tratamento oncológico, gerando, assim, risco aumentado para recidivas tumorais e segundos tumores primários.

Uma série de estudos experimentais *in vitro* e *in vivo* baseada em modelos de cultura celular e modelos experimentais animais já foi realizada com foco na problemática mencionada e apontou resultados francamente controversos. Parte desses trabalhos de pesquisa sugere que a FBM – otimizada de modo a simular protocolos profiláticos para mucosite oral – é capaz de influenciar os processos metabólicos celulares a ponto de estimular a proliferação de células malignas e de modular o microambiente tumoral, de modo a aumentar o volume tumoral. Por outro lado, trabalhos recentes sugerem que a FBM induza apoptose e morte celular em células neoplásicas malignas de maneira dose-dependente, não possuindo potencial para ativar células malignas residuais. Na Tabela 4.4 podemos observar diferentes protocolos de FBM utilizados em diversos estudos clínicos em humanos para manejo da mucosite oral em pacientes que realizaram tratamento radioterápico. Mesmo com a utilização de diferentes parâmetros, os estudos demonstram boa eficácia para o controle da mucosite oral e ausência de efeitos colaterais, toxicidade e prejuízos causados pela aplicação de FBM.

Atualmente podemos encontrar na literatura dois estudos clínicos realizados especificamente com a finalidade de comprovar a segurança em termos oncológicos do uso de FBM para prevenção e tratamento de mucosite oral. No estudo feito por Brandão *et al.* (2018), foi possível observar, após média de 40,8 meses de acompanhamento, uma taxa de recorrência locorregional de 29,6% e ocorrência de segundo tumor primário em boca em 12,5% dos pacientes submetidos a FBM durante e a RDT, para prevenção e tratamento da mucosite oral, resultados esses muito similares aos encontrados na literatura em pacientes tratados para tumores de boca sem o uso de FBM para profilaxia/tratamento da mucosite oral. Já no estudo de Antunes *et al.* (2013) o uso de FBM, além de produzir resultados satisfatórios em relação a prevenção e tratamento da mucosite oral, também foi associado a melhor prognóstico dos pacientes (sobrevida livre de doença) comparado ao grupo placebo. Os autores atribuíram essa melhora do prognóstico do grupo tratado com FBM à melhor aderência ao tratamento (devido à amenização da toxicidade), consequentemente, melhora na qualidade de vida desses pacientes, gerando melhor resposta ao tratamento.

Fotobiomodulação para prevenção da mucosite oral induzida pela radioterapia

Tumores de cavidade oral

No protocolo profilático para mucosite recentemente descrito por Brandão *et al.* (2018), o *laser* é aplicado diariamente, pareado às sessões diárias de RDT. O protocolo se inicia no primeiro dia de RDT (D1) e se estende até o último dia de RDT. Como ainda não existe uma padronização do uso de FBM para tratamento e prevenção de mucosite oral, os protocolos de aplicação do *laser* encontrados na literatura atual são variáveis em diversos parâmetros, como comprimento de onda, potência e densidade de energia utilizados.

De um modo geral, o aparelho de *laser* ou dispositivo de LED normalmente emite luz nos espectros vermelho e infravermelho (600 nm a 1.000 nm), a saída de energia é geralmente na faixa de 1 mW a 500 mW e a irradiância é geralmente o intervalo de 5 mW/cm^2 a 5 W/cm^2. O tempo de tratamento por ponto é tipicamente o intervalo de 30 a 60 s e a maioria das patologias requer o tratamento de múltiplos pontos.

Seguindo o modelo publicado em 2018 por Brandão *et al.*, a aplicação para prevenção da mucosite oral é geralmente realizada em 7 áreas diferentes da mucosa oral. As áreas de aplicação são: comissura labial (1 ponto em cada comissura), mucosa labial (3 pontos no lábio superior e lábio inferior), mucosa jugal (3 pontos em cada lado), borda lateral de língua (3 pontos em cada lado), ventre de língua (2 pontos), assoalho de boca (2 pontos) e palato mole (2 pontos) (Figuras 4.14 a 4.17).

Caso o paciente desenvolva mucosite oral durante o tratamento, o protocolo passa a ser curativo nos pontos de lesão

TABELA 4.4

COMPARAÇÃO DE DIFERENTES PROTOCOLOS DE FBM PARA MANEJO DA MUCOSITE ORAL.

Estudos	Comprimento de onda (nm)	Potência (mW)	Densidade de energia (J/cm^2)
Bensadoun *et al.*, 1999	632,8	25	2
Arun Mayia *et al.*, 2006	632,8	10	1,8
Arora et al., 2008	632,8	10	1,8
Simões *et al.*, 2009	660/808	40	6/1
Lima *et al.*, 2010	830	15	12
Zanin *et al.*, 2010	660	30	2
Carvalho *et al.*, 2011	660/660	15/15	3,8/1,3
Gautam *et al.*, 2012	632,8	24	3,5
Gouvêa de Lima *et al.*, 2012	660	10	2,5
Antunes *et al.*, 2013	660	100	4
Oton-Leite *et al.*, 2013	685	35	2
Antunes *et al.*, 2017	632,8	24	3
Brandão *et al.*, 2018	660	40	10
Soares *et al.*, 2018	660/808	100	9

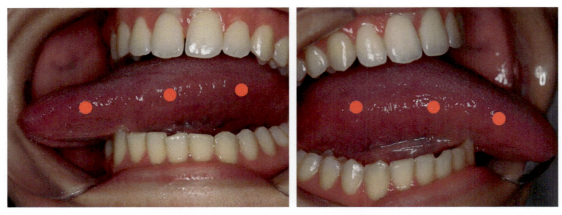

FIGURA 4.14 Pontos para aplicação de FBM em borda de língua.

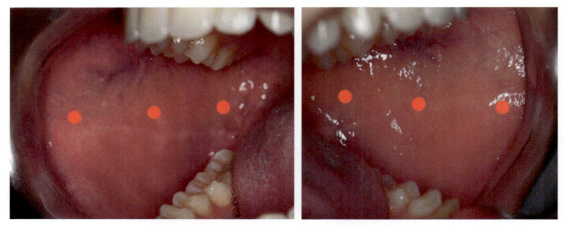

FIGURA 4.15 Pontos para aplicação de FBM em mucosa jugal.

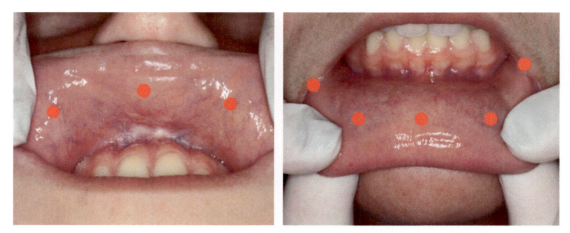

FIGURA 4.16 Pontos para aplicação de FBM em mucosa labial superior e mucosa labial inferior.

(60 J/cm²), e continua sendo profilático nas áreas não afetadas pela mucosite (Fluxograma 4.1).

Além da aplicação de FBM, pelo protocolo de Brandão *et al.* (2018), durante o tratamento radioterápico, todos os pacientes são avaliados diariamente pelo mesmo profissional para análise de presença, grau e acompanhamento da progressão da mucosite oral, seguindo os critérios de classificação dos *Common Terminology Criteria for Adverse Events*, publicados pelo National Cancer Institute (NCI, Version 4.0, 2010) dos EUA, e da escala da Organização Mundial da Saúde (OMS, 1975).

A dor relacionada à mucosite oral relatada pelos pacientes é quantificada diariamente por meio de uma escala visual analógica (EVA), com escores variando de 0 a 10. A classificação inclui escores para ausência de dor (EVA=0), dor leve (EVA=1 a 3), dor moderada (EVA=4 a 6) e dor intensa (EVA=7 a 10).

CAPÍTULO 4 | Diagnóstico e Tratamento da Mucosite Oral 47

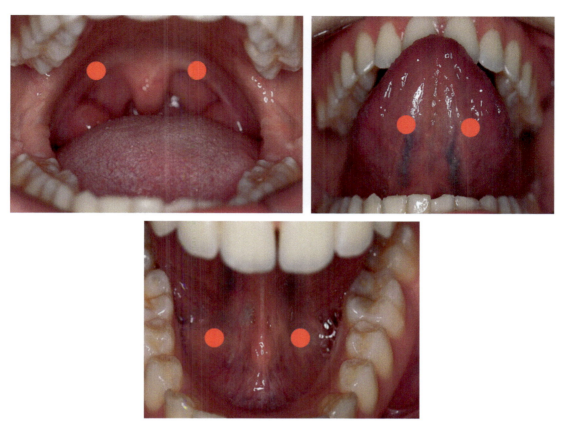

FIGURA 4.17 Pontos para aplicação de FBM em palato mole, ventre de língua e assoalho bucal.

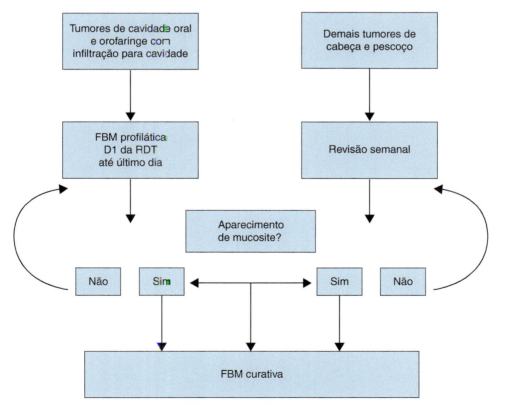

FLUXOGRAMA 4.1 Protocolo de aplicação de FBM em prevenção e tratamento de mucosite oral associada à radioterapia.

Tumores de orofaringe

Para os pacientes com tumores de orofaringe com infiltração tumoral com extensão para a cavidade oral, o mesmo protocolo de FBM profilática diário é estabelecido.

Nos casos de pacientes com tumores de orofaringe que não se estendam para a região da cavidade oral é estabelecido o mesmo protocolo de acompanhamento para os demais tumores de cabeça e pescoço.

Demais tumores em cabeça e pescoço

Os pacientes com tumores de cabeça e pescoço com envolvimento de topografias não orais (nasofaringe, hipofaringe, laringe, seio piriforme etc.) são tratados com um campo de radiação diferente dos pacientes com tumores de cavidade oral, e recebem uma entrega de dose total de radiação menor na boca. Deste modo, apresentam menos toxicidade aguda relacionada à RDT nessa região. Nesses casos é estabelecido um acompanhamento por meio de consultas clínicas semanais de acompanhamento, em que uma avaliação clínica detalhada é realizada por um profissional odontólogo treinado, e caso haja o aparecimento da mucosite oral, é iniciado o protocolo de FBM curativa, até a resolução da mesma.

Fotobiomodulação para prevenção da mucosite oral induzida pela quimioterapia

Estima-se que aproximadamente 70% dos pacientes oncológicos serão submetidos a algum protocolo quimioterápico durante o tratamento, dos quais 40% desenvolverão toxicidades bucais dessa modalidade de tratamento, sobretudo, a mucosite oral. Como mencionado anteriormente, fatores importantes como o tipo de medicação indicada – agentes quimioterápicos como clorambucila, cisplatina, citarabina, doxorrubicina, fluoruracila, melfalana, metotrexato e capecetabina, dose de infusão, idade, condição de saúde oral e higiene bucal de cada paciente antes e durante a QT serão determinantes para prever o risco (e a gravidade) da mucosite oral quimioinduzida.

Estudos demonstraram associação entre taxas plasmáticas elevadas de metotrexato (MTX) ($\geq$ 5 a 10 μmol/ℓ após 24 horas, $\geq$ 1 μmol/ℓ após 48 horas e $\geq$ 0,1 μmol/ℓ após 72 horas da infusão) e risco aumentado para aparecimento de mucosite oral, de modo que o monitoramento das taxas plasmáticas de MTX e o padrão de excreção do fármaco se tornaram fundamentais no planejamento da prevenção e do tratamento da mucosite oral.

Em linhas gerais, protocolos de FBM profilática para a mucosite oral em pacientes que serão submetidos à QT são direcionados para pacientes em uso de altas doses ($\geq$ 1 g) de MTX. O protocolo de FBM é realizado a partir do primeiro dia de infusão (D1), quando o paciente começa a ser submetido à aplicação de *laser* em todos os pontos da mucosa oral apresentados anteriormente (Figuras 4.14 a 4.17) e continua com a aplicação do *laser* por mais 4 dias seguidos, até D+5 (Fluxograma 4.2).

Caso ocorra necessidade de realizar protocolo de FBM curativo, este é adotado até a resolução completa da mucosite oral, igualmente como mencionado no tópico anterior (mucosite oral induzida por RDT). Tendo em vista a grande demanda de pacientes submetidos a outros protocolos de QT, e o risco relativamente menor de desenvolvimento de mucosite oral atrelado a esquemas que não incluam o MTX, a maior parte dos serviços públicos de Odontologia em Oncologia opta por acompanhar os pacientes não submetidos ao MTX em base semanal e, caso desenvolvam mucosite oral, são incluídos no protocolo de FBM curativa seguindo a mesma sistemática de parâmetros descrita anteriormente (Fluxograma 4.2).

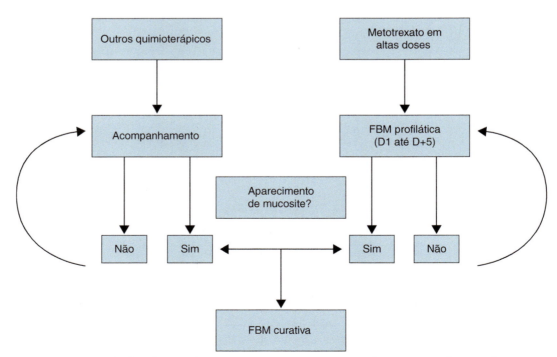

FLUXOGRAMA 4.2 Protocolo de aplicação de FBM em prevenção e tratamento de mucosite oral associada à quimioterapia.

Fotobiomodulação para prevenção da mucosite oral induzida pelo condicionamento para transplante de células-tronco hematopoéticas

O condicionamento para o TCTH compreende a utilização de intensos protocolos de QT, eventualmente associados à TBI, visando à eliminação da medula doente e à substituição pelas novas células-tronco hematopoéticas que serão infundidas. Neste contexto, o risco de mucosite oral varia de acordo com a modalidade de condicionamento e a associação com TBI, sendo esperada uma prevalência de mucosite oral grave da ordem de 70 a 80% nos esquemas mieloablativos. Assim, o paciente que será submetido a este tratamento deve ter acesso a cuidadosa avaliação oral durante a programação do TCTH, visando promover cuidado oral pré-tratamento, bem como programar a assistência para a fase hospitalar.

A assistência hospitalar ao paciente submetido a TCTH inclui a FBM como base do manejo da mucosite. Sólidas evidências apontam esta intervenção como útil para profilaxia da mucosite oral neste grupo de pacientes, com alguma variação com relação ao esquema terapêutico proposto. Mesmo quando utilizada de modo breve e precoce, com tratamento iniciando-se 2 dias antes da infusão das células-tronco hematopoéticas e prolongado até 5 dias após esta, são observados resultados animadores. Contudo, idealmente sugere-se iniciar o tratamento juntamente com o condicionamento e mantê-lo até a recuperação medular. O acompanhamento durante todo este período mais crítico promove vantagens que se somam à própria FBM, promovendo profilaxia e pronto tratamento da mucosite oral, como também o diagnóstico precoce e a rápida tomada de decisão clínica quanto ao manejo de diversas outras condições orais prevalentes nesta fase.

Do mesmo modo que observado em QT e RDT em cabeça e pescoço, a FBM atua de modo relevante no tratamento da mucosite oral no TCTH. Neste contexto, esperam-se redução de dor e aceleração do reparo da mucosa, promovendo redução do período de internação hospitalar, do custo do tratamento e de alimentação parenteral.

Na presença de mucosite grave, sugere-se o uso de anestésicos tópicos previamente à realização da FBM, possibilitando um tratamento mais confortável aos pacientes. Devido à dor intensa e às grandes áreas de úlcera, o mais delicado contato do aparelho com a mucosa lesionada pode provocar dor e limitar a realização da intervenção. Faz-se igualmente importante considerar a presença de infecções secundárias à mucosite oral, que podem exacerbar os sintomas e promover quadro disseminado na fase de aplasia medular. Assim, um clínico bem treinado é fundamental para promover um diagnóstico adequado, evitando muitas vezes a indicação inadequada de antimicrobianos, na ausência de infecção, ou sua indicação de modo mais precoce quando a infecção estiver em fases iniciais.

Protocolo de controle de cuidados e higiene oral durante a fotobiomodulação

Como descrito em maior profundidade em outros capítulos desta obra, o tratamento oncológico tem potencial para impactar negativamente a saúde oral dos pacientes, tendo em vista alterações na integridade da mucosa oral, dos dentes, dos ossos maxilofaciais e da saliva, que, por sua vez, modificam padrões de dieta e diminuem o estímulo para realização da higiene oral. Esse agrupamento de sintomas orais costuma alterar a microbiota oral e torná-la potencialmente mais patogênica, de modo que o controle efetivo da higiene oral antes e durante o tratamento oncológico é basilar para o sucesso da FBM profilática à mucosite oral.

Nesse contexto, orientações e controle profissional de higiene oral por meio de fita dental, escova dental com cerdas macias, creme dental fluoretado não abrasivo e bochechos com digluconato de clorexidina 0,12% sem álcool – assim como o aconselhamento dietético no sentido do consumo equilibrado de alimentos ricos em açúcares – são essenciais para manutenção da higiene oral durante o protocolo de FBM (ver protocolo detalhado no Capítulo 3).

Durante a sistemática do protocolo de FBM é necessária a realização do exame clínico intraoral diariamente para que seja identificado, além da mucosite oral em seus diferentes graus, o aspecto da higiene oral referente ao momento da consulta. Alterações na saliva, presença de secreção na cavidade oral, acúmulo de biofilme e infecção por candidose pseudomembranosa podem limitar a eficácia da FBM e, portanto, recomenda-se a higiene oral com auxílio de gaze embebida em clorexidina 0,12% sem álcool pelo profissional antes da aplicação da FBM.

Nesse mesmo contexto, é oportuno mencionar que, além dos cuidados de higiene oral, os pacientes sob FBM devem reduzir ao máximo possível, ou até mesmo interromper, o uso de próteses intraorais removíveis (totais ou parciais), tendo em vista que o contato desses dispositivos com a mucosa oral naturalmente mais frágil durante o tratamento oncológico baseado na RDT ou na QT pode aumentar o risco de mucosite oral e limitar o benefício da FBM em termos profiláticos à mucosite oral. É imperioso que, durante o exame clínico sistemático para aplicação da FBM, as próteses também sejam removidas.

Considerações finais

A mucosite oral consiste potencialmente em uma grave toxicidade do tratamento oncológico, tendo em vista sua capacidade de impactar negativamente a qualidade de vida, o prognóstico oncológico e o custo global do tratamento médico dos pacientes afetados.

Agravantes desse complexo cenário clínico são evidências – descritas neste capítulo – acerca das dificuldades para estabelecimento de protocolos que viabilizem a prevenção, o diagnóstico precoce e o tratamento adequado da mucosite oral.

Entende-se que o sucesso do tratamento oncológico em centros médicos contemporâneos demanda protocolos de suporte odontológico com o objetivo de prevenir e controlar a mucosite oral. Nesse campo, a FBM é atualmente considerada segura do ponto de vista oncológico e se mostrou eficaz na prevenção e no tratamento da mucosite oral induzida por RDT e QT, apresentando ainda potencial para preservar a qualidade de vida dos pacientes oncológicos durante o tratamento, diminuir as interrupções do tratamento oncológico, minimizar o impacto negativo no prognóstico oncológico dos pacientes e reduzir o custo total do tratamento médico em questão.

Tendo em vista o exposto, existe uma flagrante demanda para o desenvolvimento de pesquisas no campo da patogênese, da prevenção e do tratamento da mucosite oral com potencial para minimizar o impacto dessa toxicidade do tratamento oncológico aos pacientes propriamente ditos e às equipes gestoras de serviços de Oncologia.

REFERÊNCIAS BIBLIOGRÁFICAS

Agaiby AD, Ghali LR, Wilson R, Dyson M. Laser modulation of angiogenic factor production by T-lymphocytes. Lasers Surg Med. 2000;26(4):357-63.

Al-Sarraf M, LeBlanc M, Giri PG et al. Chemoradiotherapy versus radiotherapy in patients with advanced nasopharyngeal cancer: phase III randomized Intergroup study 0099. J Clin Oncol. 1998;16:1310.

Alves AMM, de Miranda Fortaleza LM, Filho ALMM, Ferreira DCL, da Costa CLS, Viana VGF, Santos JZLV, de Oliveira RA, de Meira Gusmão GO, Soares LES. Evaluation of bone repair after application of a norbixin membrane scaffold with and without laser photobiomodulation (λ 780 nm). Lasers Med Sci. 2018; 33(7):1493-04.

Antunes HS, Ferreira EM, de Matos VD, Pinheiro CT, Ferreira CG. The impact of low power laser in the treatment of conditioning-induced oral mucositis: a report of 11 clinical cases and their review. Med Oral Patol Oral Cir Bucal. 2008 Mar;13(3):E189-192.

Antunes HS, Herchenhorn D, Small IA, Araújo CM, Viégas CM, Cabral E et al. Phase III trial of low-level laser therapy to prevent oral mucositis in head and neck cancer patients treated with concurrent chemoradiation. Radiotherapy and Oncology. 2013;119 (2):297-302.

Antunes HS, Herchenhorn D, Small IA, Araújo CM, Viégas CM, de Assis Ramos G, Dias FL, Ferreira CG. Long-term survival of a randomized phase III trial of head and neck cancer patients receiving concurrent chemoradiation therapy with or without low-level laser therapy (LLLT) to prevent oral mucositis. Oral Oncol. 2017 Aug;71:11-15. doi: 10.1016/j.oraloncology.2017.05.018. Epub 2017 Jun 3.

Arora H, Pai KM, Maiya A, Vidyasagar MS, Rajeev A. Efficacy of He-Ne laser in the prevention and treatment of radiotherapy-induced oral mucositis in oral cancer patients. Oral Surg Oral Med Oral Pathol Oral Radiol Endod. 2008; Feb;105(2):180-6, 186.e1. doi: 10.1016/j.tripleo.2007.07.043.

Arun Maiya G1, Sagar MS, Fernandes D. Effect of low level helium-neon (He-Ne) laser therapy in the prevention & treatment of radiation induced mucositis in head & neck cancer patients. Indian J Med Res. 2006 Oct;124(4):399-402.

Barasch A, Raber-Durlacher J, Epstein JB, Carroll J. Effects of pre-radiation exposure to LLLT of normal and malignant cells. Support Care Cancer. 2016 Jun;24(6):2497-501. doi: 10.1007/s00520-015-3051-8. Epub 2015 Dec 16. PubMed PMID: 26670917.

Basso FG, Pansani TN, Cardoso LM, Citta M, Soares DG, Scheffel DS, Hebling J, de Souza Costa CA. Epithelial cell-enhanced metabolism by low-level laser therapy and epidermal growth factor. Lasers Med Sci. 2018; 33(2):445-9.

Bensadoun RJ, Franquin JC, Ciais G, Darcourt V, Schubert MM, Viot M et al. Low-energy He/Ne laser in the prevention of radio-induced mucositis. A multicenter phase III randomized study in patients with head and neck cancer. Support Care Cancer. 1999;4:244-52.

Bensadoun RJ, Magné N, Marcy PY, Demard F. Chemotherapy- and radiotherapy-induced mucositis in head and neck cancer patients: new trends in pathophysiology, prevention and treatment. Eur Arch Otorhinolaryngol. 2001;258:481-7.

Blijlevens N, Schwenkglenks M, Bacon P, D'Addio A, Einsele H, Maertens J et al. Prospective oral mucositis audit: oral mucositis in patients receiving high dose melphalan or BEAM conditioning chemotherapy--European Blood and Marrow Transplantation Mucositis Advisory Group. J Clin Oncol. 2008 Mar 20;26(9):1519-25. doi: 10.1200/JCO.2007.13.6028.

Bonomo P, Elad S, Kataoka T et al.; Mucositis Study Group of MASCC/ISOO. The impact of the COVID-19 outbreak on supportive care for oral mucositis: current concepts and practice. Support Care Cancer. 2021; 4:1-4.

Brandão TB, Morais-Faria K, Ribeiro ACP, Rivera C, Salvajoli JV, Lopes MA et al. Locally advanced oral squamous cell carcinoma patients treated with photobiomodulation for prevention of oral mucositis: retrospective outcomes and safety analyses. Support Care Cancer. 2018; 26(7):2417-23.

Carlotto A et al. The economic burden of toxicities associated with cancer treatment: review of the literature and analysis of nausea and vomiting, diarrhoea, oral mucositis and fatigue. PharmacoEconomics. 2013;31(9):753-66.

Carvalho PA, Jaguar GC, Pellizzon AC, Prado JD, Lopes RN, Alves FA. Evaluation of low-level laser therapy in the prevention and treatment of radiation-induced mucositis: a double-blind randomized study in head and neck cancer patients. Oral Oncol. 2011; 47(12):1176-81.

Chung H, Dai T, Sharma SK, Huang YY, Carroll JD, Hamblin MR. The nuts and bolts of low-level laser (light) therapy. Ann Biomed Eng. 2012; 40(2): 516-33.

Crivello JO. Fundamentos de odontologia: laseres em odontologia. 1. Rio de Janeiro: Guanabara Koogan, 2010. p. 52 e 53.

Damante CA, De Micheli G, Miyagi SP, Feist IS, Marques MM. Effect of laser phototherapy on the release of fibroblast growth factors by human gingival fibroblasts. Lasers Med Sci. 2009:24(6):885-91.

Davies AN, Brailsford SR, Beighton D. Oral candidosis in patients with advanced cancer. Oral Oncol. 2006 Aug;42(7):698-702. Epub 2006 Mar 9. doi: 10.1016/j.oraloncology.2005.11.010.

de Pauli Paglioni M, Alves CGB, Fontes EK et al. Is photobiomodulation therapy effective in reducing pain caused by toxicities related to head and neck cancer treatment? A systematic review. Support Care Cancer. 2019; 27(11):4043-54.

de Pauli Paglioni M, Araújo ALD, Arboleda LPA et al. Tumor safety and side effects of photobiomodulation therapy used for prevention and management of cancer treatment toxicities. A systematic review. Oral Oncol. 2019; 93:21-8.

de Pauli Paglioni M, Faria KM, Palmier NR et al. Patterns of oral mucositis in advanced oral squamous cell carcinoma patients managed with prophylactic photobiomodulation therapy-insights for future protocol development. Lasers Med Sci. 2020.

Dias Schalch T, Porta Santos Fernandes K, Costa-Rodrigues J, Pereira Garcia M, Agnelli Mesquita-Ferrari R, Kalil Bussadori S, Fernandes MH. Photomodulation of the osteoclastogenic potential of oral squamous carcinoma cells. J Biophotonics. 2016 Dec;9(11-12):1136-47. doi: 10.1002/jbio.201500292. Epub 2016 Apr 18. PubMed PMID: 27089455.

Djuric M, Hillier-Kolarov V, Belic A, Jankovic L. Mucositis prevention by improved dental care in acute leukemia patients. Support Care Cancer. 2006 Feb;14(2):137-46. Epub 2005 Jul 22. doi: 10.1007/s00520-005-0867-7.

Eduardo FP, Bezinelli L, Luiz AC, Correa L, Vogel C, Eduardo CP. Severity of oral mucositis in patients undergoing hematopoietic cell transplantation and an oral laser phototherapy protocol: a survey of 30 patients. Photomed Laser Surg. 2009 Feb;27(1):137-44. doi: 10.1089/pho.2008.2225.

Elting LS, Cooksley C, Chambers M, Cantor SB, Manzullo E, Rubenste EB. The burdens of cancer therapy. Clinical and economic outcomes of chemotherapy-induced mucositis. Cancer. 2003; 14: 1201-7.

Epstein, Guneri P, Barasch A. Appropriate and necessary oral care for people with cancer: guidance to obtain the right treatment at the right time. Support. Care Cancer. 2014; 22:1981-8.

Faria KM, Gomes-Silva W, Kauark-Fontes E et al. Impact of pandemic COVID-19 outbreak on oral mucositis preventive and treatment protocols: new perspectives for extraoral photobiomodulation therapy. Support Care Cancer. 2020; 28(10):4545-8.

Fekrazad R, Chiniforush N. Oral mucositis prevention and management by therapeutic laser in head and neck cancers. J Lasers Med Sci. 2014;5:1-7.

Garcez AS, Ribeiro MS, Nuñez SC. Laser de baixa potência. Princípios básicos e aplicações clínicas na odontologia. Rio de Janeiro: Elsevier, 2012.

Gautam AP, Fernandes DJ, Vidyasagar MS, Maiya AG, Vadhiraja BM. Low level laser therapy for concurrent chemoradiotherapy induced oral mucositis in head and neck cancer patients – a triple blinded randomized controlled trial. Radiother Oncol. 2012 Aug; 104(3):349-54.

Gautam AP, Fernandes DJ, Vidyasagar MS, Maiya GA. Low level helium neon laser therapy for chemoradiotherapy induced oral mucositis in oral cancer patients – a randomized controlled trial. Oral Oncol. 2012 Sep;48(9):893-7. doi: 10.1016/j.oraloncology.2012.03.008.

Gouvêa de Lima A, Villar RC, de Castro G Jr, Antequera R, Gil E, Rosalmeida MC et al. Oral mucositis prevention by low-level laser therapy in head-and-neck cancer patients undergoing concurrent chemoradiotherapy: a phase III randomized study. Int J Radiat Oncol Biol Phys. 2012 Jan 1;82(1):270-5. doi: 10.1016/j.ijrobp. 2010.10.012.

Hong CHL, Gueiros LA, Fulton JS et al. Mucositis Study Group of the Multinational Association of Supportive Care in Cancer/International Society for Oral Oncology (MASCC/ISOO). Systematic review of basic oral care for the management of oral mucositis in cancer patients and clinical practice guidelines. Support Care Cancer. 2019 Jul 8. doi: 10.1007/s00520-019-04848-4. [Epub ahead of print]

Huang TL, Chien CY, Tsai WL et al. Long-term late toxicities and quality of life for survivors of nasopharyngeal carcinoma treated with intensity-modulated radiotherapy versus non-intensity-modulated radiotherapy. Head Neck. 2016;38(Suppl 1) E1026-32.

Jham BC, Freire ARS. Oral complications of radiotherapy in the head and neck. Rev Bras Otorrinolaringol. 2006;72(5);704-8.

Karu TI, Pyatibart LV, Kalendo GS. Cell attachment to extracellular matrices is modulated by pulsed radiation at 820 nm and chemicals that modify the activity of enzymes in the plasma membrane. Lasers Surg Med. 2001: 29(3):274-81.

Kauark-Fontes E, Rodrigues-Oliveira L, Epstein JB et al. Cost-effectiveness of photobiomodulation therapy for the prevention and management of cancer treatment toxicities: a systematic review. Support Care Cancer. 2021.

Khanna A, Shankar LJ, Keelan MH, Kornowski R, Leon M, Moses J, Kipshidze N. Augmentation of the expression of proangiogenic genes in cardiomyocytes with low dose laser irradiation in vitro. Cardiovasc Radiat Med. 1999: 1(3):265-9.

Kubasova T, Kovács L, Somosy Z, Unk P, Kókai A. Biological effect of He-Ne laser: investigations on functional and micromorphological alterations of cell membranes, in vitro. Lasers Surg Med. 1984;4(4):381-8.

Kuhn A, Porto FA, Miraglia P, Brunetto AL. Low level infrared laser therapy for chemo – or radiotherapy – induced oral mucositis: a randomized, placebo-controlled trial in children. J Oral Laser. 2007; 7:175-81.

Lalla RV, Bowen J, Barasch A, Elting L, Epstein J, Keefe DM et al. MASCC/ISOO clinical practice guidelines for the management of mucositis secondary to cancer therapy. Cancer. 2014 May; 120(10):1453-61.

Lalla RV, Sonis ST, Peterson DE. Management of oral mucositis in patients with cancer. Dent. Clin. North Am. 2008; 52.61-77.

Lima AG, Antequera R, Peres MP, Snitcosky IM, Federico MH, Villar RC. Efficacy of low-level laser therapy and aluminum hydroxide in patients with chemotherapy and radiotherapy-induced oral mucositis. Braz Dent J. 2010; 21(3):186-92.

Merlano, MC, Monteverde I, Colantonio N et al. Impact of age on acute toxicity induced by bio- or chemo-radiotherapy in patients with head and neck cancer. Oral Oncol. 2012; 48:1051-7.

Meurman, JH, Grönroos L. Oral and dental health care of oral cancer patients: hyposalivation, caries and infections. Oral Oncol. 2010; 46:464-7.

Migliorati C, Hewson I, Lalla RV, Antunes HS, Estilo CL, Hodgson B et al. Systematic review of laser and other light therapy for the management of oral mucositis in cancer patients. Support Care Cancer. 2013 Jan;21(1):333-41. doi: 10.1007/s00520-012-1605-6.

Morais-Faria K, Palmier NR, de Lima Correia J et al. Young head and neck cancer patients are at increased risk of developing oral mucositis and trismus. Support Care Cancer. 2020; 23(9):4345-52.

Mvula B, Mathope T, Moore T, Abrahamse H. The effect of low level laser irradiation on adult human adipose derived stem cells. Lasers Med Sci. 2008: 23(3):277-282.

National Cancer Institute. Oral complications of cancer and cancer therapy. 2010.

Oton-Leite AF, Elias LS, Morais MO, Pinezi JC, Leles CR, Silva MA et al. Effect of low level laser therapy in the reduction of oral complications in patients with cancer of the head and neck submitted to radiotherapy. Spec Care Dentist. 2013 Dec;33(6):294-300. doi: 10.1111/j.1754-4505.2012.00303.x.

Pico JL, Avila-Garavito A, Naccache P. Mucositis: its occurrence, consequences, and treatment in the oncology setting. Oncologist. 1998; 3(6):446-51.

Quast U. Whole body radiotherapy: A TBI-guideline. J Med Phys. 2006 Jan;31(1):5-12. doi: 10.4103/0971-6203.25664.

Raber-Durlacher JE, Elad S, Barasch A. Oral mucositis. Oral Oncol. 2010; 46(6):452.

Radiation Therapy Oncology Group (RTOG). Disponível em: http://www.rtog.org/. Acesso em dez/2019.

Rosenthal DI. Consequences of mucositis-induced treatment breaks and dose reductions on head and neck cancer treatment outcomes. J Support Oncol. 2007; 5:23-31.

Rotea W Jr. Toxicidade dos antineoplásicos. In: Almeida JRC. Farmacêuticos em Oncologia. 2. ed. São Paulo: Atheneu; 2010. p. 137-215.

Sandoval RL, Koga DH, Buloto LS, Suzuki R, Dib LL. Management of chemo- and radiotherapy induced oral mucositis with low-energy laser: initial results of A.C. Camargo Hospital. J Appl Oral Sci. 2003;11(4):337-341.

Schartinger VH, Galvan O, Riechelmann H, Dudas J. Differential responses of fibroblasts, non-neoplastic epithelial cells, and oral carcinoma cells to low-level laser therapy. Support. Care Cancer. 2012; 20:523-9.

Schubert MM, Eduardo FP, Guthrie KA. A phase III randomized double-blind placebo-controlled clinical trial to determine the efficacy of low level laser therapy for the prevention of oral mucositis in patients undergoing hematopoietic cell transplantation. Support Care Cancer. 2007;15:1145-54.

Scully C, Epstein J, Sonis S. Oral mucositis: a challenging complication of radiotherapy, chemotherapy, and radiochemotherapy. Part 1, pathogenesis and prophylaxis of mucositis. Head Neck. 2003; 25: 1057-70.

Scully C, Epstein J, Sonis S. Oral mucositis: a challenging complication of radiotherapy, chemotherapy, and radiochemotherapy. Part 2, diagnosis and management of mucositis. Head Neck. 2004; 26: 77-84.

Silveira FM, Paglioni MP, Marques MM et al. Examining tumor modulating effects of photobiomodulation therapy on head and neck squamous cell carcinomas. Photochem Photobiol Sci. 2019; 18(7):1621-37.

Simões A, Eduardo FP, Luiz AC, Campos L, Sá PH, Cristófaro M et al. Laser phototherapy as topical prophylaxis against head and neck cancer radiotherapy-induced oral mucositis: comparison between low and high/low power lasers. Lasers Surg Med. 2009 Apr; 41(4):264-70. doi: 10.1002/lsm.20758.

Soares RG, Farias LC, da Silva Menezes AS, de Oliveira E Silva CS, Tabosa ATL et al. Treatment of mucositis with combined 660- and 808-nm-wavelength low-level laser therapy reduced mucositis grade, pain, and use of analgesics: a parallel, single-blind, two-arm controlled study. Lasers Med Sci. 2018 Nov;33(8):1813-9. doi:10.1007/s10103-018-2549-y.

Sonis ST. Pathobiology of mucositis. Semin Oncol Nurs. 2004; 20(1):11-5.

Sonis ST, Fey EG. Oral complications of cancer therapy. Oncology. 2002; 16: 680-6.

Stiff P. Mucositis associated with stem cell transplantation: current status and innovative approaches to management. Bone Marrow Transplant. 2001 May;27Suppl 2:S3-S11.

Suresh AV, Varma PP, Sinha S et al. Risk-scoring system for predicting mucositis in patients of head and neck cancer receiving concurrent chemoradio-therapy [rssm-hn]. J Cancer Res Ther. 2010; 6(4): 448-51.

Trotti A, Bellm LA, Epstein JB, Frame D, Fuchs HJ, Gwede CK et al. Mucositis incidence, severity and associated outcomes in patients with head and neck cancer receiving radiotherapy with or without chemotherapy: a systematic literature review. Radiother Oncol. 2003;66(3):253-62.

Umiker W, Lampe I, Rapp R, Latourette H, Boblitt D. Irradiation effects on malignant cells in smears from oral cancers; a preliminary report. Cancer. 1959; 12:614-9.

Vera-Llonch M, Oster G, Hagiwara M, Sonis S. Oral mucositis in patients undergoing radiation treatment for head and neck carcinoma. Cancer. 2006;106(2):329-36.

Vissink A, Jansma J, Spijkervet FK *et al*. Oral sequelae of head and neck radiotherapy. Crit Rev Oral Biol Med. 2003; 14: 199-212.

Woo SB, Sonis ST, Monopoli MM, Sonis AL. A longitudinal study of oral ulcerative mucositis in bone marrow transplant recipients. Cancer. 1993; 72:1612-7.

World Health Organization. Handbook for reporting results of cancer treatment. Geneve: World Health Organization. 1979; p.: 15-22.

Worthington HV, Clarkson JE, Bryan G, Furness S, Glenny AM, Littlewood A, McCabe MG, Meyer S, Khalid T. Interventions for preventing oral mucositis for patients with cancer receiving treatment. Cochrane Database Syst Rev. 2011 Apr 13;(4):CD000978. doi: 10.1002/14651858.CD000978.pub5.

Zadik Y, Arany PR, Fregnani ER *et al*. Mucositis Study Group of the Multinational Association of Supportive Care in Cancer/International Society of Oral Oncology (MASCC/ISOO). Systematic review of photobiomodulation for the management of oral mucositis in cancer patients and clinical practice guidelines. Support Care Cancer. 2019 Jul 8. doi: 10.1007/s00520-019-04890-2. [Epub ahead of print]

Zanin T, Zanin F, Carvalhosa AA, Castro PH, Pacheco MT, Zanin IC *et al*. Use of 660-nm diode laser in the prevention and treatment of human oral mucositis induced by radiotherapy and chemotherapy. Photomed Laser Surg. 2010 Apr 28(2):233-7. doi: 10.1089/pho. 2008.2242.

Zecha JAEM, Raber-Durlacher JE, Nair RG, Epstein JB, Sonis ST, Elad S *et al*. Low-level laser therapy/photobiomodulation in the management of side effects of chemoradiation therapy in head and neck cancer: part 1: mechanisms of action, dosimetric, and safety considerations. Support Care Cancer. 2016; 24(6): 2781-92.

5 Disfunção das Glândulas Salivares no Tratamento do Câncer

Luiz Alcino Monteiro Gueiros, Aljomar José Vechiato Filho, Alan Roger dos Santos Silva, Thaís Bianca Brandão, Thayanara da Silva Melo, Jair Carneiro Leão e Márcio Ajudarte Lopes

A saliva total é compreendida como um fluido oral misto composto pela secreção das glândulas salivares maiores (glândulas parótidas, submandibulares e sublinguais) e glândulas salivares menores, associada a debris alimentares, células epiteliais descamadas, fluido crevicular, microrganismos e elementos não orais, tais como a secreção mucosa da orofaringe. Existem centenas de glândulas salivares menores distribuídas pela boca e ocorrem principalmente em língua, região posterior de palato duro e palato mole, mucosa jugal e lábios. Estima-se que um indivíduo produza, em média, 500 a 600 mℓ de saliva por dia, com importante variação de acordo particularmente com o estado de estimulação glandular.

A xerostomia é um sintoma comum de origem multifatorial compreendido como uma sensação subjetiva de boca seca. Sua principal causa é a redução do fluxo salivar (hipossalivação), que normalmente leva a uma série de impactos deletérios à saúde bucal. É comum os indivíduos passarem por períodos curtos de hipossalivação, de natureza fisiológica, sendo frequente sua ocorrência sob estresse, logo ao acordar ou durante alterações fluido-eletrolíticas. Porém, a hipossalivação crônica pode ter múltiplas causas, como radioterapia (RDT) em região de cabeça e pescoço, quimioterapia (QT), iodoterapia, consumo de medicamentos – em especial a polifarmácia –, bem como o comprometimento do parênquima glandular secundário a doenças granulomatosas e autoimunes. Por ser uma condição comum e sem agravos evidentes associados, torna-se frequentemente subvalorizada por cirurgiões-dentistas e médicos, podendo, assim, promover importante piora na qualidade de vida e na saúde bucal.

Taxas de fluxo salivar em repouso reduzidas a níveis patológicos definem a hipossalivação, embora essa redução nem sempre promova xerostomia. A sensação de boca seca normalmente ocorre quando há redução de 40 a 50% da taxa de fluxo salivar em repouso, que promove umedecimento mucoso insuficiente, principalmente na região anterior do palato. A película de saliva que recobre toda a mucosa bucal é mais delgada nessa região, mesmo em condições fisiológicas, e tem sido sugerido que a redução dessa película parece ser o gatilho para a xerostomia. Por outro lado, a secreção do conteúdo proteico da saliva mostra-se menos suscetível às variações, de modo que, na presença de hipossalivação, observa-se um aumento da concentração proteica salivar.

A prevalência de xerostomia varia de 22 a 26% na população, tornando-se um problema muito mais frequente em pacientes oncológicos, quando é relatada por mais de 50% destes. Assim, representa um dos sintomas mais comuns nesse grupo de pacientes. Ainda, parece existir uma relação direta com o estadiamento da doença, de modo que mais de 80% dos indivíduos com doença avançada apresentam disfunção de glândulas salivares (DGS).

Funções da saliva

A saliva é produzida de modo distinto pelas glândulas salivares. Em repouso, as glândulas submandibulares são responsáveis por 65% do fluxo salivar de natureza mista (serosa e mucosa), seguidas pelas parótidas (20%, secreção serosa), sublinguais e glândulas salivares menores (7 a 8% cada, ambas com secreção mucosa). Contudo, durante fases de estimulação, as parótidas passam a responder por mais de 50% da taxa de fluxo salivar. Ainda, há significativas mudanças na composição proteica salivar em condições de estímulo.

A saliva desempenha um papel-chave na saúde bucal. Suas funções mais evidentes são umedecimento e lubrificação dos alimentos e mucosas, possibilitando a sua diluição e consequente percepção do paladar pelos botões gustativos e garantindo a formação do bolo alimentar. Desse modo, participa diretamente da deglutição, bem como do início do processo digestório, por meio das enzimas amilase e maltase salivares, responsáveis pela digestão do amido e do glicogênio, quebrando-os em maltose. A saliva também promove a manutenção da integridade dentária por meio da limpeza mecânica da boca e da capacidade tampão desempenhada por íons cálcio e fosfato supersaturados, que possibilitam a manutenção adequada do ciclo de desmineralização-remineralização.

A saliva também atua na reparação tecidual por meio de proteases homeostáticas como calicreína, renina e tonina, responsáveis por controlar a vascularização local e o transporte de água/eletrólito. Possui, ainda, uma importante função antibacteriana, sendo a primeira linha de defesa oral. As enzimas lactoferrina e lisoenzima degradam o peptidoglicano da parede celular de bactérias gram-positivas, inibindo o seu crescimento e promovendo diminuição do risco de cárie e doença periodontal.

Apresentação clínica das disfunções das glândulas salivares

A hipofunção das glândulas salivares é acompanhada por uma sensação persistente de boca seca (xerostomia) e consequentes complicações orais e sistêmicas. Pacientes que cursam com disfunção das glândulas salivares (DGS) podem apresentar uma série de distúrbios clínicos orais e sistêmicos que apresentam uma ampla variação clínica, modificando-se ao longo do tempo e sendo distinta entre indivíduos sob tratamentos semelhantes. Ou seja, a xerostomia ocorre em frequência e gravidade distintas, promovendo níveis de limitação diferentes em pacientes com condições clínicas e tratamentos semelhantes. Davies (2010) classifica as complicações da DGS em: *problemas gerais* (desconforto oral e labial, rachadura dos lábios), *problemas alimentares* (anorexia, alteração de paladar, dificuldade de mastigação e deglutição), *dificuldade de fala, higiene oral deficiente, halitose, infecções orais, infecções sistêmicas* (secundárias a infecção oral), *dificuldade com uso de próteses dentárias, distúrbios psicológicos* e outros problemas, como a dificuldade de uso de medicações transmucosa. Ainda, pacientes com xerostomia podem experimentar dor ou queimação oral e despapilação do dorso lingual. A quantificação da intensidade da xerostomia em pacientes oncológicos está descrita na Tabela 5.1.

A principal complicação crônica da hipossalivação intensa é o risco significativamente aumentado de desenvolver cáries dentárias (Figura 5.1).

A redução dos mecanismos anticariogênicos presentes na saliva induz a uma progressão mais rápida e constante da cárie dentária, sendo um quadro de difícil controle clínico. Esse processo evolui de modo distinto, envolvendo superfícies dentárias que geralmente são poupadas em condições usuais, como faces lisas, margens cervicais e incisais dos dentes. Paralelamente, as alterações qualitativas e quantitativas da composição salivar promovem aumento da desmineralização dos dentes e consequente erosão dentária. Infecções por fungos, em especial a candidose oral, estão associadas à falta de agentes antimicrobianos contidos na saliva, promovendo o desequilíbrio da homeostase oral necessário para a instalação da infecção oportunista (Figura 5.2).

A queilite angular também é um quadro comum em pacientes com DGS, causada pelo acúmulo de saliva nas comissuras labiais e consequente infecção secundária. Adicionalmente, observam-se infecções bacterianas como a sialadenite supurativa, resultado da translocação bacteriana da boca para o interior das glândulas salivares, principalmente a parótida, secundariamente a redução intensa do fluxo salivar. Por fim, observa-se a presença frequente de halitose secundária a aumento do biofilme e redução da limpeza mecânica promovida pela saliva.

Xerostomia no tratamento oncológico

A presença de DGS está frequentemente associada à redução das taxas de fluxo salivar em repouso. Tem sido sugerido que a espessura da película de saliva menor que 10 µm na região anterior do palato duro atue como gatilho para xerostomia, e essa espessura é reduzida com a diminuição do fluxo salivar. Consequentemente, pode promover disgeusia, disfagia, odinofagia, dificuldade em dormir e falar, além de cáries dentárias de progressão rápida em casos de cronicidade prolongada. Ainda, a xerostomia tem significativa influência negativa na qualidade de vida dos pacientes oncológicos, principalmente nos indivíduos tratados com RDT em região de cabeça e pescoço (RTCP). A hipossalivação extrema e a xerostomia são comumente observadas após a RTCP, promovendo significativo impacto na saúde bucal e na qualidade de vida relacionada com a saúde bucal. Outros regimes de tratamento do câncer, como a QT e a iodoterapia, promovem também disfunção glandular, porém menos intensa, sendo esta reversível ao término do tratamento.

Radioterapia

A hipossalivação nos pacientes submetidos à RTCP ocorre durante e após o tratamento e é causada por danos locorregionais e permanentes nas glândulas salivares. Estima-se que até 95% dos pacientes tratados com RTCP apresentem xerostomia durante o tratamento, havendo uma discreta redução após o término (75 a 85%). As glândulas salivares são altamente sensíveis ao dano por radiação, e doses maiores que 10 Gy podem causar alterações no fluxo salivar; portanto, observa-se diminuição na quantidade e na qualidade da saliva já nos primeiras 2 semanas após o início da RDT.

TABELA 5.1

AVALIAÇÃO DA INTENSIDADE DE XEROSTOMIA DE ACORDO COM O GUIA PARA NOTIFICAÇÃO DE REAÇÕES ADVERSAS EM ONCOLOGIA/MINISTÉRIO DA SAÚDE, BRASIL (2011), COM BASE NOS *COMMON TERMINOLOGY CRITERIA FOR ADVERSE EVENTS* V 4.0 (CTCAE) (NCI/EUA).

Efeito adverso	Grau 1	Grau 2	Grau 3
Xerostomia	Sintomático (p. ex., pouca salivação ou saliva espessa) sem significante alteração na alimentação, fluxo salivar > 0,2 mℓ/min	Sintomas moderados; alterações na ingestão oral (p. ex., água em abundância, outros lubrificantes, alimentação limitada a alimentos pastosos e/ou leves, úmidos); fluxo salivar 0,1 a 0,2 mℓ/min	Inabilidade para alimentação oral adequada; indicado o uso de sonda para alimentação ou nutrição parenteral; fluxo salivar < 0,1 mℓ/min

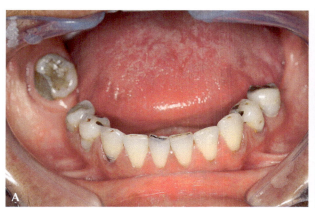
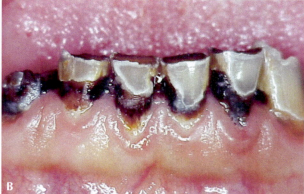

FIGURA 5.1 A. Cárie relacionada à radioterapia (CRR) inicial com envolvimento de margem incisal e região cervical dos dentes anteriores inferiores. **B.** Quadro avançado de CRR, com presença de decapitação coronária do dente 43 e envolvimento cervical e incisal dos dentes anteriores inferiores.

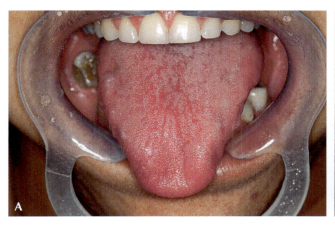
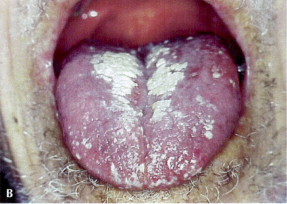

FIGURA 5.2 A. Apresentação de candidose crônica leve em paciente com hipossalivação, na forma de áreas de atrofia papilar entremeadas a papilas normais, sem evidências de placas brancas. **B.** Apresentação clássica da candidose oral, na forma de placas brancas destacáveis em dorso da língua.

A função salivar diminui com o aumento da dose de RDT, e doses acima 50 Gy em campos que envolvem glândulas salivares induzem a hipossalivação irreversível. As parótidas são mais suscetíveis aos efeitos da radiação que as demais glândulas salivares. Desse modo, a saliva torna-se mais viscosa e observa-se diminuição de sua capacidade tampão e pH. Essas alterações atuam como fatores de risco para os pacientes irradiados desenvolverem mais doenças periodontais, cárie relacionada à RDT e infecções bucais fúngicas e bacterianas.

Radioterapia convencional

A RDT convencional de feixe externo (2DRDT) é entregue por feixes bidimensionais usando aceleradores lineares que produzem raios X de alta energia. A intensidade da xerostomia relaciona-se à dose cumulativa de radiação, bem como ao volume glandular irradiado, sendo mais frequente e permanente nesta modalidade de tratamento. Assim, o tratamento dos carcinomas de nasofaringe apresenta a maior intensidade de DGS, sendo esta menos intensa no tratamento dos tumores de laringe. A xerostomia inicia-se durante o tratamento e sua prevalência tende a aumentar com o passar do tempo, sendo relatada por mais de 90% dos pacientes após 2 anos. A redução do fluxo salivar inicia-se já na primeira semana, e não apresenta recuperação importante após altas doses (60 Gy nas glândulas salivares).

Radioterapia conformacional 3D (3DRDT)

Esta modalidade de RDT utiliza múltiplos feixes de intensidade uniforme com planejamento realizado com tomografia computadorizada, ressonância magnética ou tomografia por emissão de pósitrons, possibilitando a conformação do tratamento ao tumor com menor envolvimento de áreas adjacentes. A prevalência de xerostomia durante o tratamento parece ser semelhante à observada na RDT convencional; contudo, observa-se redução deste sintoma com o passar do tempo, sendo menor que 70% após 2 anos.

Radioterapia de intensidade modulada (IMRT)

Esta modalidade de tratamento é uma evolução da 3DRDT, permitindo a conformação de altas doses de radiação ao tumor por meio da utilização de múltiplos feixes angulares e de intensidade não uniforme, com redução da exposição dos tecidos adjacentes normais, incluindo as glândulas salivares. Quando for possível poupar as parótidas, espera-se uma redução da hipofunção glandular e um aumento do fluxo salivar com o tempo pós-tratamento. A prevalência de DGS durante o tratamento é semelhante à das demais modalidades, havendo melhora persistente após 12 meses. Neste contexto, as taxas de fluxo salivar são melhores sem, contudo, haver redução da xerostomia, possivelmente associada ao envolvimento das glândulas submandibulares/sublinguais nos campos de radiação. Desse modo, poupar essas glândulas parece ser uma estratégia importante de preservação da saliva seromucosa abundante durante o repouso.

Irradiação corporal total para condicionamento ao transplante de medula óssea

Esta modalidade de tratamento é utilizada como parte de alguns protocolos de condicionamento para o transplante de medula óssea em pacientes com leucemias, linfomas e anemia aplásica. Utilizam-se grandes campos de radiação no corpo inteiro, podendo ser realizada com fótons ou elétrons, associada a QT em altas doses. A irradiação corporal total (TBI; do inglês, *total body irradiation*) proporciona altas taxas de dose por fração, mas menor dose cumulativa, sendo, portanto, menos danosa aos tecidos glandulares que os esquemas utilizados para os tumores de cabeça e pescoço. A xerostomia ocorre em até 40% dos pacientes durante o tratamento, podendo aumentar após o mesmo. As taxas de fluxo salivar parecem se recuperar melhor em crianças, embora a hipossalivação possa ser observada em até 60% dos adultos pós-tratamento.

Quimioterapia

Diferentemente de outras modalidades de tratamento oncológico, pouco se sabe sobre o efeito da QT na função das glândulas salivares. Há, contudo, um consenso de que esses efeitos são geralmente transitórios e não causam dano glandular direto. No entanto, pacientes em QT frequentemente encontram-se em polifarmácia, que costuma incluir fármacos xerostomizantes, o que eventualmente promove xerostomia durante o tratamento. Entretanto, alguns esquemas de tratamento quimioterápico parecem promover hipossalivação e xerostomia mesmo meses após o seu término, como é o caso da QT adjuvante para tumor de mama composta por ciclofosfamida, epirrubicina/metotrexato e 5-fluoruracila. Também é importante ressaltar que indivíduos que iniciam a QT com hipossalivação apresentam maior risco para manterem esse quadro durante o tratamento.

O uso da imunoterapia como modalidade de tratamento oncológico também tem sido associado a DGS. As glândulas salivares parecem ser alvos de reações imunológicas mediadas por interleucina 2 (IL-2), promovendo hipofunção glandular. Ainda, inibidores de *checkpoint* imunológico, como inibidores da molécula de morte celular programada (PD1; do inglês, *programmed death 1*) e do seu ligante (PD-L1), bem como fármacos que atuam na proteína 4 associada ao linfócito T citotóxico (CTL4; do inglês, *cytotoxic T-lymphocyte associated protein 4*), têm sido associados a reações inflamatórias e desenvolvimento de doenças autoimunes. Assim, indivíduos em tratamento com esses fármacos apresentam hiperfunção do sistema imunológico e eventualmente passam a apresentar autoanticorpos e infiltração linfocítica glandular com consequente hipofunção de glândulas exócrinas que caracterizam a síndrome de Sjögren.

Iodoterapia

O uso de iodo radioativo tornou-se um complemento importante para o tratamento do câncer de tireoide. A expressão da proteína SIS (*sodium iodine symporter*) desempenha um papel importante na absorção de iodo-131 por tecidos tireoidianos. Certos tecidos não tireoidianos, como as glândulas salivares, são conhecidos por também expressar a SIS e, portanto, absorver o iodo-131. Esse radioisótopo penetra as glândulas salivares e é expelido na saliva, de modo que sua concentração salivar é 30 a 40 vezes maior que seus níveis plasmáticos. No processo de concentração do iodo radioativo, o desenvolvimento de sialadenite e a redução do fluxo salivar são frequentemente observados, sendo sua intensidade possivelmente relacionada com a atividade cumulativa.

Estudos realizados com cintilografia de glândulas salivares apontaram maior dano às glândulas parótidas que às glândulas submandibulares, e redução de até 30 a 40% das taxas de fluxo em repouso e estimulado. Suas células serosas são mais suscetíveis aos efeitos deletérios da radiação do que as células mucosas. Lesão nas glândulas submandibulares torna-se mais evidente quando doses maiores ou múltiplas de iodo são administradas. Os danos que fazem o paciente frequentemente evoluir com edema glandular, sialadenite, disgeusia, hipossalivação e aumento do número de cáries dentárias dependem diretamente da dose do iodo-131 administrada.

Testes aplicados para avaliação da função salivar

O fluxo salivar é influenciado por técnica de coleta, horário, estação do ano, posição do paciente, estado de hidratação, idade, uso de medicamentos e muitos outros fatores. Devido ao diagnóstico ser predominantemente clínico, são de suma importância anamnese e exame clínico bem realizados.

Sialometria

Também chamado de taxa do fluxo salivar, consiste na coleta de saliva por diferentes métodos, em repouso ou mediante estimulação. Por ser simples, barato e sensível, é amplamente aplicado no diagnóstico de hipossalivação. No entanto, nessa técnica, a saliva coletada pode estar sujeita à interferência de elementos como células epiteliais e detritos alimentares. Ainda, as taxas de fluxo salivar são método-sensíveis, variando amplamente de acordo com o tipo de coleta. Assim, é importante padronizar o método de exame, possibilitando a comparação de seus resultados ao longo do tempo. A Tabela 5.2 demonstra os valores de referência das taxas de fluxo salivar.

A *sialometria em repouso* deve ser padronizada para realização pela manhã, em jejum, sem ingestão de líquidos ou tabagismo por 60 min antes do teste. O paciente deve estar sentado confortavelmente e orientado a inclinar a cabeça levemente para frente, deglutir toda a saliva presente na boca, logo após então deixar a saliva escorrer em um recipiente plástico milimetrado durante um período de 15 min. A taxa do fluxo salivar não estimulado é determinada pelo valor total em razão do tempo, sendo expressa em mililitros por minuto. Valores abaixo de 1,5 mℓ (ou 0,1 mℓ/min) são considerados hipossalivação.

TABELA 5.2
VALORES DE REFERÊNCIA DAS TAXAS DE FLUXO SALIVAR EM REPOUSO E ESTIMULADA.*

Fluxo salivar	Normal	Hipossalivação (mℓ/min)
Repouso	0,3 mℓ/min	< 0,1 mℓ/min
Estimulado	0,7 ℓ/min	< 0,5 mℓ/min

*Adaptada de Humphrey e Williamson, 2001.

A *sialometria sob estímulo* pode ser realizada logo após a sialometria em repouso, com o uso de estímulos químicos (ácido cítrico 10% ou ácido acético 2%) ou mecânicos (goma de mascar). A sialometria sob estímulo aponta para a função residual da glândula, podendo ser útil para avaliar a indicação de sialagogos. Na presença de função glandular residual, a estimulação medicamentosa pode ser útil. Contudo, caso a função glandular sob estímulo apresente-se grandemente reduzida ou ausente, o uso de sialagogos torna-se improdutivo e indica-se o uso de outras terapias para controle da hipossalivação. Valores abaixo de 0,5 mℓ/min são considerados diminuídos.

Sialografia

A sialografia é uma técnica usada para fins de diagnóstico, detectando as modificações obstrutivas, inflamatórias, traumáticas, neoplásicas e o sistema de ductos das glândulas salivares, normalmente glândula parótida, nesse caso avaliando a relação com o fluxo salivar.

O exame é feito por meio das radiografias convencionais ou digitais. As tomadas radiográficas são feitas com projeções:

- **Lateral oblíqua**: indicada para delinear a glândula submandibular
- **Lateral**: permite analisar o padrão ductal
- **Oclusal**: utilizada para identificar sialólito que esteja localizado na parte anterior do ducto de Wharton
- **Anteroposterior**: para análise das estruturas mediais e laterais das glândulas
- **Panorâmica**: na glândula parótida, deve ser realizada de boca aberta para melhor visualização da região mais profunda da glândula. Na glândula submandibular, a borda inferior da mandíbula e a base do crânio devem estar aproximadamente no mesmo nível horizontal, evitando que haja superposição da glândula sobre as estruturas ósseas.

O exame é iniciado com a realização de uma radiografia a fim de descartar calcificações. Em seguida é administrado o contraste, frequentemente à base de iodo. Após a localização do orifício do ducto selecionado, um cateter de sialografia é então colocado no interior do ducto e o contraste é injetado. A avaliação do exame é dividida em 4 fases: fase de esvaziamento – a cânula é removida e é utilizado suco de limão ou ácido acético para auxiliar na excreção; a fase de fluxo representa a acumulação submáxima do contraste pela glândula; na fase de concentração observa-se a continuação da absorção a uma taxa máxima e as imagens mostram aumento na atividade salivar das glândulas; e na fase excretora é realizada a estimulação salivar. Contudo, seu uso atual é mais limitado, podendo ser substituída por exames mais precisos como a sialoendoscopia.

Cintilografia salivar

A cintilografia é uma técnica não invasiva que pode ser usada para avaliar a função e a excreção das glândulas salivares. Sua principal vantagem em comparação com outros métodos é o fornecimento de informações sobre parênquima. Para a realização do exame em glândulas salivares utiliza-se o elemento químico tecnécio 99 m, na forma de pertecnetato de sódio injetado na veia do paciente, que se distribui pelo corpo e é absorvido preferencialmente pelos tecidos com alta taxa de *turnover*, incluindo as células dos ductos das glândulas salivares.

São realizadas as imagens em 2 etapas: a primeira é realizada sem estímulo das glândulas salivares para análise do comportamento; na segunda, as glândulas salivares são estimuladas com suco de limão para eliminação do radiofármaco e avaliação da sua excreção. Em seguida é calculado o tempo que as glândulas salivares levaram para expelir o radiofármaco e a quantidade que foi eliminada. É possível demonstrar aumento da captação do isótopo radioativo em glândulas com inflamação aguda ou diminuição da captação em glândulas com inflamação crônica.

Tratamento

O tratamento das DGS secundárias ao tratamento oncológico é basicamente sintomático, visando ao estímulo da capacidade secretória residual das glândulas salivares e ao uso de agentes lubrificantes quando a secreção salivar não for possível.

Para que um tratamento adequado possa ser instituído de uma forma satisfatória, é importante realizar anamnese completa do paciente, determinando, se possível, a causa da hipossalivação, para estabelecer a melhor conduta.

Tratamento medicamentoso (agonistas colinérgicos)

Pilocarpina

O cloridrato de pilocarpina é um agonista muscarínico não seletivo com capacidade β-adrenérgica leve que serve como agente parassimpático para aumentar a secreção salivar, reduzindo a sensação de boca seca em pacientes com tecido exócrino preservado. Possui ação direta sobre os receptores muscarínicos M2, produzindo o aumento do tônus muscular liso dos sistemas gastrintestinal e geniturinário, dos olhos e das vias respiratórias. As glândulas exócrinas dos sistemas lacrimal e salivar também são estimuladas, atuando no parênquima funcional residual. Os benefícios da pilocarpina incluem a estimulação de pequenos volumes residuais da glândula parótida não irradiada. A pilocarpina, após administrada, produz a máxima estimulação salivar em 1 hora, e o efeito continua por 2 a 3 horas. Efeitos colaterais colinérgicos ocorrem em aproximadamente metade dos pacientes que fazem uso da pilocarpina. A Tabela 5.3 apresenta as principais reações adversas. O uso da pilocarpina é contraindicado em pacientes com asma, doença obstrutiva crônica das vias respiratórias, doenças cardíacas, epilepsia, hipertireoidismo e doença de Parkinson. A dose recomendada de pilocarpina varia de 5 mg/dia em dose única a 30 mg/dia, sendo em geral administrada na posologia de 5 mg de 8/8 h. A pilocarpina promove aumento das taxas de fluxo salivar em repouso e estimulado, embora não promova melhora semelhante na xerostomia. Diversos efeitos adversos são observados na dose terapêutica usual, normalmente variando de leve a moderados. Náuseas e sudorese são frequentemente relatados por até 50% dos pacientes, sendo ainda observados tontura, lacrimejamento e aumento da frequência urinária.

A pilocarpina pode ser administrada durante a RDT, com benefícios na preservação das taxas de fluxo salivar e sem benefício na xerostomia, estando a resposta associada à dose cumulativa das parótidas. Contudo, ainda se observam resultados conflitantes que dificultam avaliar o efeito da pilocarpina na preservação da estrutura das glândulas salivares.

Betanecol

O betanecol é um éster carbâmico da β-metilcolina e é um análogo da acetilcolina, sendo resistente à ação das colinesterases e, assim, apresentando ação mais prolongada. A maior parte da sua ação deve-se aos seus efeitos muscarínicos em receptores M3, apresentando um mecanismo de ação semelhante ao da pilocarpina, porém seus efeitos colaterais são mínimos e sua ação sialagoga é mais prolongada. As doses administradas para um efeito satisfatório são de 2 comprimidos de 25 mg/dia. O efeito tem início nos primeiros 30 minutos a partir da ingestão do medicamento. É contraindicado para pacientes com asma brônquica, úlcera péptica latente, hipertireoidismo, bradicardia, hipotensão, coronariopatias, epilepsia, doença de Parkinson e hipersensibilidade ao fármaco. Diferentemente da pilocarpina, evidências apontam que o betanecol promove aumento das taxas de fluxo salivar e melhora da xerostomia em pacientes tratados com RTCP.

Cevimelina

O cevimelina é um fármaco com alta afinidade para receptores muscarínicos M1 e M3 que são encontrados em grande quantidade nos tecidos glandulares, em comparação com receptores M2, que predominam no tecido cardíaco, possuindo, assim, mínimo efeito adverso neste órgão. Essa seletividade de subtipo de receptor minimiza alguns dos principais efeitos colaterais sistêmicos que são observados com a pilocarpina. A dose diária recomendada é de 30 mg 3 vezes/dia. Os principais efeitos colaterais da cevimelina incluem: dor de cabeça, lacrimejamento, sudorese, náuseas, vômitos, diarreia e tremores. É importante informar ao paciente que a cevimelina pode causar distúrbios visuais, principalmente durante o período noturno. Causa também transpiração excessiva, sendo necessário consumir maior quantidade de líquido para prevenir a desidratação. Estudos mostram que a secreção salivar induzida por cevimelina é 2 horas mais duradoura quando comparada à da pilocarpina.

Tratamentos não farmacológicos

Estimulações gustatória e mastigatória

Estímulos gustatórios e mastigatórios atuam de modo intenso no aumento das taxas de fluxo salivar, embora poucos estudos tenham avaliado essas intervenções em pacientes oncológicos. Estudos pequenos apontam para um efeito benéfico na melhora das taxas de fluxo salivar e xerostomia.

Saliva artificial

A saliva artificial é formulada para ser igual à saliva natural em relação a composição e propriedades biofísicas, mas não estimula a produção de saliva pelas glândulas salivares. Logo, a saliva artificial age como lubrificante, hidratante e agente antimicrobiano. Geralmente sua composição é feita à base de sais minerais encontrados na saliva humana, como o fosfato e o cálcio, que participam em processos como a regulação do pH e o equilíbrio entre os processos de desmineralização e remineralização dentária. Encontra-se disponível em gel, *spray* e soluções. As suas principais limitações estão associadas à curta duração de ação na cavidade oral, que é mantida por poucas horas, exigindo aplicações frequentes para assegurar o efeito prolongado, ao sabor desagradável, às náuseas e ao custo elevado. Não existe qualquer contraindicação ao seu uso frequente. Alguns lubrificantes orais possuem componentes que se assemelham às propriedades antimicrobianas da saliva, e estão disponíveis na forma de gel, *spray* ou colutórios.

Acupuntura

A acupuntura é uma das modalidades mais importantes de medicina complementar e alternativa, e vem sendo utilizada como intervenção paliativa válida na Oncologia, especialmente para xerostomia induzida por radiação. Funciona por estimulação do corpo em certos pontos. Durante a terapia, agulhas de aço finas são inseridas nas áreas de interesse e

TABELA 5.3

EFEITOS ADVERSOS DA PILOCARPINA.	
Efeitos gastrintestinais	Náuseas, vômitos, cólicas abdominais, diarreia
Efeitos geniturinários	Aumento da frequência urinária
Efeitos no sistema nervoso central	Cefaleia, síncope, tremores
Efeitos cardiovasculares	Rubor, sudorese, hipotensão, bradicardia, arritmias

depois manipuladas suavemente à mão ou com estimulação elétrica leve. Esses pontos também podem ser pressionados (acupressão) ou aquecidos (moxabustão). Sua principal ação se dá pelo estímulo do sistema nervoso, alterando a forma como o sistema nervoso processa sinais de dor e liberando analgésicos naturais, como serotonina e endorfinas. O mecanismo de como a acupuntura pode ajudar a aumentar o fluxo salivar pode ser resumido assim: a acupuntura produz liberação de neuropeptídios, afetando o fluxo sanguíneo com propriedades anti-inflamatórias e efeitos tróficos no ácinos da glândula salivar. Ativações neuronais dos nervos parassimpáticos aumentam a secreção salivar.

Transferência cirúrgica da glândula submandibular

A transferência cirúrgica da glândula submandibular para o espaço submentual visa retirá-la do campo de RDT, de modo a preservar sua função e melhorar a xerostomia. Essa estratégia parece ser interessante em casos de tumores de orofaringe e hipofaringe em que a cirurgia será seguida pela RDT. Contudo, os resultados dessa intervenção ainda são inconclusivos.

Considerações finais

A hipossalivação e a xerostomia em pacientes oncológicos estão associadas com a diminuição do fluxo salivar que, além de induzir alterações locais que geram prejuízo funcional a tais indivíduos (como mencionado, disgeusia, disfagia, odinofagia, entre outros), afetam negativamente a qualidade de vida dos mesmos. Essas complicações podem estar presentes em pacientes com tumores sólidos na região de cabeça e pescoço submetidos à radioterapia, sendo que a intensidade com que a DGS ocorre dependerá do local e da dose de radiação recebida ou prosposta terapêutica (como, p. ex., irridiação corporal total ou iodoterapia). Ainda não existe uma relação cientificamente comprovada entre protocolos de QT e DGS, mas acredita-se que isso seja comum aos indivíduos que fazem uso de vários medicamentos durante a vigência desse tratamento oncológico, o qual pode gerar problemas na produção do fluxo salivar. Contudo, tal efeito costuma ser transitório.

O tratamento das DGS secundárias ao tratamento oncológico é basicamente sintomático, visando ao estímulo da capacidade secretória residual das glândulas salivares e ao uso de agentes lubrificantes. A utilização de fármacos que estimulem a produção salivar tem gerado resultados positivos nos últimos estudos publicados, mas essa estratégia ainda encontra-se associada a uma grande quantidade de efeitos colaterais.

REFERÊNCIAS BIBLIOGRÁFICAS

Assy Z, Brand HS. A systematic review of the effects of acupuncture on xerostomia and hyposalivation. BMC Complement Altern Med. 2018;18(1):57.

Berk LB, Shivnani AT, Small W, Jr. Pathophysiology and management of radiation-induced xerostomia. J Support Oncol. 2005;3(3):191-200.

Cotomacio C, Campos L, Simoes A, Jaguar G, Crosato EM, Abreu-Alves F. Influence of bethanechol on salivary parameters in irradiated patients. Med Oral Patol Oral Cir Bucal. 2017;22(1):e76-e83.

Davies A. Salivary gland dysfunction. In: Davies A, Epstein J. Oral complications of cancer and its management. Oxford University Press, 2010. 312 p.

Dirix P, Nuyts S, Vander Poorten V, Delaere P, Van den Bogaert W. The influence of xerostomia after radiotherapy on quality of life: results of a questionnaire in head and neck cancer. Support Care Cancer. 2008;16(2):171-9.

Duarte VM, Liu YF, Rafizadeh S, Tajima T, Nabili V, Wang MB. Comparison of dental health of patients with head and neck cancer receiving IMRT vs conventional radiation. Otolaryngol Head Neck Surg. 2014;150(1):81-6.

Epstein JB, Beier Jensen S. Management of hyposalivation and xerostomia: criteria for treatment strategies. Compend Contin Educ Dent. 2015;36(8):600-3.

Furness S, Bryan G, McMillan R, Birchenough S, Worthington HV. Interventions for the management of dry mouth: non-pharmacological interventions. Cochrane Database Syst Rev. 2013(9): CD009603.

Guobis Z, Baseviciene N, Paipaliene P, Sabalys G, Kubilius R. [Xerostomia: clinic, etiology, diagnosis and treatment]. Medicina (Kaunas). 2006;42(2):171-9.

Hong CH, Napenas JJ, Hodgson BD, Stokman MA, Mathers-Stauffer V, Elting LS et al. A systematic review of dental disease in patients undergoing cancer therapy. Support Care Cancer. 2010; 18(8):1007-21.

Humphrey SP, Williamson RT. A review of saliva: normal composition, flow, and function. J Prosthet Dent. 2001 Feb;85(2):162-9.

Jensen SB, Pedersen AM, Vissink A et al.; Salivary Gland Hypofunction/Xerostomia Section; Oral Care Study Group; Multinational Association of Supportive Care in Cancer (MASCC)/International Society of Oral Oncology (ISOO). A systematic review of salivary gland hypofunction and xerostomia induced by cancer therapies: management strategies and economic impact. Support Care Cancer. 2010 Aug;18(8):1061-79.

Jensen SB, Pedersen AM, Vissink A et al.; Salivary Gland Hypofunction/Xerostomia Section, Oral Care Study Group, Multinational Association of Supportive Care in Cancer (MASCC)/International Society of Oral Oncology (ISOO). A systematic review of salivary gland hypofunction and xerostomia induced by cancer therapies: prevalence, severity and impact on quality of life. Support Care Cancer. 2010 Aug;18(8):1039-60.

Kakoei S, Haghdoost AA, Rad M, Mohammadalizadeh S, Pourdamghan N, Nakhaei M et al. Xerostomia after radiotherapy and its effect on quality of life in head and neck cancer patients. Arch Iran Med. 2012;15(4):214-8.

Lin SC, Jen YM, Chang YC, Lin CC. Assessment of xerostomia and its impact on quality of life in head and neck cancer patients undergoing radiotherapy, and validation of the Taiwanese version of the xerostomia questionnaire. J Pain Symptom Manag. 2008;36(2):141-8.

Memtsa PT, Tolia M, Tzitzikas I, Bizakis J, Pistevou-Gombaki K, Charalambidou M et al. Assessment of xerostomia and its impact on quality of life in head and neck cancer patients undergoing radiation therapy. Mol Clin Oncol. 2017;6(5):789-93.

Navazesh M. Methods for collecting saliva. Ann N Y Acad Sci. 1993; 694:72-7.

Ogura I, Sasaki Y, Oda T, Sue M, Hayama K. Magnetic Resonance Sialography and Salivary Gland Scintigraphy of Parotid Glands in Sjogren's Syndrome. Chin J Dent Res. 2018;21(1):63-8.

PDQ Supportive and Palliative Care Editorial Board. Oral Complications of Chemotherapy and Head/Neck Radiation (PDQ(R)): Patient Version. PDQ Cancer Information Summaries. Bethesda, MD. 2002.

Riley P, Glenny AM, Hua F, Worthington HV. Pharmacological interventions for preventing dry mouth and salivary gland dysfunction following radiotherapy. Cochrane Database Syst Rev. 2017; 7:CD012744.

Villa A, Connell CL, Abati S. Diagnosis and management of xerostomia and hyposalivation. Ther Clin Risk Manag. 2015;11:45-51.

Wang X, Eisbruch A. IMRT for head and neck cancer: reducing xerostomia and dysphagia. J Radiat Res. 2016;57 Suppl 1:i69-i75.

Wolff A, Fox PC, Porter S, Konttinen YT. Established and novel approaches for the management of hyposalivation and xerostomia. Curr Pharm Des. 2012;18(34):5515-21.

6 Impacto da Radioterapia sobre os Dentes de Pacientes Oncológicos

Alan Roger dos Santos Silva, Ana Carolina Prado Ribeiro, Wagner Gomes Silva, Aljomar José Vechiato Filho, Karina Morais Faria, Márcio Ajudarte Lopes, Cristhian Camilo Madrid Troconis, Mario Fernando de Goes, Natália Rangel Palmier e Thaís Bianca Brandão

Atualmente, os protocolos de tratamento oncológico do câncer de cabeça e pescoço (CCP) têm como base estratégias multimodais que combinam, frequentemente, cirurgia, radioterapia (RDT) e quimioterapia (QT). A despeito dos avanços técnicos empregados nesse cenário, as toxicidades do tratamento do CCP ainda geram grande impacto negativo na qualidade de vida dos pacientes devido, sobretudo, aos efeitos da RDT em tecidos não alvo adjacentes ao volume tumoral como a pele, as glândulas salivares maiores, a musculatura da mastigação, o osso da maxila e da mandíbula e, finalmente, os dentes.

Tendo em vista o exposto, no próximo tópico deste capítulo será registrada uma reflexão acadêmica sobre o perfil odontológico dos pacientes antes do início do tratamento oncológico e sua correlação com o prognóstico das toxicidades associadas à RDT.

Perfil odontológico dos pacientes pré-radioterapia

Dentro do contexto do impacto do tratamento oncológico sobre os dentes, um fenômeno muito importante a ser considerado é o fato de que os pacientes com CCP geralmente apresentam condições odontológicas muito desfavoráveis e de higiene bucal muito limitada, antes mesmo do diagnóstico do câncer e do início do tratamento oncológico (Figura 6.1). Essa problemática é agravada pela combinação do tabagismo e do etilismo que são fatores de risco muito importantes para os carcinomas espinocelulares (CEC) de boca e que contribuem para a deterioração das condições odontológicas dos pacientes em questão, ocasionando risco aumentado não apenas de segundos tumores primários, mas também de doença periodontal, cárie e perdas dentárias múltiplas.

Estudos com base na premissa mencionada relataram alta incidência de cáries (37%), doença periodontal – apresentando bolsas periodontais com média de 4,82 mm –, perda óssea alveolar generalizada e falhas nas restaurações dentárias em pacientes com CCP antes do início da RDT. Resultados recentes nessa mesma linha de investigação demonstraram correlação entre perfil socioeconômico desfavorável, baixo nível de escolaridade, tumores primários avançados no momento do diagnóstico e perfil odontológico desfavorável nessa população de pacientes oncológicos. Essa combinação de características psicossociais e odontológicas predomina, antes do início da RDT, entre os pacientes com CCP, e acaba por predispor os pacientes a maior gravidade das toxicidades bucais, sobretudo, para o risco de desenvolvimento de cáries relacionadas à radiação (CRR) e osteorradionecrose (ORN).

Em outras palavras, pacientes notoriamente reconhecidos por baixo estímulo à higiene oral – como aqueles diagnosticados com CCP – raramente aprimorarão a motivação, em termos de saúde bucal, durante, ou mesmo após, o tratamento oncológico, quando estarão envolvidos por altos níveis de ansiedade inerentes ao enfrentamento da doença potencialmente fatal e ao impacto do tratamento oncológico à disposição mental e física.

A recente caracterização do *status* odontológico dos pacientes com CCP pré-RDT permitiu reconhecer a relevância de um fenômeno clínico conhecido como "agrupamento de sintomas bucais" (consulte o tópico "Efeitos indiretos da radioterapia sobre os dentes", adiante neste capítulo, para encontrar a definição conceitual desse fenômeno) com potencial para contribuir para o maior risco de desenvolvimento e de progressão da CRR (anteriormente atribuídos exclusivamente aos efeitos diretos da radiação sobre os dentes). O melhor conhecimento dessa problemática também possibilitou valorizar a técnica da "adequação odontológica" (problemática-alvo descrita no Capítulo 3, *Adequação Odontológica para o Tratamento Oncológico*) prévia ao início do tratamento como etapa clínica fundamental para a prevenção das toxicidades bucais do tratamento do CCP.

Tendo em vista sua importância no contexto da Odontologia para pacientes oncológicos, os protocolos de "adequação odontológica" se tornaram tema do Capítulo 3 desta obra. Em suma, essa etapa se propõe a diagnosticar e a tratar focos infecciosos bucais com potencial para gerar desafio clínico durante o tratamento oncológico. As principais frentes de atuação, nesse sentido, são o tratamento de lesões de cárie, doença periodontal, lesões periapicais de origem endodôntica ou "endo-perio", patologias intraósseas em geral ou lesões de tecido mole bucal. O planejamento e a realização do tratamento odontológico prévio ao início do tratamento oncológico devem levar em consideração os seguintes aspectos: prognóstico oncológico do paciente, condições físicas do

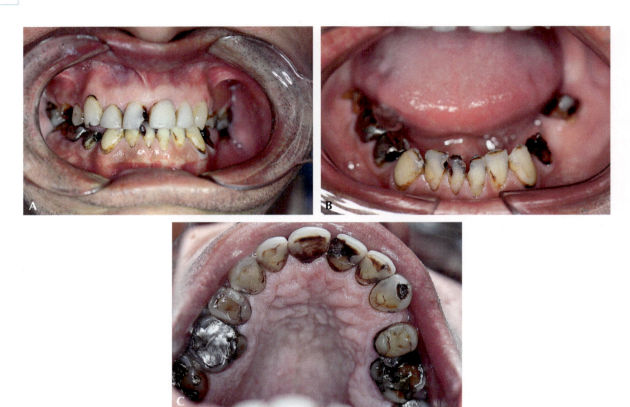

FIGURA 6.1 Paciente antes do início do tratamento oncológico apresentando lesões de cárie que mimetizam clinicamente a cárie relacionada à radiação (CRR). **A.** Paciente apresentando áreas de alteração do padrão de coloração com manchamento marrom-enegrecido e presença de cáries cervicais. **B.** Imagem em maior detalhe dos dentes mandibulares que apresentam cáries incisais e cervicais, presença de trincas de esmalte e manchamento no padrão marrom-enegrecido, assim como o dente 34 apresentando intensa delaminação de esmalte. **C.** Imagem em maior detalhe da face palatina dos dentes superiores apresentando manchamento no padrão marrom-enegrecido, infiltração das restaurações e cáries incisais.

paciente, condições de higiene bucal e *status* odontológico geral dos pacientes, expectativas do paciente, aspectos dosimétricos da RDT sobre as glândulas salivares maiores e sobre os dentes e, finalmente, infraestrutura e experiência da equipe odontológica envolvida no tratamento em questão. Contudo, é oportuno esclarecer que ainda não existe um protocolo de "adequação odontológica" universalmente aceito para pacientes oncológicos ou que tenha sido validado por meio de estudos multicêntricos internacionais.

Dessa forma, no próximo tópico deste capítulo abordaremos alguns aspectos relacionados à evolução das técnicas de RDT e às toxicidades relacionadas a essa modalidade de tratamento, assim como seu impacto sobre os dentes.

Impacto da radioterapia sobre os dentes

Apesar de cirurgia e QT, quando direcionadas para o tratamento do CCP, possuírem potencial para gerar impacto negativo indireto sobre os dentes de pacientes devido à limitação de abertura bucal pós-ressecção tumoral (trismo), que restringe ainda mais as já precárias condições de higiene bucal, e à hipossalivação, respectivamente, a RDT é a modalidade de tratamento oncológico que gera maior prejuízo aos dentes dos pacientes oncológicos.

Os primeiros equipamentos de RDT produziam raios X de baixa energia (100 quilovolts), que não conseguiam penetrar tecidos normais e, portanto, não alcançavam os resultados esperados em termos de tratamento oncológico. Contudo, durante os anos 1950, a evolução técnica desses equipamentos desenvolveu máquinas de cobalto-60 capazes de gerar raios X com maior energia e poder de penetração. Posteriormente, na década de 1970, a RDT conformacional tridimensional (3DRDT) foi introduzida como modalidade padrão de tratamento oncológico e, mais recentemente, a RDT de intensidade modulada (IMRT) foi difundida amplamente no mesmo contexto clínico, tendo em vista sua habilidade no maior controle do campo de radiação, na intensidade de radiação administrada nos tecidos-alvo e em menores taxas de toxicidades em tecidos não alvo.

Em geral, atualmente, o tratamento do CCP se baseia no uso de raios X com energia entre 4 e 6 MV em protocolos que entregam entre 60 e 70 Gy ao sítio tumoral primário e zonas de drenagem, fracionados em doses diárias de 2 Gy, 5 dias por semana, durante 6 a 7 semanas. As toxicidades bucais da RDT são "dose" e tempo-dependentes e podem ser classificadas, para fins didáticos, em agudas ou crônicas. As toxicidades agudas se desenvolvem sincronicamente, ou imediatamente após, o tratamento e incluem mucosite, radiodermite, disgeusia, hipossalivação, disfagia e infecções bucais oportunistas (candidose pseudomembranosa e herpes recorrente bucal). A toxicidades bucais crônicas, por sua vez, se desenvolvem alguns meses, ou até mesmo anos após a conclusão da RDT e incluem principalmente hipossalivação, trismo, disfagia, CRR e ORN. Um dos maiores desafios dos pacientes oncológicos que receberam RDT na região de cabeça e pescoço é o fato de que as toxicidades crônicas radioinduzidas representarão potencial prejuízo à qualidade de vida dos pacientes irradiados de modo perpétuo, a despeito do controle tumoral. Essas circunstâncias tornam imperiosa a atenção odontológica permanente, se possível em frequência trimestral, para todos os pacientes com CCP submetidos à RT.

Estudos recentes de nossa equipe demonstraram que a dose total de radiação entregue aos dentes de pacientes com CCP pode chegar a 99% da dose total prescrita para o tumor primário e zonas de drenagem. Resultados dos mesmos estudos identificaram que apenas alguns determinados grupos de dentes de pacientes tratados por meio da técnica IMRT recebem doses mais baixas de radiação quando comparados com aqueles pacientes tratados por meio de técnicas menos sofisticadas como a 3DRT; contudo, a despeito do tratamento baseado na modulação da intensidade de radiação, os dentes também acabam por receber doses muito altas de radiação (50 Gy). Essa constatação é importante por causa do potencial da RDT de causar dano radiogênico direto sobre os tecidos dentais, problemática considerada controversa e fruto de grande embate acadêmico contemporâneo.

É oportuno mencionar, nesse sentido, que a maioria dos trabalhos publicados nesse contexto (impacto direto da RDT sobre a estrutura dental) é baseada em modelos experimentais de RDT *in vitro*, que, muitas vezes, acaba lançando mão de doses de radiação e de protocolos de fracionamento que não reproduzem adequadamente o cenário clínico dosimétrico da RDT em pacientes com CCP. Possivelmente, essa dificuldade de reprodução de todas as variáveis envolvidas no processo de início e progressão da cárie em pacientes oncológicos pós-RDT seja a base para explicar os resultados francamente contraditórios em termos de evidências científicas quanto à natureza e à intensidade dos danos radiogênicos ao esmalte, à dentina e à polpa dental.

Tornou-se imperioso, portanto, estimular o desenvolvimento de novos modelos experimentais mais fidedignos ao complexo ambiente bucal de pacientes com CCP e aos protocolos de RDT direcionados aos pacientes em questão, permitindo melhor compreensão dos processos biológicos que acometem as estruturas dentárias e que podem contribuir para o desenvolvimento da CRR.

Tendo em vista o exposto, nos próximos tópicos deste capítulo será registrada uma reflexão amparada em evidências científicas sobre os efeitos indiretos e os efeitos diretos (estruturais) da RDT sobre os dentes de pacientes com CCP à luz da notoriamente reconhecida etiologia multifatorial da CRR.

Efeitos indiretos da radioterapia sobre os dentes

Uma das toxicidades bucais mais desafiadoras da RDT é a hipossalivação, tema do Capítulo 5, *Disfunção das Glândulas Salivares no Tratamento do Câncer*, que apresenta influência basilar no risco de desenvolvimento e progressão da CRR.

A hipossalivação, definida como diminuição do fluxo salivar, pode se desenvolver como consequência de uma série de toxicidades de tratamentos médicos, incluindo a QT em protocolos citotóxicos, o transplante de células progenitoras hematopoéticas e, sobretudo, a RDT na região de cabeça e pescoço. Como mencionado anteriormente, a maior parte dos pacientes diagnosticados com CCP será tratada por meio de protocolos que envolvem RDT cervicofacial que, devido à topografia anatômica dos tumores primários e metástases regionais, também incluirá tecidos não alvo (como glândulas salivares maiores, glândulas salivares menores, osso e dentes) no campo de radiação.

Do ponto de vista dosimétrico, entende-se que doses de radiação superiores a 50 Gy entregues às glândulas salivares maiores, especialmente as parótidas, geram dano radiogênico permanente aos ácinos secretores, resultando em hipovascularização e fibrose tecidual irreversível do parênquima glandular, produzindo, por sua vez, redução do fluxo salivar e alteração na composição química da saliva de pacientes irradiados, incluindo alterações de pH (diminuição drástica no pH salivar de 7,0 para 5,0, que se torna ácido e promove a desmineralização da matriz inorgânica dentária, com a dissolução dos minerais do esmalte e desmineralização subsequente da dentina), de concentrações de cálcio, sódio e bicarbonatos, bem como no padrão do microbioma salivar (estimulando crescimento de bactérias mais cariogênicas como *Lactobacillus* sp. e *Streptococcus mutans*) e no favorecimento do acúmulo de biofilme. Gradientes de radiação inferiores a 50 Gy entregues às parótidas estão, contudo, associados a alterações transitórias dos perfis qualitativo e quantitativo da saliva, aparentemente gerando riscos menores para o desenvolvimento de hipossalivação grave e, consequentemente, expondo os pacientes irradiados a menores riscos para desenvolvimento da CRR. Nesse sentido, entende-se que o desenvolvimento de estratégias de prevenção da hipossalivação radioinduzida é fundamental para minimizar o risco da CRR (consulte Capítulo 5, *Disfunção das Glândulas Salivares no Tratamento do Câncer*, e Capítulo 9, *Dispositivos Protéticos para Radioterapia em Cabeça e Pescoço*, para detalhes sobre estratégias contemporâneas da prevenção da hipossalivação).

Além da hipossalivação, uma série de outras toxicidades agudas e crônicas bucais da RDT – como a disgeusia, a disfagia, o trismo e a mucosite – se desenvolverão de modo sincrônico durante o tratamento oncológico e resultarão em um fenômeno clínico conhecido como "agrupamento de sintomas bucais", que tornará o ambiente bucal dos pacientes em questão altamente cariogênico. Nesse contexto, a mucosite oral, toxicidade aguda mais relevante da RDT em termos de morbidade, gera dificuldade de ingestão de líquidos, alimentação sólida, deglutição e manutenção nutricional. Como consequência desses fatos, os pacientes acabam por demandar dieta à base de alimentos pastosos e semissólidos, naturalmente mais ricos em carboidratos e com textura mais aderente ao esmalte dental. Adicionalmente, grande parte dos pacientes em discussão desenvolverá alteração do paladar (disgeusia) durante a RT; embora a perda completa da percepção gustativa raramente ocorra, a alteração no paladar é uma toxicidade precoce da RDT (início após 10 Gy) que diminui exponencialmente muitas semanas após o final da RDT e que tem potencial para gerar modulação na dieta dos pacientes, marcada pelo aumento do consumo de carboidratos e de alimentos mais adoçados a fim de compensar o prejuízo ao paladar e aumentar a sensação de saciedade. Finalmente, ainda no contexto do "agrupamento de sintomas bucais", o trismo radioinduzido e a dor associada à mucosite aumentarão a dificuldade da – já limitada por natureza

– higienização bucal dos pacientes com CCP. Esse agrupamento de toxicidades bucais da RDT e de sintomas bucais terminará por favorecer o desenvolvimento de um ambiente bucal altamente cariogênico, com baixa biodisponibilidade de flúor e, por consequência, aumentará o risco de desenvolvimento e de progressão da CRR.

Os efeitos indiretos da RDT na região de cabeça e pescoço são de grande importância para o desenvolvimento das lesões de CRR. Contudo, diversos estudos correlacionam efeitos diretos da radiação na estrutura dental e consequente aumento do risco para CRR. Esses efeitos serão descritos do tópico a seguir.

Efeitos estruturais da radioterapia sobre os dentes

Os efeitos diretos da RDT à estrutura dentária ainda são considerados pouco caracterizados do ponto de vista científico e, portanto, sua contribuição para a origem da CRR persiste pouco compreendida clinicamente e controversa em termos acadêmicos.

Nesse contexto, uma estrutura dentária alvo de uma série de estudos sobre o potencial destrutivo radiogênico direto é o esmalte. Um estudo *in vivo* realizado por nossa equipe identificou que o esmalte hígido da região cervical de pacientes irradiados por CCP desenvolve alterações morfológicas dos prismas de esmalte, assim como prejuízo à matriz extracelular após a RDT. Os resultados desse estudo revelaram alterações na região de esmalte cervical de dentes irradiados caracterizadas pelo aumento dos espaços interprismáticos; contudo, tais alterações nos componentes orgânicos do esmalte afetando as regiões interprismáticas não foram interpretadas como destruição radiogênica direta do esmalte, sobretudo, porque só se desenvolveram nas regiões de esmalte superficial (e não na região da matriz orgânica do esmalte que está em contato com a junção amelodentinária (JAD), sugerindo impacto indireto da RDT (induzido pela hipossalivação e "agrupamento de sintomas bucais" radioinduzidos), notoriamente reconhecida por induzir padrões de desmineralização subsuperficial do esmalte, sem gerar evidências clínicas dessa desmineralização. Esses resultados originais são importantes clinicamente porque valorizam a importância do desenvolvimento de protocolos restauradores preventivos direcionados para o esmalte de pacientes que serão submetidos à RDT.

Ainda no campo do impacto direto da RDT sobre o esmalte dental, especula-se que o esmalte dental dos pacientes com CCP submetidos à RDT apresente menor resistência às forças de compressão, especialmente na face vestibular, o que poderia levar a fraturas de esmalte e dentina que gerariam, por sua vez, delaminações e desprendimentos generalizados do esmalte, expondo a dentina ao microambiente bucal altamente cariogênico. Em outras palavras, acredita-se que a RDT gere – por meio de seu impacto indireto e direto à estrutura dental – grande estresse biomecânico ao esmalte de pacientes com CCP, contribuindo para o início e a progressão da CRR. Nesse contexto, estudos publicados identificaram a redução na microdureza do esmalte e da dentina irradiada, evento biomecânico que, quando associado à alteração no padrão de resistência a forças de tensão e às modificações presentes na região interna do esmalte cervical, levariam à desestabilização da JAD, ao desenvolvimento de fissuras, trincas e delaminação do esmalte, expondo precocemente a dentina subjacente a um meio oral altamente cariogênico, favorecendo a progressão da CRR (Figuras 6.2 a 6.4).

Em termos de impacto da RDT sobre os componentes orgânicos da matriz dentinária, foi publicada uma série de estudos direcionados para a imunolocalização e a atividade das metaloproteinases de matriz (MMPs) em dentes submetidos à RDT *in vitro* e *in vivo*. As MMPs possuem ampla atividade em substratos contra praticamente todas as proteínas de matriz extracelular e têm papel fundamental no desenvolvimento e na remodelação tecidual do complexo dentinopulpar, tendo sido descritas como centrais para os processos de progressão de cárie convencional. A literatura relata que a radiação tanto *in vitro* quanto *in vivo* contribui para o aumento da MMP-20 de 23 kDa localizada em JAD, matriz do esmalte e adjacente aos túbulos dentinários, podendo, portanto, estar relacionada à degradação dos componentes proteicos da JAD e, consequentemente, ao processo de delaminação do esmalte. Contudo, estudos de nossa equipe que avaliaram a presença das MMP-2, MMP-9 e MMP-20, por meio de imuno-histoquímica e zimografia *in situ*, não encontraram diferenças na imunolocalização, nos padrões de expressão ou na atividade enzimática quando compararam-se amostras de dentes irradiados *in vivo* e

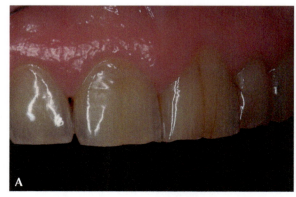
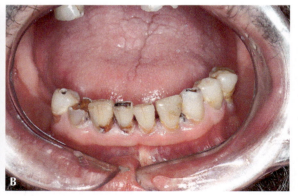

FIGURA 6.2 Pacientes pós-RDT na região de cabeça e pescoço com presença de trincas de esmalte. **A.** Paciente com trincas de esmalte acometendo a bateria labial superior. Note que as trincas apresentam extensão cervicoincisal, ou seja, afetam toda a extensão vestibular dos dentes. **B.** Paciente com presença de trincas de esmalte acometendo os dentes anteriores inferiores associadas a lesões cervicais e incisais e manchamento acastanhado/marrom-enegrecido.

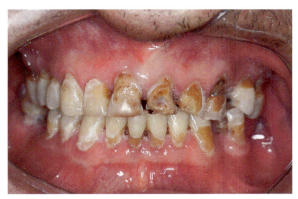

FIGURA 6.3 Processo de delaminação do esmalte. Paciente pós-RDT na região de cabeça e pescoço apresentando extensa delaminação de esmalte acometendo toda a superfície vestibular dos dentes 11, 21 e 22 e a superfície cervical dos dentes posteriores superiores e de todos os dentes inferiores.

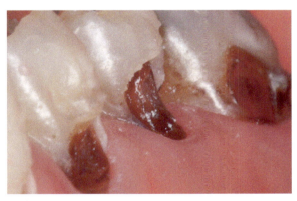

FIGURA 6.4 Imagem em detalhe de delaminação do esmalte cervical de pré-molares e molar associada a uma alteração de cor acastanhada da dentina exposta.

dentes não irradiados. Esses resultados rejeitaram a teoria de que a RDT seria capaz de ativar as MMPs dentinárias e nativas da JAD que, por sua vez, degradariam a matriz dentinária com maiores velocidade e intensidade, contribuindo para destruição dental pós-RDT.

Existe um bom lastro de resultados científicos acerca das evidências de alterações dentinárias pós-RDT sugerindo que a dentina irradiada tende a apresentar padrões mais desorganizados de dentina intertubular e de dentina peritubular, formando, como consequência da RDT, estruturas de morfologia homogênea sem limites precisos entre os dois padrões mencionados de tecido dentinário. Tais alterações dentinárias podem estar correlacionadas com alterações nos padrões de microdureza da dentina favorecendo a propagação de trincas e fissuras provenientes do esmalte, assim como interferindo na adesão dos sistemas restauradores à base de resina composta. Em contraste a essa ideia, estudos de nossa equipe relataram que os componentes micromorfológicos da JAD (padrão festonado ou liso) e da dentina (linhas incrementais, dentina interglobular e camada granulosa de Tomes), assim como as reações dentinárias frente ao processo cariogênico como a esclerose dentinária e a produção de dentina terciária, quando submetidos a altas doses de radiação *in vivo*, mantiveram seu padrão micromorfológico quando comparados a dentes anatomicamente homólogos não expostos à radiação ionizante.

Ainda sobre os efeitos diretos da RDT nas estruturas dentárias, estudos *in vitro* demonstraram que a RDT simulada experimentalmente é capaz de gerar destruição radiogênica das células do tecido conjuntivo da polpa e de gerar alterações morfológicas nos processos odontoblásticos e na dentina propriamente dita, comprometendo a habilidade do complexo dentinopulpar em responder, do ponto de vista fisiológico, à progressão da CRR. A literatura relata que a radiação pode causar, de forma dose-dependente, um processo inflamatório e isquêmico na polpa, diminuindo a resposta pulpar a testes sensitivos, que se segue por um período de 4 a 5 meses após o término da RDT. Contudo, um estudo consecutivo aos previamente mencionados demonstrou que, após 4 a 6 anos do término da RDT, a polpa retorna aos níveis normais de oxigenação e fluxo sanguíneo, indicando que as alterações pulpares relacionadas à RDT possuem característica temporária. Nesse contexto, estudos recentes de nossa equipe avaliaram os efeitos diretos da RDT por meio de um modelo experimental de dentes irradiados *in vivo* e extraídos de pacientes com CCP submetidos à RDT, e, ao contrário dos resultados presentes na literatura, identificaram a preservação morfológica da microvascularização, da inervação e da matriz extracelular da polpa dental mesmo após a conclusão do tratamento com base em altas doses de radiação direcionada para os dentes.

Apesar de existirem poucos estudos clínicos direcionados para a melhor compreensão da etiopatogenia da CRR, de um modo geral, as publicações que sugerem que a radiação cause danos diretos à microestrutura dentária e predisponha à CRR são baseadas em estudos experimentais em modelos animais ou em estudos *in vitro* de espécimes (humanos e bovinos) de esmalte e dentina irradiados por protocolos com baixa capacidade de reproduzir metodologicamente os múltiplos fatores associados à etiologia da CRR. Portanto, nos tempos atuais, predomina a compreensão de que o "agrupamento de sintomas bucais" associado ao tratamento radioterápico – sobretudo por ação da hipossalivação e da higiene bucal limitada – é mais relevante para a etiologia da CRR do que os eventuais efeitos radiogênicos diretos sobre a microestrutura dental (Figura 6.5).

Cárie relacionada à radiação

Originalmente descrita por Del Regato em 1939, a CRR, também conhecida como "cárie de radiação", é um dos maiores desafios odontológicos no campo das toxicidades bucais da RDT e se caracteriza por um perfil clínico de "cárie rampante" com início e progressão rápidos, dificuldade de padronização diagnóstica clínica, alto potencial de destruição dental e difícil tratamento restaurador. Essas lesões podem levar à destruição generalizada dos dentes em poucos meses após a conclusão da RDT, produzindo perda de eficiência mastigatória, instalação de focos de infecção crônica e risco aumentado para o desenvolvimento da ORN espontânea, gerando impacto negativo na qualidade de vida de pacientes com CCP que concluíram o tratamento oncológico. Em uma recente revisão sistemática, Hong *et al.* (2010) descreveram a prevalência de cáries em pacientes pós-RT e pós-quimio/radioterapia associadas, de 24% e 21,4%, respectivamente. O índice CPOD (Dentes Cariados Perdidos e Obturados) nos pacientes

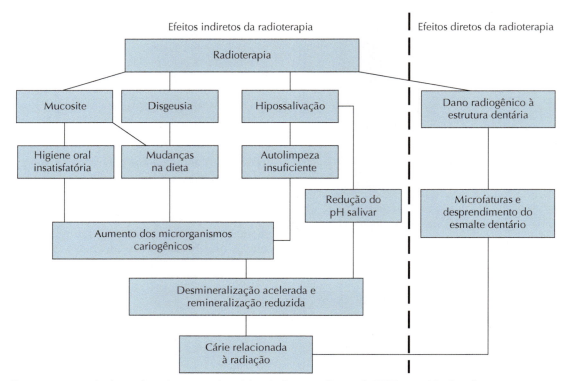

FIGURA 6.5 Fluxograma correlacionando os impactos dos efeitos indiretos e diretos da RDT na região de cabeça e pescoço no desenvolvimento da CRR. Note a importância dos efeitos da hipossalivação e da deficiência da higiene oral na alteração da microbiota dos pacientes e a consequente alteração no equilíbrio de desmineralização e remineralização do esmalte, favorecendo o aparecimento da CRR. Quanto aos efeitos diretos, note a maior propensão a fratura e desprendimento do esmalte, o que promove uma exposição dentinária precoce ao meio oral e consequente desenvolvimento da CRR.

do estudo mencionado submetidos à RDT na região de cabeça e pescoço foi de 17,01 (desvio padrão [DP] 9,1, n=157), evidenciando as altas frequência e gravidade da CRR em populações irradiadas por CCP.

Clinicamente, a CRR inicia-se em um período entre 6 e 12 meses após o término da RDT na região de cabeça e pescoço. As lesões de CRR apresentam padrões de manifestação clínica e de progressão muito peculiares quando comparadas às cáries convencionais de pacientes não irradiados. Trabalhos de pesquisa de nossa equipe demonstraram que a CRR se inicia por meio de alterações no padrão de translucidez e coloração do esmalte que se manifestam na forma de pigmentação castanha ou marrom-enegrecida das superfícies lisas de esmalte não cavitado e dentina cervical, principalmente nas porções cervicais dos dentes anteriores (Figura 6.6).

Nossa equipe de trabalho foi pioneira ao demonstrar – por meio da combinação da microscopia de luz polarizada e microscopia eletrônica de varredura – que essas pigmentações castanhas das superfícies lisas de esmalte que acometem pacientes irradiados representam, do ponto de vista microscópico e ultraestrutural, desmineralizações subsuperficiais ou, em outras palavras, lesões de CRR incipientes em esmalte não cavitado. Reforçando evidências de que a CRR se manifesta clinicamente por padrões clínicos atípicos e pouco

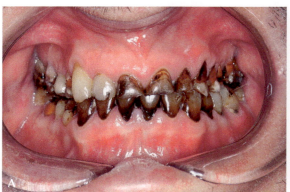
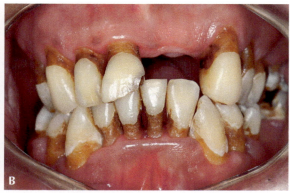

FIGURA 6.6 Padrão de manchamento marrom-enegrecido. **A.** Paciente pós-RDT na região de cabeça e pescoço com alteração no padrão de coloração dentária apresentando manchamento marrom-enegrecido na superfície dentária de todos os dentes. **B.** Paciente apresentando lesões de CRR iniciais com manchamento acastanhado na região cervical dos dentes.

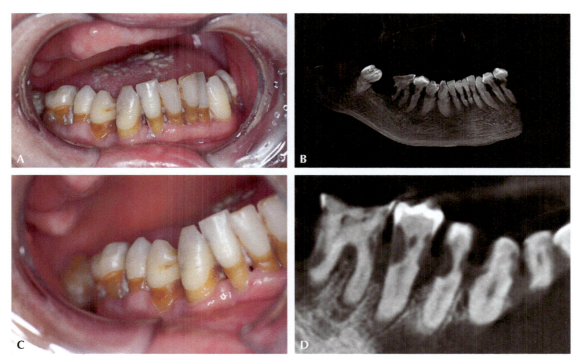

FIGURA 6.7 Lesões de CRR. **A.** Paciente apresentando lesões de CRR com presença de cáries cervicais clinicamente pequenas, presença de trincas de esmalte e alteração de cor acastanhada na região cervical. **B.** Reconstrução panorâmica de tomografia computadorizada do paciente ilustrado em **A**. Nesta imagem podem-se observar imagens hipodensas sugestivas de um processo de destruição dentária pela CRR mais agressivo do que quando comparado à apresentação clínica das lesões. **C.** Imagem clínica em detalhe dos dentes posteriores do paciente ilustrado em **A** demonstrando pequena perda de estrutura e um padrão de coloração acastanhado em toda região cervical dos dentes 44, 45 e 46. **D.** Corte frontal de tomografia computadorizada mostrando em detalhe a profundidade do processo de CRR nos dentes 44, 45 e 46, incompatível com o aspecto clínico das lesões como demonstrado em **C**.

reconhecidos, outro trabalho de nossa equipe descreveu, por meio da técnica da microtomografia computadorizada, que lesões clinicamente incipientes de CRR representam – tomograficamente – frentes de desmineralização profunda de CRR com acometimento da polpa dentária (Figura 6.7).

Essas evidências renovaram a importância de novos estudos direcionados para a melhor caracterização dos padrões clínicos, radiográficos e microscópicos da CRR, de modo que evidências científicas nessa direção amparem o desenvolvimento de protocolos de prevenção e de tratamento mais eficientes.

Em estágios iniciais, as lesões de CRR também exibem fissuras e trincas no esmalte que têm potencial para progredir e gerar a quebra ou a fratura do esmalte com exposição precoce e, consequentemente, rápida destruição da dentina subjacente (Figuras 6.2 a 6.4). Em linhas gerais, a etiologia das trincas e fissuras de esmalte pode ser dividida em: (1) força oclusal excessiva em um dente com estrutura normal; e (2) força oclusal normal em um dente que apresente sua estrutura enfraquecida. No contexto da RDT, é importante entender que estudos anteriores já relatam que a hipossalivação pode ter um impacto direto na estrutura do esmalte que se tornaria mais friável devido a desidratação, implicando desenvolvimento e progressão das fissuras ou trincas de esmalte (Figura 6.8).

O diagnóstico das fissuras ou trincas de esmalte pode ser realizado por inspeção visual; contudo, diversas técnicas diagnósticas auxiliares, como a transiluminação por meio de fibra óptica, podem auxiliar o cirurgião-dentista a identificar essa apresentação clínica inicial da CRR (Figura 6.9).

As lesões de CRR em geral se desenvolvem nas áreas cervicais dos dentes anteriores e nas superfícies incisais e oclusais,

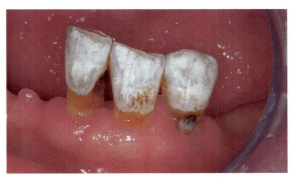

FIGURA 6.8 Paciente apresentando trincas de esmalte acometendo toda extensão vestibular dos dentes. Note a coloração branco/opaca do esmalte, sugerindo desidratação dentária.

afetando inclusive topografias de dentes raramente afetados por cárie em pacientes não irradiados, como as incisais dos incisivos inferiores (Figura 6.10).

Quando não diagnosticada e tratada, a CRR progride de forma a circundar a região cervical dos dentes (Figura 6.11), topografia pouco frequentemente associada à cárie convencional, que se desenvolve principalmente em cicatrículas, fissuras e regiões proximais.

Com a progressão das lesões da CRR, ocorre o processo de delaminação do esmalte, possivelmente, devido às alterações nas propriedades mecânicas da JAD que perde a sua estabilidade e, portanto, prejudica a adesão entre o esmalte e a dentina, favorecendo a delaminação da superfície do esmalte

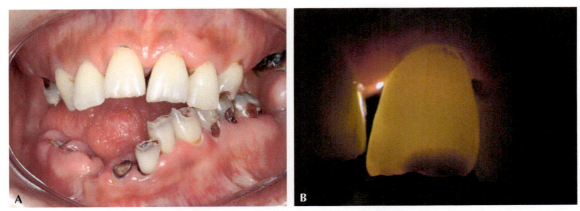

FIGURA 6.9 Paciente exibindo diferentes apresentações clínicas da CRR. **A.** Note a presença de áreas de delaminação nos dentes posteriores inferiores do lado esquerdo, áreas de CRR cervical e incisal e amputações coronárias. Nos dentes anteriores superiores, note que clinicamente a presença das trincas de esmalte não é evidente. **B.** Transiluminação por meio de fibra óptica do dente 21. Note a presença de trincas que se estendem desde a região cervical até a região incisal, na qual é possível observar presença de lesão de CRR (área não iluminada na região incisal).

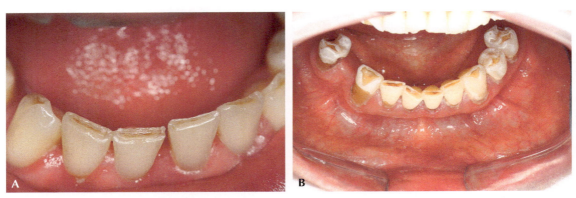

FIGURA 6.10 Pacientes apresentando lesões iniciais de CRR acometendo a região incisal dos dentes. **A.** Lesões de CRR na região cervical acometendo a bateria labial inferior do paciente. **B.** Lesões de CRR na região incisal e de ponta de cúspide acometendo a bateria labial inferior e pré-molares inferiores.

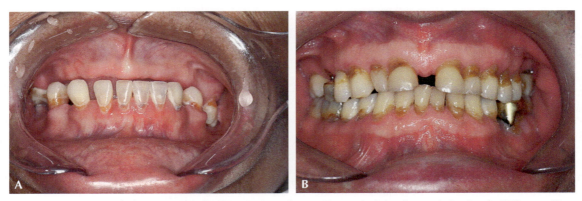

FIGURA 6.11 Pacientes apresentando lesões iniciais de CRR acometendo a região cervical dos dentes. **A.** Lesões de CRR na região cervical acometendo a bateria labial inferior e pré-molares inferiores. **B.** Lesões de CRR na região cervical acometendo todos os dentes superiores e inferiores.

e expondo a dentina a um microambiente altamente cariogênico, favorecendo a rápida destruição dentária e a progressão da CRR (Figura 6.12).

Finalmente, com a progressão da destruição dentária pela CRR, ocorre o processo de amputação coronária, no qual a coroa dental se desprende totalmente, permanecendo apenas restos radiculares na boca dos pacientes (Figuras 6.13 e 6.14).

Esse processo ocorre devido à denominada progressão axial/transversal das lesões de CRR, que promove o "estrangulamento" da região cervical dos dentes, que podem apresentar queda espontânea da coroa dentária, tendo um impacto direto na função mastigatória e no aumento de infecções odontogênicas, o que pode levar ao aumento do desenvolvimento de ORN (Figura 6.15).

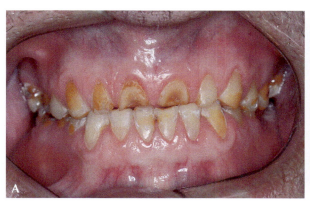 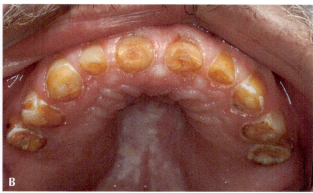

FIGURA 6.12 **A.** Paciente apresentando delaminação de esmalte generalizada acometendo as superfícies vestibulares dos dentes superiores e inferiores. **B.** Superfície palatina dos dentes superiores.

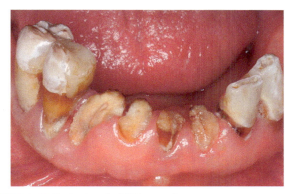

FIGURA 6.13 Paciente pós-RDT em cabeça e pescoço apresentando lesões de CRR nas regiões cervical e incisal dos dentes. Note o processo de amputação coronária com perda das coroas dos dentes 31, 41, 42 e 43.

Silva *et al.* (2009) avaliaram microscopicamente a progressão da CRR quando comparada a lesões de cáries convencionais e não foram observadas diferenças entre lesões iniciais ou avançadas de CRR em relação a lesões pareadas de cárie em pacientes não irradiados. Nessa mesma iniciativa, nossa equipe também demonstrou que o complexo dentinopulpar de dentes irradiados preservou sua habilidade de responder à progressão microscópica da cárie por meio da deposição de dentina terciária (reacional) e dentina intratubular. Os resultados dos estudos sugerem que os efeitos diretos da RDT sobre a estrutura dental não são capazes de prejudicar a resposta dos dentes à progressão da CRR.

Apesar de bem reconhecida como uma importante toxicidade da RDT para tumores malignos de cabeça e pescoço, ainda não há um sistema de classificação específico que tenha sido clinicamente validado e que englobe todo o espectro de apresentação e progressão clínica peculiares da CRR. As lesões são principalmente diagnosticadas em estágios avançados, em que os dentes apresentam grande destruição da estrutura dentária. O diagnóstico tardio da CRR pode ser relacionado tanto à falta de adesão dos pacientes aos protocolos de tratamento odontológico pós-RDT quanto à dificuldade dos cirurgiões-dentistas em identificar as apresentações clínicas iniciais mencionadas da CRR. Infelizmente, a falta de padronização diagnóstica da CRR repercute em prognóstico desfavorável dessas lesões de cárie e em protocolos de tratamento restaurador marcados por baixa longevidade das restaurações e altas taxas de recidiva pós-restauração.

Atualmente, não existem protocolos bem estabelecidos e validados para o tratamento da CRR que sejam capazes de orientar o uso de materiais restauradores mais indicados para cada estágio odontológico pós-RDT. Infelizmente, a maioria dos pacientes não recebe tratamento adequado da CRR ou

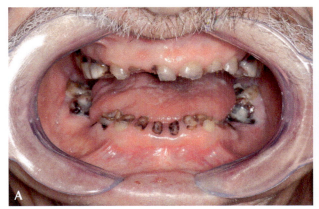 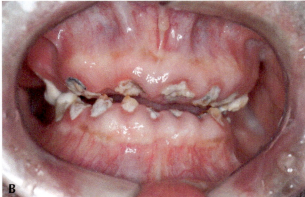

FIGURA 6.14 Amputação coronária. **A.** Paciente apresentando amputações coronárias generalizadas assim como manchamento marrom-enegrecido e lesões de CRR incisais e cervicais. **B.** Paciente apresentando amputação coronária generalizada acometendo quase todos os dentes na boca.

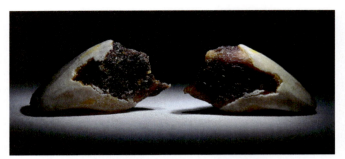

FIGURA 6.15 Imagem representativa de coroas dentárias que sofreram amputação coronária espontânea. Paciente em acompanhamento no Serviço de Odontologia Oncológica do Instituto do Câncer do Estado de São Paulo levou as coroas amputadas ao atendimento.

acaba sendo tratada empiricamente, com base na experiência clínica de cada cirurgião-dentista.

Ainda no contexto da patogênese da CRR e dos efeitos diretos da RDT sobre a estrutura dental, estudos de nossa equipe também observaram que as falhas na longevidade de restaurações adesivas de dentes submetidos a altas doses de radiação *in vivo* compartilham os mesmos fatores etiológicos e padrões de desmineralização de falhas que os observados na interface dente/restauração de pacientes não expostos à radiação: cárie secundária e cárie residual. Esses resultados contrariam a ideia de que a imbricação mecânica entre a superfície dentária e o material restaurador pode estar prejudicada em dentes de pacientes irradiados, gerando menor retenção e, consequentemente, menor longevidade das restaurações.

Vindo ao encontro das evidências descritas no parágrafo anterior, Galetti *et al.* (2014) não encontraram diferença significativa entre dentes irradiados *in vivo* e não irradiados quanto à força de união da dentina a uma série de protocolos contemporâneos de materiais restauradores e adesivos odontológicos. Finalmente, Madrid *et al.* (2017b) validaram essas evidências por meio de uma revisão sistemática que demonstrou que os efeitos diretos da RDT também não são capazes de alterar as propriedades mecânicas, microdureza e resistência a desgaste de materiais restauradores adesivos mesmo em altas doses de radiação. Vale ressaltar que a maior parte dos estudos avaliados realizou análises *in vitro* com altas doses aplicadas de forma não fracionada. Por outro lado, os estudos realizados *in vivo* obtiveram resultados inconclusivos e controversos, demonstrando a necessidade de realização de mais estudos com metodologias próximas à realidade destes pacientes.

Tendo em vista o exposto, muito possivelmente, a notória longevidade reduzida das restaurações odontológicas em dentes de pacientes irradiados está relacionada ao mesmo conceito de "agrupamento de sintomas bucais" da RDT que gera o risco aumentado de CRR e os chamados "efeitos diretos da RT" não são capazes de causar instabilidade da interface dente-restauração.

Dessa forma, considerando a falta de evidência científica sobre material e técnica mais adequados, o protocolo institucional para o tratamento restaurador das lesões de CRR segue os protocolos de restauração com materiais adesivos, resina composta, utilizados para cáries convencionais, como o uso de fio retrator e matriz interproximal (Figuras 6.16 e 6.17) para os casos de lesões cervicais e realização de bisel para restaurações incisais (Figura 6.18).

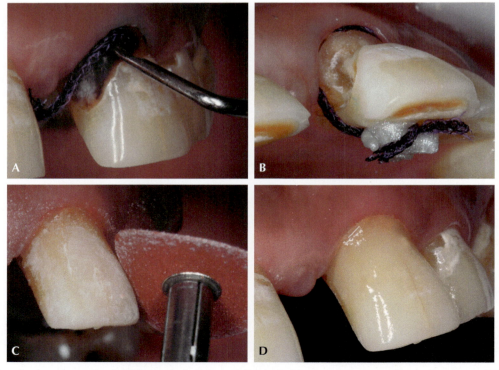

FIGURA 6.16 Protocolo de restauração de CRR cervical. **A.** Exposição do tecido cariado com auxílio de fio retrator #00. Note a presença de manchamento marrom-enegrecido na região cervical assim como presença de trinca de esmalte estendendo-se da região cervical até a região incisal do dente. **B.** Após a remoção do tecido cariado, realizou-se a confecção do bisel em esmalte, seguida de limpeza da cavidade e condicionamento seletivo do esmalte com ácido fosfórico 37%. **C.** Início do acabamento com discos de lixa (Sof-Lex; 3M ESPE). **D.** Aspecto final da restauração.

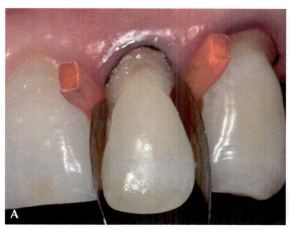 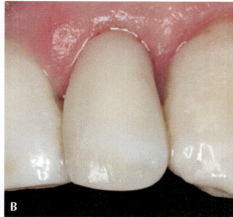

FIGURA 6.17 Para a restauração de CRRs que acometem toda a cervical (faces vestibular, proximais mesial e distal e palatina) é necessária a adaptação de matrizes metálicas (Unimatrix; TDV) com cunhas de madeira (**A**). Nesses casos, diferentemente das restaurações posteriores do tipo Classe 2, as faces vestibular e proximais são inteiramente reconstruídas primeiro, para posteriormente realizar a restauração da face palatina ou lingual (**B**).

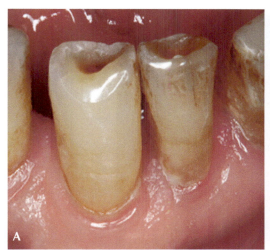 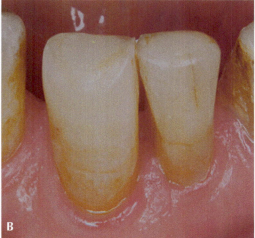

FIGURA 6.18 As restaurações incisais podem ser realizadas com resina composta de corpo e não requerem confecção de bisel, uma vez que a finalidade desse recurso é o ganho de retenção em áreas com pouco potencial retentivo. Nessas situações, a cavidade já cumpre esse papel (**A**). Note o aspecto final da restauração (**B**).

Em alguns casos, o cirurgião-dentista pode se deparar com quadros clínicos nos quais o paciente apresenta CRRs em todos os dentes ou em uma quantidade suficiente que impeça as restaurações dos elementos acometidos em poucas sessões. Deve-se realizar a remoção do tecido cariado e a inserção de ionômero de vidro no maior número de elementos possível, para que o controle da progressão de tal toxicidade seja possível até que o clínico possa restaurar definitivamente (Figura 6.19).

Considerações finais

Tendo em vista o conteúdo exposto neste capítulo, tornou-se prioridade zelar pela manutenção dos dentes de pacientes que serão submetidos ao tratamento oncológico, sobretudo, porque é de notório conhecimento o fato de que a maior parte das modalidades terapêuticas nesse contexto – incluindo a RT, a QT e o transplante de células progenitoras hematopoéticas – tem potencial para gerar uma série de toxicidades

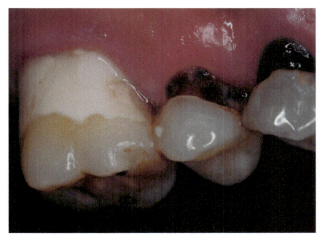

FIGURA 6.19 Restauração provisória com ionômero de vidro a fim de retardar a progressão do processo cariogênico até que seja possível a realização de restauração definitiva.

crônicas em boca que, por sua vez, ocasionarão dor e hipersensibilidade em mucosa bucal, hipossalivação, alterações de paladar, limitação de abertura bucal e disfagia que demandarão alterações nos padrões de dieta (para alimentos mais pastosos e cariogênicos) e limitarão o estímulo e a capacidade de higiene bucal. Esse cenário multifatorial aumenta exponencialmente o risco de desenvolvimento de cárie rampante, de falha dos protocolos de restauração dentária e, finalmente, aumentam o risco de focos de infecção odontogênica em sobreviventes do câncer que acabam por predispor a quadros de ORN e osteonecrose relacionada a medicamentos. Desse modo, protocolos contemporâneos de tratamento oncológico devem incluir avaliações odontológicas e dentárias sistemáticas em pacientes que iniciarão tratamento do câncer, bem como durante o tratamento e também de modo contínuo nos pacientes que concluíram o tratamento oncológico.

REFERÊNCIAS BIBLIOGRÁFICAS

Andrews N, Griffiths C. Dental complications of head and neck radiotherapy: Part 1. Aust Dent J. 2001; 46(2):88-94.

Bensadoun RJ, Riesenbeck D, Lockhart PB, Elting LS, Spijkervet FK, Brennan MT. A systematic review of trismus induced by cancer therapies in head and neck cancer patients. Support Care Cancer. 2010; 18(8):1033-8.

Bonan PRF, Lopes MA, Pires FR, Almeida OPD. Dental management of low socioeconomic level patients before radiotherapy of the head and neck with special emphasis on the prevention of osteoradionecrosis. Braz Dent J. 2006; 17(4):336-42.

Brennan MT, Spijkervet FKL, Elting LS. Systematic reviews and guidelines for oral complications of câncer therapies: current challenges and future opportunities. Support Care Cancer. 2010; 18(8):77-8.

Brennan MT, Treister NS, Sollecito TP et al. Dental disease before radiotherapy in patients with head and neck cancer: Clinical Registry of Dental Outcomes in Head and Neck Cancer Patients. J Am Dent Assoc. 2017; 148(12):868-77.

Cohen EEW, LaMonte SJ, Erb NL, Beckman KL et al. American Cancer Society Head and Neck Cancer Survivorship Care Guideline. CA Cancer J Clin. 2016; 66(3):203-39.

Cunha SRB, Ramos PAM, Nesrallah ACA et al. The effects of ionizing radiation on the oral cavity. J Contemp Dent Prac. 2015; 16(8):679-87.

de Pauli Paglioni M, Palmier NR, Prado-Ribeiro AC et al. The impact of radiation caries in the quality of life of head and neck cancer patients. Support Care Cancer. 2020; 28(6):2977-84.

Del Regato JA. Dental lesions observed after roentgen therapy in cancer of the buccal cavity, pharynx and larynx. AJR Am J Roentgenol. 1939; 40:404-10.

Delanian S, Lefaix JL. The radiation-induced fibroatrophic process: therapeutic perspective via the antioxidant pathway. Radiother Oncol. 2004; 73(2):119-31.

Deng J, Jackson L, Epstein J et al. Dental demineralization and caries in patients with head and neck cancer. Oral Oncol. 2015; 51(9): 824-31.

Eisbruch A, Ten Haken RK, Kim HM et al. Dose, volume, and function relationships in parotid salivary glands following conformal and intensity-modulated irradiation of head and neck cancer. Int J Radiat Oncol Biol Phys. 1999; 45(3):577-87.

Faria KM, Brandão TB, Ribeiro ACP et al. Micromorphology of the dental pulp is highly preserved in cancer patients who have undergone head and neck radiotherapy. J Endod. 2014; 40(10):1553-9.

Galetti R, Santos-Silva AR, Antunes A, Alves FA, Lopes MA, Goes MF. Radiotherapy does not impair dentin adhesive properties in head and neck cancer patients. Clin Oral Invest. 2014; 18(7):1771-8.

Gomes-Silva W, Prado Ribeiro AC, de Castro Junior G et al. Head and neck radiotherapy does not increase gelatinase (metalloproteinase-2 and -9) expression or activity in teeth irradiated in vivo. Oral Surg Oral Med Oral Pathol Oral Radiol. 2017; 124(2):175-82.

Gomes-Silva W, Prado-Ribeiro AC, Brandão TB, Morais-Faria K, Castro Junior G, Mak MP, Lopes MA, Rocha MM, Salo T, Tjardehane L et al. Postradiation matrix metalloproteinase-20 expression and its impact on dental micromorphology and radiation-related caries. Caries Res. 2017; 51(3):216-24.

Gonçalves LMN, Palma-Dibb RG, Paula-Silva FWG, Oliveira HF, Nelson-Filho P, Silva LAB, Queiroz AM. Radiation therapy alters microhardness and microstructure of enamel and dentin of permanent human teeth. J Dent. 2014; 42(8):986-92.

Gouvêa Vasconcellos AF, Palmier NR, Ribeiro ACP et al. Impact of clustering oral symptoms in the pathogenesis of radiation caries: a systematic review. Caries Res. 2020; 54(2):113-26.

Hey J, Seidel J, Schweyen R, Paelecke-Habermann Y, Vordermark D, Gernhardt C, Kuhnt T. The influence of parotid gland sparing on radiation damages of dental hard tissues. Clin Oral Investig. 2013; 17(6):619-25.

Hong C, Napeñas J, Hodgson B, Stokman M et al. A systematic review of dental disease in patients undergoing cancer therapy. Support Care Cancer. 2010; 18(8):1007-21.

Hu JY, Chen XC, Li YQ, Smales RJ, Yip KH. Radiation-induced root surface caries restored with glass ionomer cement placed in conventional and ART cavity preparations: Results at two years. Aust Dent J. 2005; 50(3):186-90.

Huber MA, Terezhalmy GT. The head and neck radiation oncology patient. Quintessence Int. 2003; 34(9):693-717.

Jensen SB, Pedersen AML, Vissink A, Andersen E, Brown CG, Davies AN et al. A systematic review of salivary gland hypofunction and xerostomia induced by cancer therapies: prevalence, severity and impact on quality of life. Support Care Cancer. 2010; 18(8):1039-60.

Jham BC, Reis PM, Miranda EL et al. Oral health status of 207 head and neck cancer patients before, during and after radiotherapy. Clin Oral Investig. 2008; 12(1):19-24.

Kataoka SH, Setzer FC, Fregnani ER, Pessoa OF, Gondim E Jr, Caldeira CL. Effects of 3-dimensional conformal or intensity-modulated radiotherapy on dental pulp sensitivity during and after the treatment of oral or oropharyngeal malignancies. J Endod. 2012; 38(2):148-52.

Kataoka SH, Setzer FC, Gondim-Junior E, Fregnani ER, Moraes CJP, Pessoa OF, Gavini G, Caldeira CL. Late effects of head and neck radiotherapy on pulp vitality assessed by pulse oximetry. J Endod. 2016; 42(6):886-9.

Kataoka SH, Setzer FC, Gondim-Junior E, Pessoa OF, Gavini G, Caldeira CL. Pulp vitality in patients with intraoral and oropharyngeal malignant tumors undergoing radiation therapy assessed by pulse oximetry. J Endod. 2011; 37(9):1197-2000.

Katsura K, Sasai K, Sato K, Saito M, Hoshina H, Hayashi T. Relationship between oral health status and development of osteoradionecrosis of the mandible: A retrospective longitudinal study. Oral Surg Oral Med Oral Pathol Oral Radiol Endod. 2008; 105(6):731-8.

Kielbassa AM, Hinkelbein W, Hellwig E, Meyer-Luckel H. Radiation-related damage to dentition. Lancet Oncol. 2006; 7(4):326-35.

Lalla RV, Treister N, Sollecito T et al. Oral complications at 6 months after radiation therapy for head and neck cancer. Oral Dis. 2017;23(8):1134-43.

Lieshout HFJ, Bots CP. The effect of radiotherapy on dental hard tissue – a systematic review. Clin Oral Investig. 2014; 18(1):17-24.

Lockhart PB, Clark J. Pretherapy dental status of patients with malignant conditions of the head and neck. Oral Surg Oral Med Oral Pathol. 1994; 77(3):236-41.

Madrid CC, Paglioni MP, Line SR, Vasconcelos KG, Brandão TB, Lopes MA, Santos-Silva AR, Goes MF. Structural analysis of enamel in teeth of head-and-neck cancer patients who underwent radiotherapy. Caries Res. 2017b; 51(2):119-28.

Madrid Troconis CC, Santos-Silva AR, Brandão TB et al. Impact of head and neck radiotherapy on the mechanical behavior of composite resins and adhesive systems: A systematic review. Dent Mater. 2017a; 33(11):1229-43.

McGuire JD, Mousa AA, Zhang BJ et al. Extracts of irradiated human tooth crowns contain MMP-20 protein and activity. J Dent. 2014; 42(5):626-35.

Morais-Faria K, Menequssi G, Marta G, Fernandes PM et al. Dosimetric distribution to the teeth of patients with head and neck cancer who underwent radiotherapy. Oral Surg Oral Med Oral Pathol Oral Radiol. 2015; 120(3):416-9.

Morais-Faria K, Neves-Silva R, Lopes MA et al. The wolf in sheep's clothing: Microtomographic aspects of clinically incipient radiation-related caries. Med Oral Patol Oral Cir Bucal. 2015; 21(3): 299-304.

Murphy BA. Late treatment effects: reframing the questions. Lancet Oncol. 2009; 10(6):530-1.

Palmier NR, Migliorati CA, Prado-Ribeiro AC et al. Radiation-related caries: current diagnostic, prognostic, and management paradigms. Oral Surg Oral Med Oral Pathol Oral Radiol. 2020; 130(1):52-62.

Palmier NR, Ribeiro ACP, Fonseca JM et al. Radiation-related caries assessement through the international caries detection and assessment system and the post-radiation dental index. Oral Surg Oral Med Oral Pathol Oral Radiol. 2017; 124(6):542-7.

Reed R, Xu C, Liu Y, Gorski JO et al. Radiotherapy effect on nano-mechanical properties and chemical composition of enamel and dentin. Arch Oral Biol. 2015; 60(5):690-7.

Ribeiro AC, Lopes MA, Brandão TB, Santos-Silva AR Clustering of oral symptoms versus radiation-induced apical periodontitis. Clin Oral Investig. 2013; 17(1):337.

Santos-Silva AR, Feio PdoS, Vargas PA et al. cGVHD – related caries and its shared features with other 'dry-mouth'-related caries. Braz Dent J. 2015; 26(4):435-40.

Scully C, Felix DH. Oral medicine – update for the dental practitioner oral cancer. Br Dent J. 2006; 200(1):13-7.

Seiwert TY, Salama JK, Vokes EE. The chemoradiation paradigm in head and neck cancer. Nat Clin Pract Oncol. 2007; 4(3):156-71.

Seyedmahmoud R, Wang Y, Thiagarajan G et al. Oral cancer radiotherapy affects enamel microhardness and associated indentation pattern morphology. Clin Oral Investig. 2017 [Epub ahead of print].

Silva AR, Alves FA, Berger SB, Giannini M, Goes MF, Lopes MA. Radiation-related caries and early restoration failure in head and neck cancer patients. A polarized light microscopy and scanning electron microscopy study. Support Care Cancer. 2010; 18(1):83-7.

Silva ARS, Alves FA, Antunes A, Goes MF, Lopes MA. Patterns of demineralization and dentin reactions in radiation-related caries. Caries Res. 2009; 43(1):43-9.

Springer IN, Niehoff P, Warnke PH et al. Radiation caries-radiogenic destruction of dental collagen. Oral Oncol. 2005; 41(7):723-8.

Sroussi HY, Epstein JB, Bensadoun RJ et al. Common oral complications of head and neck cancer radiation therapy: mucositis, infections, saliva change, fibrosis, sensory dysfunctions, dental caries, periodontal disease, and osteoradionecrosis. Cancer Med. 2017; 6(12): 2918-31.

Thiagarajan G, Vizcarra B, Bodapudi V et al. Stress analysis of irradiated human tooth enamel using finite element methods. Comput Methods Biomech Biomed Engin. 2017; 20(14):1533-42.

Vissink A, Jansma J, Spijkervet FKL, Burlage FR, Coppes RP. Oral sequelae of head and neck radiotherapy. Crit Rev Oral Biol Med. 2003; 14(3):199-212.

Walker MP, Wichman B, Cheng AL et al. Impact of radiotherapy dose on dentition breakdown in head and neck cancer patients. Pract Radiat Oncol. 2011; 1(3):142-8.

Walker MP, Wichman B, Williams K. Post- radiation dental index: development and reliability. Support Care Cancer. 2008; 16(5): 525-30.

7 Diagnóstico e Tratamento da Osteorradionecrose

Maria Cecília Querido de Oliveira, Aljomar José Vechiato Filho, Alan Roger dos Santos Silva, Thaís Bianca Brandão, Bruno Felipe Gaia dos Santos, Giuliano Belizário Rosa, Wagner Gomes Silva e André Caroli Rocha

Uma das mais graves complicações associadas ao tratamento oncológico de pacientes submetidos à radioterapia (RDT) em região de cabeça e pescoço é a osteorradionecrose (ORN). Essa condição apresenta, por vezes, maior morbidade que a própria doença de base do paciente, constituindo um grande desafio aos profissionais envolvidos no seu tratamento. A evolução da doença pode promover consequências importantes, como a perda da função mastigatória e uma grande redução na qualidade de vida dos pacientes acometidos.

Definição e fisiopatologia da osteorradionecrose

A ORN consiste em desvitalização e exposição do osso irradiado por meio da pele e/ou mucosa (ou na presença de fístula que leve ao osso desvitalizado), por um período mínimo de 3 meses, na ausência de recidiva do tumor.

O primeiro relato sobre ORN dos maxilares foi feito em 1922 por Regaud; posteriormente foram realizadas algumas tentativas para estabelecer a melhor terminologia para essa doença. Termos como osteíte de radiação, osteíte por radiação, necrose óssea avascular e osteorradionecrose séptica da mandíbula foram propostos.

Em 1970, Meyer propôs que a ação da tríade radiação, traumatismo e infecção provocaria mudanças da flora microbiológica oral com invasão do osso irradiado subjacente e o desenvolvimento da necrose óssea. Esta teoria considerava a ORN uma doença infecciosa do osso irradiado, defendendo um tratamento por meio de antibioticoterapia e cirurgia.

Histologicamente, endoarterite obstrutiva, hiperemia, hialinização, hipovascularização, trombose e fibrose eram achados comuns na ORN.

Acredita-se que esses fatores possam resultar em distúrbios metabólicos e na homeostase dos tecidos, promovendo redução na difusão do oxigênio no tecido ósseo, o que diminui o seu metabolismo a ponto de tornar seu processo de remodelação ineficaz.

Em 1983, Marx propôs que a ORN não seria uma infecção primária do osso irradiado, mas, sim, uma deficiência homeostática metabólica e tecidual complexa criada pela lesão celular induzida por radiação. A fisiopatologia proposta era de que a RDT induziria uma endoarterite progressiva que resultaria em hipoxia tecidual, hipocelularidade e diminuição do fluxo sanguíneo, promovendo hipovascularização celular e, consequentemente, danos teciduais e a não cicatrização das feridas – "teoria dos 3 Hs". Em 1990, Bras acrescentou que a obliteração da artéria alveolar inferior induzida pela radiação seria o fator dominante para a necrose isquêmica da mandíbula.

Em 2004, Delanian e Lefaix sugeriram uma nova teoria fisiopatológica conhecida como "teoria fibroatrófica", segundo a qual os eventos-chave seriam a ativação e a desregulação da atividade fibroblástica. Nesse contexto, haveria uma indução de transformação de fibroblastos em miofibroblastos, que secretam maior quantidade de matriz extracelular e mostram capacidade reduzida de produzir e secretar colágeno nos tecidos adjacentes. Outros eventos seriam a lesão às células endoteliais, com produção de citocinas e inflamação aguda, levando a trombose vascular, necrose de microvasos e isquemia, além da morte de osteoblastos, que causa redução da matriz óssea e substituição fibrosa. Essa associação de alterações ocasionadas pela irradiação tornaria o osso suscetível a não cicatrização, especialmente quando submetido a um traumatismo (Figura 7.1).

Incidência e fatores de risco

A incidência de ORN varia amplamente na literatura, de menos de 1% a mais de 30%, com variação de 10 a 15% na maioria dos estudos, sendo mais comum na mandíbula (especialmente na região posterior do corpo) do que na maxila, uma vez que a mandíbula apresenta osso mais cortical e é menos vascularizada do que a maxila.

Estudos sugerem que a dose de radiação é um fator de risco importante para o desenvolvimento da ORN: quanto maior a dose, maior o risco, sendo pouco comum em doses de radiação abaixo de 60 Gy ou em esquemas de RDT hipofracionada. Maior incidência também é observada quando os pacientes são submetidos à quimioterapia (QT) concomitante e menor nos tratamentos radioterápicos de intensidade modulada (IMRT).

Além da radiação, alguns outros fatores podem estar associados ao desenvolvimento da ORN. Dentre eles destacam-se:

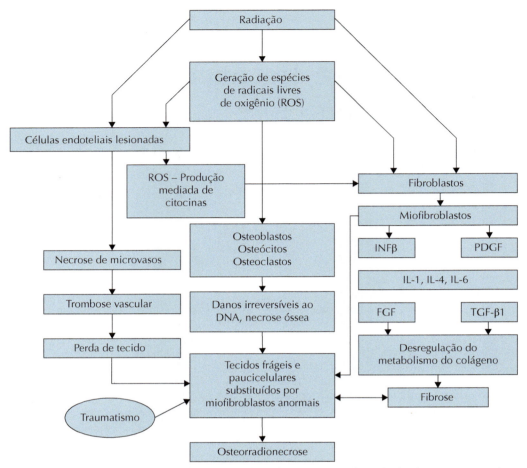

FIGURA 7.1 Fisiopatologia da ORN. INFβ: interferona beta; PDGF: fator de crescimento derivado de plaquetas; IL: interleucina; FGF: fator de crescimento de fibroblastos; TGF-β1: fator transformador do crescimento beta 1.

1. Fatores associados ao tumor, como tamanho (mais comum em pacientes com tumores em estadiamento III e IV), localização (mais comum em pacientes com tumores localizados em boca), proximidade do tumor ao osso e presença de recidiva
2. Fatores associados à radiação: técnicas radioterápicas empregadas (3D, IMRT, braquiterapia), estruturas anatômicas envolvidas no campo de radiação e dose de radiação administrada (mais comum em pacientes submetidos a doses maiores ou iguais a 60 Gy)
3. Fatores dentários: pacientes com higiene oral insatisfatória, com presença de cáries e doenças periodontais
4. Curto espaço de tempo decorrido entre os tratamentos invasivos (exodontias) e o início da RDT (atualmente é sugerido um intervalo de no mínimo 2 semanas, possibilitando o início do processo de reparação tecidual)
5. Cirurgias orais, principalmente extrações dentárias, realizadas após RDT. A incidência para tais procedimentos é de 5%, sendo que o risco aumenta em cirurgias realizadas em mandíbula e em dentes posteriores, cujas raízes localizam-se abaixo da linha milo-hióidea e/ou quando uma cirurgia atraumática não puder ser realizada
6. Próteses mucossuportadas, mal-adaptadas, que gerem traumatismos constantes/crônicos.

Sinais e sintomas

A ORN no seu estágio inicial pode ser assintomática, embora os principais sinais dessa manifestação, como eritema, sangramento gengival, osso exposto desvitalizado por meio de mucosa ulcerada ou pele possam ser observados na inspeção visual (Figura 7.2).

A exposição de tecido ósseo desvitalizado pode progredir para a formação de sequestros ósseos e de fístulas orocutâneas com drenagem purulenta, devido a infecções secundárias e fraturas patológicas. Alterações funcionais também podem estar presentes como:

- Limitação da abertura de boca (trismo)
- Dificuldade de mastigação, deglutição e fala

Os sintomas associados à ORN incluem:

- Dor local
- Aumento de volume
- Hipoestesia ou parestesia
- Halitose
- Disgeusia e impacção alimentar na área do sequestro ósseo.

Entretanto, aproximadamente metade dos casos diagnosticados é assintomática e descoberta pela detecção de exposição óssea na cavidade bucal.

CAPÍTULO 7 | Diagnóstico e Tratamento da Osteorradionecrose

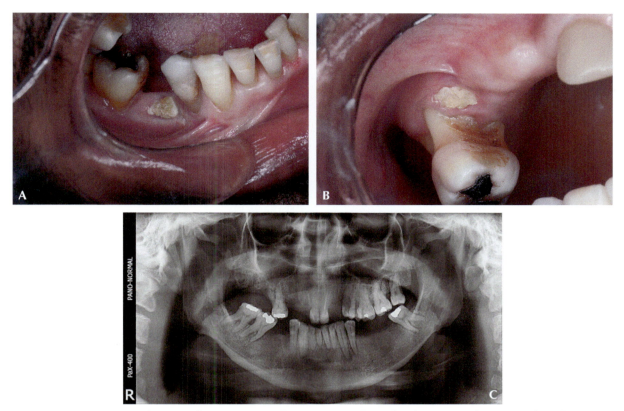

FIGURA 7.2 ORN em estágio inicial. **A** e **B.** Observe presença de osso exposto desvitalizado por meio de mucosa ulcerada. O paciente não relatou sintomatologia dolorosa. **C.** Radiograficamente, não é possível identificar alterações significativas.

Exames de imagem como radiografia panorâmica de mandíbula, tomografia computadorizada (TC), ressonância magnética (RM) e cintilografia óssea são normalmente indicados no auxílio diagnóstico da ORN.

Além do aspecto assintomático, a ORN, nos estágios iniciais, não é detectável radiograficamente. As características radiográficas variam desde áreas osteolíticas mal definidas com destruição da cortical e perda do trabeculado ósseo, assim como diminuição da densidade óssea local.

No centro podem ser observados sequestros ósseos. Contudo, essas observações são muitas vezes de aparecimento tardio, uma vez que é necessário que ocorra desmineralização óssea de 12 a 30% para ser detectável nos exames de imagem convencionais.

A TC possibilita melhor visualização dos limites da ORN, assim como das alterações ósseas como atrofia cortical, destruição cortical, esclerose e sequestros ósseos associados ao espessamento dos tecidos moles. Tem fundamental importância no planejamento cirúrgico e nos casos de difícil interpretação dos exames de imagem convencionais como a radiografia panorâmica.

Outros exames de imagem como a RM e a cintilografia podem ser interessantes no auxílio diagnóstico e planejamento do tratamento. Entretanto, a cintilografia é mais sensível, porém menos específica no diagnóstico da ORN.

O intervalo entre a RDT e o início da ORN pode variar, mas a maioria dos casos ocorre entre 4 meses e 2 anos após a RDT; porém, se houver um fator traumático local, tal manifestação pode ocorrer mais precocemente. Apesar disso, as alterações ósseas são persistentes ao longo dos anos, sendo relatados casos de ORN após 30 ou 40 anos da RDT.

Classificação

A ORN pode surgir de modo espontâneo, quando a degeneração óssea se sobrepõe a nova produção de tecido ósseo ou induzida por traumatismo sobre o tecido ósseo, em que a capacidade de reparação óssea não é suficiente frente ao traumatismo (p. ex., procedimentos cirúrgicos como exodontias e biopsias, traumatismos nos tecidos moles como os causados por próteses mal-adaptadas, necroses teciduais associadas a RDT, deiscência de feridas cirúrgicas e regressão tumoral), promovendo uma contaminação secundária e propiciando o desenvolvimento da doença.

Devido às inúmeras teorias propostas para o surgimento e o desenvolvimento da ORN, ainda não existe consenso quanto à classificação mais adequada da doença. Assim como a definição de ORN, várias classificações para identificações do seu curso clínico já foram propostas. Esses sistemas de classificação foram criados com base em resposta à oxigenoterapia hiperbárica, grau de dano ósseo, achados clínicos e radiográficos, duração da exposição óssea, deiscência dos tecidos moles, osso necrótico, fístula, fraturas patológicas e tratamento necessário.

O primeiro protocolo de classificação foi estabelecido por Marx em 1983 e levou em consideração a resposta que o osso acometido pela ORN apresenta frente a aplicações de oxigenoterapia hiperbárica e abordagem cirúrgica. Os parâmetros com base na resposta à oxigenoterapia hiperbárica não são um método muito utilizado devido aos seus altos custos e à indisponibilidade desse recurso em alguns centros de tratamento.

Epstein *et al.*, em 1987, estabeleceram um protocolo com base no conhecimento do curso clínico da ORN, diferenciando as exposições ósseas que estão em atividade de progressão daquelas que estão persistindo de forma crônica.

Posteriormente, Clayman (1997) classificou a ORN de acordo com a integridade da mucosa sobrejacente.

Em 2000, Store e Boysen definiram uma classificação baseada na presença ou ausência de sinais clínicos e radiográficos.

Os métodos de estadiamento empregados na atualidade foram descritos por Schwartz e Kagan (2002), que também realizaram uma classificação baseada em achados clínicos e radiográficos. Em 2003, Notani *et al.*, realizaram a classificação em três graus associados à extensão da lesão de ORN (Tabela 7.1).

TABELA 7.1
PROPOSTAS DE CLASSIFICAÇÃO DE OSTEORRADIONECROSE (ORN).

Estudo	Estágio	Classificação do estágio	Descrição do estágio	Base do estágio
Marx, 1983	3	Estágio I	Osso alveolar exposto sem fratura patológica, que responde à oxigenoterapia hiperbárica	Resposta à oxigenoterapia hiperbárica
		Estágio II	A doença não responde à oxigenoterapia hiperbárica e requer sequestrectomia	
		Estágio III	Dano ósseo de espessura total ou fratura patológica, geralmente requer ressecção completa e reconstrução de tecido livre	
Epstein *et al.*, 1987	3	Estágio I	Resolvido, curado	Progressão da doença
		Ia	Nenhuma fratura patológica	
		Ib	Fratura patológica	
		Estágio II	Crônico, persistente, não progressivo	
		IIa	Nenhuma fratura patológica	
		IIb	Fratura patológica	
		Estágio III	Ativo, progressivo	
		IIIa	Nenhuma fratura patológica	
		IIIb	Fratura patológica	
Clayman, 1997	2	Tipo I	A lise óssea ocorre sob gengiva ou mucosa intacta	Resultados clínicos
		Tipo II	Um tipo mais agressivo em que tecidos moles se rompem, expondo o osso à saliva e causando contaminação secundária	
Store e Boysen, 2000	4	Estágio 0	Apenas defeitos na mucosa	Resultados clínicos e radiográficos
		Estágio 1	Evidência radiológica de osso necrótico e mucosa intacta	
		Estágio 2	Achados radiológicos positivos com osso exposto intraoral	
		Estágio 3	O osso necrótico exposto clinicamente e, pela imagem radiográfica, com fístulas cutâneas e infecção	
Schwartz e Kagan, 2002	3	Estágio 1	Úlcera mínima em tecido mole e osso exposto limitado. Tratamento conservador	Resultados clínicos e radiográficos
		Estágio 2	Envolvimento localizado de osso cortical e medular	
		IIa	Úlcera mínima de tecido mole	
		IIb	Presença de fístula orocutânea e leve necrose de partes moles	
		Estágio 3	Envolvimento de espessura total de osso, fraturas patológicas podem estar presentes	
Notani *et al.*, 2003	3	Estágio 1	ORN confinada ao osso alveolar	Resultados clínicos
		Estágio 2	ORN limitada ao osso alveolar e/ou mandíbula acima do canal alveolar	
		Estágio 3	ORN envolvendo a mandíbula abaixo do nível do canal alveolar inferior e/ou fístula cutânea e/ou fratura patológica	

Prevenção

As medidas preventivas devem ser consideradas a fim de evitar e/ou reduzir a gravidade da ORN. Presença de má higiene oral, cárie e doença periodontal aumentam a incidência. Além disso, a necessidade de exodontias após a RDT aumenta esses riscos, devido ao traumatismo associado a tal procedimento e à presença de germes orais. Deve, sempre que possível, ser realizado o preparo da cavidade oral pré-RDT, com o intuito de remover focos infecciosos e dentes que apresentem mau prognóstico. O tratamento deve ser atribuído apenas aos dentes que realmente apresentam possibilidade de restauração e chances reais de manutenção.

Em pacientes desdentados o risco de desenvolvimento de ORN parece ser três vezes menor que em pacientes dentados. Entretanto, cuidados no momento da reabilitação devem ser considerados. Uma boa adaptação, suporte e estabilidade das próteses orais devem ser adquiridos, evitando pontos de pressão excessiva, que podem dar origem a úlceras de pressão e gerar traumatismos locais crônicos.

Durante a RDT, sugerimos que os pacientes sejam submetidos a avaliações clínicas diárias ou semanais (a depender da localização do tumor), e após o seu término, a cada 3 meses, com intuito de acompanhamento, detecção precoce e tratamento de possível toxicidade associada a essa terapia.

Caso seja necessária abordagem odontológica cirúrgica após a RDT, sempre devem ser associadas profilaxia e terapia antibiótica. Os procedimentos, sempre que possível, deverão ser realizados da forma mais atraumática possível, considerando regularização de estruturas ósseas, coaptação de tecidos moles e acompanhamento pós-operatório rigoroso.

Tratamentos

O tratamento da ORN ainda é um grande desafio para os cirurgiões-dentistas, não havendo garantia de bons resultados, devido à falta de estudos e protocolos de tratamento que estabeleçam o período de seguimento apropriado e resultados confiáveis.

Frequentemente o tratamento para ORN pode ser classificado em conservador (não cirúrgico), cirúrgico e medicamentoso.

A abordagem conservadora normalmente demonstra eficácia em situações em que a exposição óssea é pequena. Nesses casos, os cuidados locais do tecido ósseo exposto e dos tecidos moles adjacentes incluem a manutenção de uma higiene oral rigorosa associada à limpeza da ferida com soluções antimicrobianas, o uso regular de clorexidina 0,12% e, se necessário, antibióticos. A ferida deve ser irrigada e limpa periodicamente e os sequestros ósseos (porção de osso que se destaca do osso sadio durante o processo de necrose) devem ser removidos de modo atraumático. A presença de sequestros atrasa o processo de cicatrização e a sua remoção facilita a epitelização local. A administração de antibioticoterapia deve ser realizada em casos em que a exposição óssea esteja associada a infecção local.

O tratamento conservador apresenta taxa de sucesso limitada, variando entre 14 e 48% dos casos. Os profissionais envolvidos no tratamento devem constantemente reavaliar os resultados obtidos, uma vez que a falta de efeitos positivos ou melhora do quadro patológico pode gerar desperdício de recursos, como tempo, esforço e medicação, além de resultar em progressão da doença.

Outra abordagem terapêutica descrita no tratamento da ORN é a utilização da oxigenoterapia hiperbárica (OHB); entretanto, não é uma técnica universalmente aceita, havendo autores que não a recomendam para tratamento de ORN pela falta de resultados significativos, elevados custos e dificuldade de disponibilidade/acesso de tratamento. Além disso, existem estudos que relatam resultados negativos para o tratamento dessa condição, sendo indicada preferencialmente para o tratamento de lesões pequenas ou graus "leves". As razões para o pouco benefício da OHB são, principalmente:

- O grau de dano tecidual da radiação pode variar entre os pacientes, mesmo com doses e frações idênticas
- Incapacidade de "ressuscitar" osso necrótico
- Não reversão total dos danos promovidos pela radiação.

Finalmente, os efeitos colaterais e contraindicações, como claustrofobia, gravidez, asma, enfisema pulmonar, pneumotórax, neurite óptica e alterações otológicas, também são descritos como fatores que diminuem as indicações da OHB. Dessa forma, a OHB não será discutida com profundidade neste capítulo. Em casos em que se opta por sua utilização como tratamento adjuvante ao cirúrgico, o protocolo clássico é de 20 sessões antes e 10 sessões após a cirurgia.

Já o tratamento cirúrgico consiste no debridamento (remoção cirúrgica) de todo tecido ósseo desvitalizado, promovendo ampla limpeza local associada a estimulação do sangramento dos tecidos ósseos adjacentes, indispensável ao processo de reparação. O sangramento dos tecidos ósseos produz o melhor guia para avaliação da viabilidade dos tecidos remanescentes. A remoção de arestas cortantes que possam traumatizar os tecidos moles e o fechamento primário da ferida cirúrgica também são fatores de grande importância para o sucesso do tratamento (Figura 7.3).

As indicações do tratamento cirúrgico incluem ineficácia do tratamento conservador, presença de grandes ulcerações e exposições ósseas em cavidade oral, formação de fístulas orocutâneas, evidências radiográficas de osteólise da base da mandíbula e fratura patológica.

A técnica cirúrgica de escolha pode envolver acesso cirúrgico intraoral ou extraoral, e deve ser, sempre que possível, atraumática, com mínimas exposição e desperiostização do tecido ósseo sadio. Entretanto, mesmo com adequada técnica cirúrgica, uma parcela significativa dos casos persiste com a exposição óssea.

Caso a ORN persista e envolva grandes proporções de tecido ósseo, pode ser indicada a mandibulectomia ou a ressecção nos casos de fratura patológica, fístula ou osteólise completa dos tecidos ósseos visualizada nos exames de imagem. No entanto, se a reconstrução não for realizada, o colapso gerado em face pode criar uma deformidade, resultando em incapacidade funcional grave.

A reconstrução mandibular com enxertos ósseos deve ser realizada com os seguintes critérios: restauração da continuidade óssea, altura alveolar, forma facial e volume ósseo mantido ao longo do tempo e eliminação de deficiências de tecidos moles para que as próteses possam ser usadas. Entretanto, o sucesso das reconstruções é limitado, uma vez que os tecidos receptores foram submetidos à radiação e também tiveram sua homeostase modificada. Nesse aspecto, os

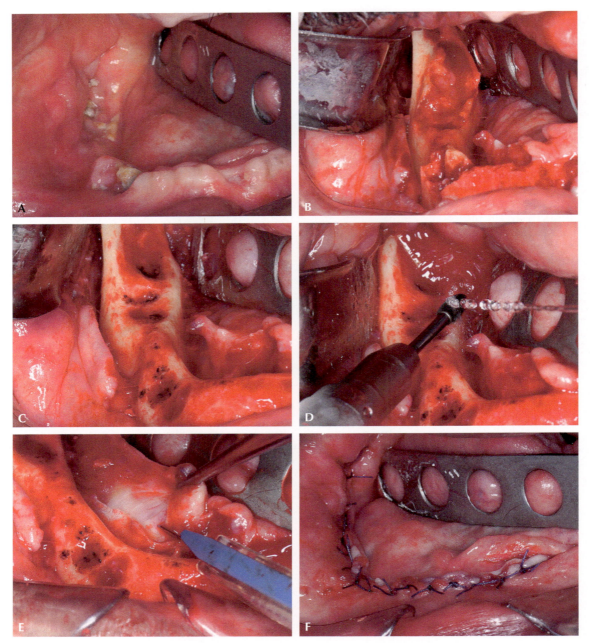

FIGURA 7.3 Sequência para debridamento cirúrgico da ORN. **A.** Exposição óssea de tecido ósseo desvitalizado (necrótico). **B** e **C.** Incisão e exposição de tecido ósseo. **D.** Remoção de tecido ósseo desvitalizado e regularização de rebordo ósseo com auxílio de brocas cirúrgicas. **E** e **F.** Fechamento cirúrgico primário.

retalhos microcirúrgicos apresentam papel especial na viabilidade das reconstruções.

Embora a cirurgia remova todo o tecido ósseo comprometido, cuidados locais como a manutenção de higiene oral rigorosa durante a fase de cicatrização e controle contínuo do paciente devem ser realizados; mesmo assim, o resultado final é incerto e a cura da ORN não é garantida.

Terapias medicamentosas

Apesar das várias teorias existentes para a patogênese da ORN, os mecanismos pressupostos dessas lesões permanecem desconhecidos. Existem autores que consideram que o osso trabecular torna-se desvitalizado devido ao dano endotelial induzido pela radiação, o que gera um desequilíbrio entre a síntese e a degradação tecidual, promovendo hialinização progressiva, fibrose e hipovascularização óssea, levando ao desenvolvimento de um tecido cicatricial fibrótico.

Apesar de esse dano ser habitualmente considerado irreversível, esses autores propuseram que tal processo poderia ser revertido por meio de uma terapia antioxidante com pentoxifilina, tocoferol e clodronato (PENTOCLO).

A combinação PENTOCLO é usada para minimizar o processo de fibrose já existente, reduzir a destruição óssea e promover a cicatrização da área necrótica.

A *pentoxifilina* é um fármaco vasodilatador, que aumenta a oxigenação tecidual, inibe a fibrose e as reações inflamatórias, aumentando a atividade da colagenase. Seu uso também é indicado no tratamento de complicações relacionadas a fibrose em região de cabeça e pescoço e aplicado no tratamento de distúrbios vasculares e fibróticos.

O *tocoferol* é um fármaco que possui propriedades antioxidantes que ajudam a proteger as membranas celulares contra a peroxidação lipídica, contra a formação de radicais livres e na prevenção de danos celulares. Também é responsável por modular a expressão de vários genes e, em fibroblastos de pele humana, reduz a expressão de genes envolvidos no processo fibrótico.

Já o *clodronato* pertence a uma nova geração de bifosfonatos não nitrogenados usados no tratamento de hiperparatireoidismo, osteoporose, mieloma múltiplo e hipercalcemia maligna. Age inibindo a reabsorção óssea, que ocorre de forma excessiva na instalação da ORN. A sua administração intermitente provou, teoricamente, ser bem-sucedida devido à sua alta concentração em osso, combinada com liberação secundária durante a remodelação óssea.

O seu uso tem sido associado a pentoxifilina e tocoferol visando à atividade antimacrofagocitária sem, contudo, promover alterações na homeostase do metabolismo do cálcio. Infelizmente é pouco disponível no mercado brasileiro e apresenta alto custo.

Combinação medicamentosa

O PENTOCLO tem mostrado eficácia na redução da ORN mandibular. Esses medicamentos agem de forma sinérgica como agentes antifibróticos, eliminando as espécies reativas de oxigênio que foram geradas durante o estresse oxidativo, protegendo as membranas celulares contra a peroxidação dos lipídios e inibindo parcialmente a expressão proteica das moléculas-alvo fator transformador do crescimento 1 (TGF-1) e inibidor ativador do plasminogênio 1 (PAI-1); sua combinação é mais eficaz do que qualquer um dos fármacos administrados isoladamente. Apesar de os medicamentos serem bem tolerados e benéficos para os pacientes, suas ações ainda não estão completamente esclarecidas.

O tratamento inicia-se com uma terapia de descontaminação com antibióticos (amoxicilina com ácido clavulânico) associados com anti-inflamatório hormonal (prednisona 20 mg/dia) por 1 mês, visando controlar infecções ativas, minimizar a osteíte e para obtenção de maior efeito cicatrizante, possibilitando maior penetração dos medicamentos.

Após esse período, o paciente recebe uma combinação diária de 800 mg de pentoxifilina (2 doses de 400 mg), 1.000 UI de tocoferol (vitamina E em 2 doses de 500 UI) e uma dose de 1.600 mg de clodronato (quando possível), 5 vezes/semana (segunda a sexta-feira), e aos fins de semana 20 mg de prednisona e 1.000 mg de ciprofloxacino, segundo o protocolo original. Entretanto, em nossa realidade, temos dificuldade em administrar o clodronato (pelos motivos citados anteriormente) e também não indicamos o ciprofloxacino aos fins de semana. Esta forma de administração não parece ter embasamento, sendo que optamos por antibioticoterapia em fases de agudização do processo infeccioso (Figura 7.4).

Com o uso da medicação ocorre a separação do osso necrótico do osso vital, facilitando a formação de sequestros ósseos espontâneos, viabilizando a cicatrização em dois terços dos pacientes estudados.

A duração do tratamento deve ser baseada na observação da regressão progressiva da ORN e nos efeitos do uso da pentoxifilina, para evitar efeito rebote.

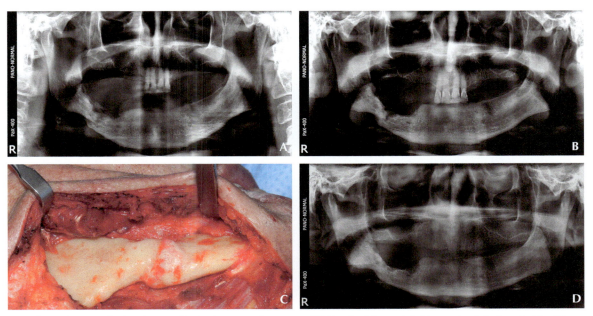

FIGURA 7.4 Radiografia panorâmica de mandíbula de um paciente com ORN refratária ao debridamento cirúrgico. **A.** Identifica-se a fratura patológica do lado direito do corpo da mandíbula. **B.** Devido à dificuldade de resolução da ORN com abordagem cirúrgica, foi iniciado o protocolo PENTOCLO, em que se observa formação de tecido ósseo. **C.** Como o exame de imagem não identificava a consolidação da fratura, foi planejada a reconstrução mandibular com fíbula. Durante acesso cirúrgico, notou-se que a combinação dos medicamentos pentoxicilina, tocoferol e clodronato foi capaz de formar calo ósseo e consolidar a região fraturada. **D.** Radiografia após 11 meses do protocolo PENTOCLO.

Apesar de a terapia medicamentosa com o PENTOCLO apresentar um histórico de longa data no tratamento de ORN localizada em outros sítios anatômicos e em processos de fibrose induzidos por RDT, o uso desse protocolo em região de cabeça e pescoço é relativamente novo.

A evidência científica mais atual sugere que a porcentagem de cura completa ou melhora clínica é maior que 60% na maioria dos adultos que realizaram uso do PENTOCLO, com média de cura de 6 a 13 meses, sendo que esses dados foram observados nos casos de ORN leve e moderada. Nos casos de ORN avançada o tratamento cirúrgico continua sendo a opção terapêutica recomendada.

Por fim, o uso do PENTOCLO apresentou facilidade de administração, eficácia, segurança e baixo custo e, apesar da obtenção de resultados promissores frente às evidências da eficácia da combinação de pentoxifilina, tocoferol e clodronato no tratamento da ORN, estudos multicêntricos controlados prospectivos e randomizados são necessários visando consolidar os achados individuais e estabelecendo protocolos farmacológicos, de tratamento e controle eficazes para pacientes acometidos pela ORN.

Prevenção

Embora a fisiopatologia exata das necroses ósseas ainda seja uma incógnita, os profissionais envolvidos nos cuidados de pacientes submetidos a terapias antineoplásicas devem estar atentos aos cuidados locais e sistêmicos realizados, visando prevenir ou minimizar as complicações inerentes a esses tratamentos. Podemos dividir os cuidados em dois grupos, sendo o primeiro relacionado aos pacientes previamente ao tratamento, e o segundo grupo no qual os pacientes já iniciaram ou realizaram os tratamentos oncológicos.

Grupo dos pacientes atendidos previamente à RDT

1. Preparo da cavidade oral prévio ao início do tratamento oncológico
2. Remoção dos focos infecciosos e dos dentes inviáveis para tratamento restaurador e/ou periodontal
3. Orientação de higiene oral e acompanhamento periódico trans e pós-tratamento oncológico.

Grupo dos pacientes atendidos posteriormente à RDT

1. Realização de procedimentos cirúrgicos minimamente invasivos
2. Antibioticoprofilaxia e terapia
3. Pentoxifilina 400 mg e tocoferol 500 UI, ambos de 12/12 h por 2 meses, iniciando 1 semana antes da cirurgia eletiva (protocolo preventivo)
4. Intervenções cirúrgicas atraumáticas
5. Irrigação abundante
6. Evitar a presença de bordas ósseas cortantes e espículas ósseas que traumatizem os tecidos moles
7. Fechamento primário das feridas cirúrgicas
8. Controle pós-operatório rigoroso para avaliação do processo de cicatrização
9. Higiene oral rigorosa com uso de solução aquosa de clorexidina 0,12%.

Considerações finais

A ORN dos ossos da maxila e mandíbula é uma das complicações mais graves relacionadas à radioterapia da região de cabeça e pescoço. A probabilidade de desenvolvimento dessa patologia está associada com a dose de radiação recebida, a técnica de irradiação utilizada, a presença de focos de infecção odontogênicos, procedimentos cirúrgicos realizados (como, p. ex., exodontias ou instalações de implantes dentários), bem como a instalação de próteses mal-adaptadas. Sabendo que uma condição oral precária é um fator de risco para o desenvolvimento da ORN e que essa complicação nem sempre é de fácil controle e manejo, é fundamental que a adequação da cavidade oral seja realizada antes do início da radioterapia e que o constante monitoramento dos pacientes submetidos a esse tratamento seja realizado de modo a prevenir o risco de desenvolvimento dessa complicação.

O nível de evidência científica para a recomendação de protocolos de tratamento para a ORN é bastante baixo. Considerando que a ORN clássica é definida como lesões resistentes a cicatrização por no mínimo 3 meses e o tratamento cirúrgico (debridamento) do osso inviável demonstra os melhores resultados para a resolução desse problema, recomendamos que o cirurgião-dentista avalie cuidadosamente a extensão da lesão clínica em conjunto com exames de imagem, e pondere a preservação de lesões sugestivas de ORN no momento do diagnóstico, a necessidade de abordagem cirúrgica ou a associação de terapias medicamentosas.

REFERÊNCIAS BIBLIOGRÁFICAS

Annane D, Depondt J, Aubert P, Villart M, Géhanno P, Gajdos P, Chevret S. Hyperbaric oxygen therapy for radionecrosis of the jaw: a randomized, placebo-controlled, double-blind trial from the ORN96 study group. J Clin Oncol. 2004;15; 22(24):4893-900.

Azzi A, Gysin R, Kempná P. et al. Vitamin E mediates cell signaling and regulation of gene expression. Ann N Y Acad Sci. 2004;1031: 86-95.

Babik MJ, Abubaker AO, Amir C. Comparison between patients who did and dinot develop osteoradionecrosis after radiation therapy [abstract 3705]. J Dent Res. 2000;79:607.

Bachmann G, Rossler R, Klett R, Rau WS, Bauer R. The role of magnetic resonance imaging and scintigraphy in the diagnosis of pathologic changes of the mandible after radiation therapy. Int J Oral Maxillofac Surg. 1996; 25:189-95.

Beumer J, Harrison R, Sanders B, Kurrasch M. Osteoradionecrosis: predisposing factors and outcomes of therapy. Head Neck Surg. 1984; 819-27.

Bras J, de Jonge HK, van Merkesteyn JP. Osteoradionecrosis of the mandible: pathogenesis. Am J Otolaryngol. 1990 Jul-Aug;11(4):244-50.

Chojkier M, Houglum K, Lee KS et al. Long- and short-term D-alpha-tocopherol supplementation inhibits liver collagen alpha1(I) gene expression. Am J Physiol 1998;275(6 Pt 1):G1480-5.

Chrcanovic BR1, Reher P, Sousa AA, Harris M. Osteoradionecrosis of the jaws – a current overview Part 2: dental management and therapeutic options for treatment. Oral Maxillofac Surg. 2010 Jun;14 (2):81-95.

Clayman L. Clinical controversies in oral and maxillofacial surgery: Part two. Management of dental extractions in irradiated jaws: a protocol without hyperbaric oxygen therapy. J Oral Maxillofac Surg. 1997 Mar;55(3):275-81.

da Silva TMV, Melo TS, de Alencar RC et al. Photobiomodulation for mucosal repair in patients submitted to dental extraction after head and neck radiation therapy: a double-blind randomized pilot study. Support Care Cancer. 2021; 29(3):1347-54.

Delanian S, Chatel C, Porcher R, Depondt J, Lefaix JL. Complete restoration of refractory mandibular osteoradionecrosis by prolonged treatment with a pentoxifylline-tocopherol-clodronate combination (PENTOCLO): a phase II trial. Int J Radiat Oncol Biol Phys. 2011;80:832-9.

Delanian S, Lefaix JL. The radiation-induced fibroatrophic process: therapeutic perspective via the antioxidant pathway. Radiother Oncol. 2004; 73:119-31.

Delanian S, Porcher R, Balla-Mekias S, Lefaix JL. Randomized, placebo-controlled trial of combined pentoxifylline and tocopherol for regression of superficial radiation-induced fibrosis. J Clin Oncol. 2003;21:2545-50.

Dos Anjos RS, de Pádua Walfrido GN, de Hollanda Valente RO et al. Pentoxifylline, tocopherol, and sequestrectomy are effective for the management of advanced osteoradionecrosis of the jaws-a case series. Support Care Cancer. 2020.

Epstein J, Van der Meij E, McKenzie M, Wong F, Lepawsky M, Stevenson-Moore P. Postradiation osteonecrosis of the mandible. A long-term follow-up study. Oral Surg Oral Med Oral Pathol Oral Radiol Endod. 1997;83:657-62.

Epstein JB, Rea G, Wong FL, Spinelli J, Stevenson-Moore P. Osteonecrosis: study of the relationship of dental extractions in patients receiving radiotherapy. Head Neck Surg. 1987; 10:48-54.

Fan H, Kim SM, Cho YJ, Eo MY, Lee SK, Woo KM. New approach for the treatment of osteoradionecrosis with pentoxifylline and tocopherol. Biomater Res. 2014 Sep 29;18:13. doi: 10.1186/2055-7124-18-13.

Fast DK, Felix R, Dowse C et al. The effects of diphosphonates on the growth and glycolysis of connective-tissue cells in culture. Biochem J. 1978; 172:97-107.

Fromigue O, Body JJ. Bisphosphonates influence the proliferation and the maturation of normal human osteoblasts. J Endocrinol Invest. 2002; 25:539-46.

Futran ND, Trotti A, Gwede C. Pentoxifylline in the treatment of radiation-related soft tissue injury: preliminary observations. Laryngoscope. 1997;107:391-5.

Hamama S, Delanian S, Monceau V et al. Therapeutic management of intestinal fibrosis induced by radiation therapy: from molecular profiling to new intervention strategies et vice et versa. Fibrogenesis Tissue Repair. 2012; 5:S13.

Hutchinson IL. Complications of radiotherapy in the head and neck: an orofacial surgeon's view. In: Tobias JS, Thomas PRM (eds.) Current radiation oncology. London: Arnold; 1996. p.144-77.

Jacobson AS, Buchbinder D, Hu K, Urken ML. Paradigm shifts in the management of osteoradionecrosis of the mandible. Oral Oncol. 2010; 46:795-801.

Lyons A, Ghazali N. Osteoradionecrosis of the jaws: current understanding of its pathophysiology and treatment. Br J Oral Maxillofac Surg. 2008; 46:653-60.

Maier A, Gaggl A, Klemen H, Santler G, Anegg U, Fell B, Kärcher H, Smolle-Jüttner FM, Friehs GB. Review of severe osteoradionecrosis treated by surgery alone or surgery with postoperative hyperbaric oxygenation. Br J Oral Maxillofac Surg. 2000; 38:173-6.

Mainous EG, Boyne PJ, Hart GB. Hyperbaric oxygen treatment of mandibular osteomyelitis: report of three cases. J Am Dent Assoc. 1973 Dec;87(7):1426-30.

Martos-Fernández M, Saez-Barba M, López-López J, Estrugo-Devesa A, Balibrea-DelCastillo JM, Bescós-Atín C. Pentoxifylline, tocopherol, and clodronate for the treatment of mandibular osteoradionecrosis: a systematic review. Oral Surg Oral Med Oral Pathol Oral Radiol. 2018 May;125(5):431-9.

Marx RE. A new concept in the treatment of osteoradionecrosis. J Oral Maxillofac Surg. 1983 Jun; 41(6):351-7.

Marx RE. Osteoradionecrosis: a new concept of its pathophysiology. J Oral Maxillofac Surg. 1983;41:283-8.

Marx RE, Johnson RP. Studies in the radiobiology of osteoradionecrosis and their clinical significance. Oral Surg Oral Med Oral Pathol Oral Radiol Endod. 1987;644:379-90.

Muhonem A, Haaparanta M, Grönroos T et al. Osteoblastic activity and neoangiogenesis in distracted bone of irradiated rabbit mandible with or without hyperbaric oxygen treatment. Int J Oral Maxillofac Surg. 2004;33:173-8.

Notani K, Yamazaki Y, Kitada H, Sakakibara N, Fukuda H, Omori K, Nakamura M. Management of mandibular osteoradionecrosis corresponding to the severity of osteoradionecrosis and the method of radiotherapy. Head Neck. 2003;25(3):181-6.

Plosker GL, Goa KL. Clodronate. Drugs. 1994; 47:945-82.

Ramli R, Ngeow WC, Rahman RA, Chai WL. Managing complications of radiation therapy in head and neck cancer patients: Part IV. Management of osteoradionecrosis. Singapore Dent J. 2006; 28:11-5.

Rankow RM, Weissman B. Osteoradionecrosis of the mandible. Ann Otolar. 1971;80:603-11.

Regaud C. Sur la sensibilite du tissu osseux normal vis-a-vis des radiations X et Y et sur le mecanisme de l'osteoradio-necrose. Compt Rend Soc Biol Paris. 1922; 87:629-32.

Rivero JA, Shamji O, Kolokythas A. Osteoradionecrosis: a review of pathophysiology, prevention and pharmacologic management using pentoxifylline, α-tocopherol, and clodronate. Oral Surg Oral Med Oral Pathol Oral Radiol. 2017 Nov;124(5):464-71.

Robard L, Louis MY, Blanchard D, Babin E, Delanian S. Medical treatment of osteoradionecrosis of the mandible by PENTOCLO: preliminary results. Eur Ann Otorhinolaryngol Head Neck Dis. 2014; 131:333-8.

Rodan GA, Fleisch HA. Bisphosphonates: mechanisms of action. J Clin Invest. 1996;97:2692.

Schwartz HC, Kagan AR. Osteoradionecrosis of the mandible: scientific basis for clinical staging. Am J Clin Oncol. 2002 Apr;25 (2):168-71.

Store G, Boysen M. Mandibular osteoradionecrosis: clinical behaviour and diagnostic aspects. Clin Otolaryngol Allied Sci. 2000;25: 378-84.

Store G, Larheim TA. Mandibular Osteoradionecrosis of the mandible: a comparison of computed tomography with panoramic radiography. Dentomaxillofacial Radiology. 1999;28:295-300.

Thorn JJ, Hansen HS, Specht L, Bastholt L. Osteoradionecrosis of the jaws: Clinical characteristics and relation to the field of irradiation, J Oral Maxillofac Surg. 2000;58:1088-93.

Wong JK, Wood RE, McLean M. Conservative management of osteoradionecrosis. Oral Surg Oral Med Oral Pathol Oral Radiol Endod. 1997; 84:16-21.

8 Diagnóstico e Tratamento da Osteonecrose Relacionada a Medicamentos

Bruno Felipe Gaia dos Santos, Maria Cecília Querido de Oliveira, Aljomar José Vechiato Filho, Alan Roger dos Santos Silva, Thaís Bianca Brandão, Wagner Gomes Silva, Rodrigo Nascimento Lopes, Aristilia Pricila Tahara Kemp, André Caroli Rocha e César Augusto Migliorati

No contexto oncológico, medicamentos com ação antirreabsortiva ganharam espaço ao longo das últimas décadas em decorrência das vantagens de sua aplicação no controle de neoplasias malignas sólidas avançadas com metástases ósseas, ou de neoplasias hematológicas como o mieloma múltiplo, assim como no tratamento de condições secundárias ao câncer como a hipercalcemia maligna. Esses mesmos medicamentos também são utilizados para o tratamento de doenças osteometabólicas como a doença de Paget e a osteoporose.

O primeiro grupo de medicamentos a ser utilizado com essas finalidades foi o dos bifosfonatos (BFF), fármacos análogos ao pirofosfato (reguladores fisiológicos da calcificação e da reabsorção óssea), que possuem alta afinidade pelo osso, ligando-se aos cristais de hidroxiapatita. O principal efeito desses medicamentos é a inibição da reabsorção óssea em decorrência de seus efeitos diretos sobre os osteoclastos. Esses medicamentos são responsáveis por diminuição da atividade osteoclástica, inibição da adesão dos osteoclastos na lacuna de reabsorção, inibição da proliferação de macrófagos que são recrutados para a formação dessas células e indução de apoptose. No entanto, efeitos sobre a estimulação da proliferação de osteoblastos e diferenciação osteogênica de células indiferenciadas, efeitos no sistema imunológico e efeitos antiangiogênicos também são apontados.

O sistema RANK/RANKL/OPG tem papel fundamental no processo de remodelação óssea. A osteoprotegenina (OPG), uma proteína da família do receptor do fator de necrose tumoral produzida por osteoblastos e linfócitos T ativados, é responsável pelo bloqueio da diferenciação das células precursoras em osteoclastos ao se ligar e inibir as moléculas do ligante do receptor ativador do fator nuclear kappa B, ou simplesmente NF-κB (RANKL). A ligação de RANKL ao seu respectivo receptor, RANK, expresso principalmente nos osteoclastos, permite a transdução de sinais que induzem a maturação dessas células e servem de estímulo para sobrevivência celular. O anticorpo monoclonal denosumabe consiste exatamente em um inibidor de RANKL, que age na inibição da diferenciação e da atividade dos osteoclastos, reduzindo a reabsorção óssea.

Apesar de serem bem tolerados pelos pacientes, ambos os tipos de medicamentos antirreabsortivos descritos foram relacionados a um evento adverso comum, a osteonecrose relacionada a medicamentos (ONM). Desde quando surgiram na literatura os primeiros casos de osteonecrose relacionada a BFF, o número de pacientes acometidos por essa toxicidade continua crescendo, principalmente impulsionados pelo aumento do uso desses medicamentos e da expectativa de vida.

A patogênese dessa condição permanece pouco compreendida e diversas teorias foram criadas a fim de explicar o acometimento quase que exclusivo dos maxilares. Atualmente, a osteonecrose dos maxilares é entendida como uma condição multifatorial, na qual os principais mecanismos apontados referem-se à intensa supressão da remodelação ou *turnover* ósseo, microrganismos específicos e infecções dentoalveolares, efeitos antiangiogênicos, efeitos sobre o processo de reparo dos tecidos moles associados, além de fatores imunológicos e inflamatórios. Neste capítulo abordaremos as principais informações acerca desta condição, incluindo os aspectos clínicos mais relevantes e as estratégias para prevenção e tratamento disponíveis.

Definição da osteonecrose relacionada a medicamentos

Apesar das divergências existentes, a definição mais bem aceita dessa condição, atualmente denominada ONM, é da American Academy of Oral and Maxillofacial Surgery (AAOMS), que foi atualizada em 2014. A ampliação na gama de agentes terapêuticos antirreabsortivos que podem promover o surgimento de alterações ósseas fez com que a denominação ONM se tornasse a mais adequada para a descrição dos casos relacionados ao uso de BFF, bem como para os demais agentes antirreabsortivos e antiangiogênicos. A ONM é caracterizada pela presença de osso exposto, ou sondável por meio de fístulas intra ou extraorais, na região maxilofacial por mais de 8 semanas em pacientes em uso prévio ou vigente de medicamentos antirreabsortivos (bifosfonatos ou denosumabe) ou agentes antiangiogênicos (bevacizumabe e sunitinibe), e que não apresentem histórico de radioterapia (RDT) na região de cabeça e pescoço ou metástase maxilomandibular comprovada.

Incidência e fatores de risco

Quando falamos na incidência estimada da ONM, encontramos diferenças importantes em relação à população em uso desses medicamentos, ao tipo de BFF e à forma de administração por via oral (VO) ou intravenosa (IV).

A frequência média nos pacientes com osteoporose em uso de BFF orais varia de 0,01 a 0,05%. No entanto, quando se trata de BFF IV, como os utilizados no tratamento oncológico, este valor aumenta substancialmente para 1 a 10% dos casos.

Os principais grupos de pacientes oncológicos que utilizam terapia com BFF IV são: portadores de câncer metastático de mama e próstata e mieloma múltiplo. Dentre esses grupos, os pacientes em maior risco para a osteonecrose dos maxilares são os de mieloma múltiplo, com uma frequência média acima de 10%, seguida pelos pacientes de câncer de próstata e, por fim, os pacientes com câncer de mama, que apresentam o menor risco (2 a 3%).

O primeiro caso relatado de osteonecrose dos maxilares relacionado ao denosumabe surgiu em 2010, com um crescente aumento no número dos casos ao longo dos últimos anos devido a sua maior utilização. O risco de desenvolvimento de osteonecrose dos maxilares relacionado ao denosumabe é semelhante ou discretamente maior que o dos pacientes em uso de zolendronato, o BFF IV mais potente. O maior estudo clínico randomizado disponível envolvendo pacientes com câncer metastático para os ossos tratados com denosumabe *versus* zolendronato revelou uma frequência de 1,6% de ONM na população avaliada, sendo que os indivíduos que fizeram uso do denosumabe apresentaram risco cerca de 1,4 vez maior de desenvolvimento de tal complicação.

Diversos fatores de risco são apontados por predispor os pacientes à ONM, incluindo características próprias dos medicamentos antirreabsortivos, via de administração, fatores sistêmicos e locais, entre outros, embora um terço ou mais dos casos relatados seja considerado de natureza espontânea, ou seja, sem sinais aparentemente relacionados (Figura 8.1).

Apesar do avanço cada vez maior da compreensão desses fatores na indução da ONM, diversos aspectos da sua patogênese ainda permanecem desconhecidos até o momento, assim como seus respectivos papéis nos fenômenos responsáveis pelo desenvolvimento dessa complicação.

Fatores medicamentosos

A primeira e mais importante noção relacionada a esses medicamentos é que os BFF nitrogenados (aminobifosfonatos) possuem maior potencial antirreabsortivo do que os BFF não nitrogenados (alquilbifosfonatos), que raramente estão associados à osteonecrose dos maxilares, sendo essa condição quase que exclusiva do primeiro grupo. Um segundo ponto é que os BFF IV apresentam maior risco de desenvolvimento de osteonecrose quando comparados aos BFF orais. Esse aspecto tem sido relacionado principalmente à maior incorporação óssea desses medicamentos IV (mais de 50%) em relação aos administrados por via oral (menos de 1%) e às maiores doses aplicadas no tratamento oncológico, que chegam a ser 12 vezes maiores que as utilizadas para o tratamento da osteoporose utilizando BFF orais. O resumo dos medicamentos antirreabsortivos comercialmente disponíveis é apresentado na Tabela 8.1.

Os BFF são subdivididos em grupos químicos, de acordo com as suas cadeias laterais:

- Bifosfonatos sem substituição de nitrogênio: etidronato e clodronato
- Aminobifosfonatos: pamidronato e alendronato
- Aminobifosfonatos com substituição do átomo de nitrogênio: ibandronato
- Bifosfonatos com heterociclos básicos contendo nitrogênio: risedronato e zoledronato.

O zolendronato apresenta o efeito antirreabsortivo mais potente dentre os BFF IV, com risco de desenvolvimento de osteonecrose de até 15 vezes; já para o pamidronato, esse risco é de 1,7 vez apenas. Estudos também revelam que o aumento da dose cumulativa anual pode elevar consideravelmente os riscos de osteonecrose pelos BFF IV. Adicionalmente, o tempo médio de desenvolvimento da ONM após o início da terapia com BFF é menor para pacientes em uso de zolendronato, entre 12 e 24 meses. Apesar da baixa incidência de casos de osteonecrose nos pacientes em uso de BFF VO, o tempo médio de ocorrência encontra-se entre 2,5 e 5,5 anos de duração do tratamento. Não se trata de período tão baixo em comparação aos medicamentos intravenosos, uma vez que os tratamentos para alterações osteometabólicas, como a osteoporose, são bastante prolongados.

TABELA 8.1

PRINCIPAIS MEDICAMENTOS ANTIRREABSORTIVOS COMERCIALMENTE DISPONÍVEIS.

Antirreabsortivos	Categoria	Nomes comerciais	Via de administração
Etidronato	Bifosfonato não nitrogenado	Didronel®	IV
Tiludronato	Bifosfonato não nitrogenado	Skelid®	Oral
Clodronato	Bifosfonato não nitrogenado	Ostac®, Bonefos®	IV/oral
Pamidronato	Bifosfonato nitrogenado	Aredia®	IV
Alendronato	Bifosfonato nitrogenado	Fosamax®, entre outros	Oral
Ibandronato	Bifosfonato nitrogenado	Bondronat®, Bon(v)iva®	IV/Oral
Risedronato	Bifosfonato nitrogenado	Actonel®, Actonel® plus calcium	Oral
Zoledronato	Bifosfonato nitrogenado	Zometa®, Aclasta®	IV
Denosumabe	Inibidor de RANKL	Prolia®, XGEVA®	Subcutânea

RANKL: ligante do receptor ativador do fator nuclear kappa B; IV: via intravenosa.

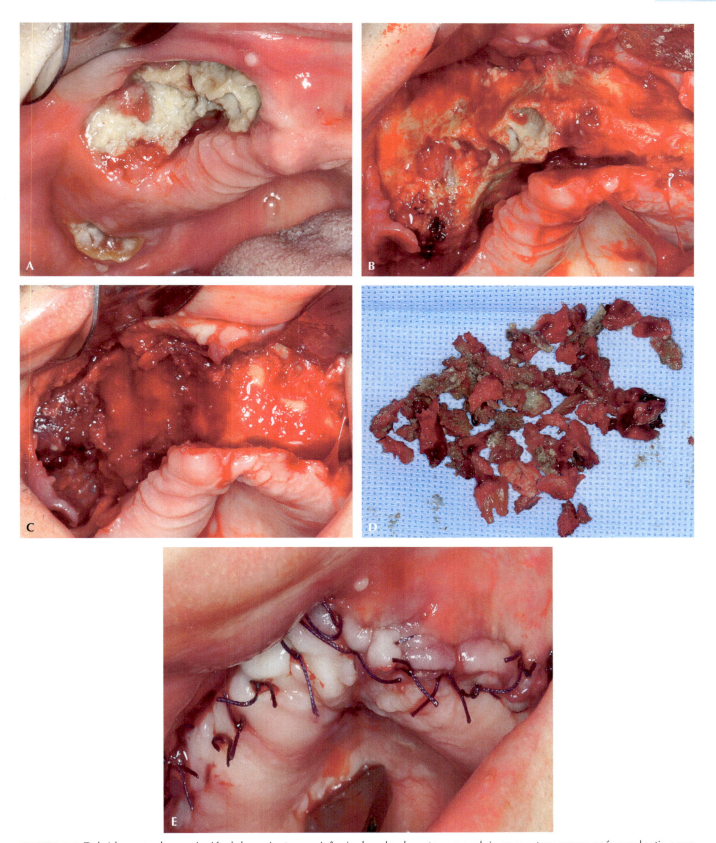

FIGURA 8.1 Debridamento de osso inviável de paciente em vigência de zolendronato que evoluiu com osteonecrose após exodontia e uso de prótese total superior mal-adaptada.

O denosumabe é administrado subcutaneamente com doses que, em geral, variam de 60 mg a cada 6 meses para o tratamento de osteoporose a 120 mg a cada 4 semanas para o tratamento de metástases ósseas. Esse fármaco tem meia-vida de aproximadamente 26 dias, sendo metabolizado pelas próprias células do sistema reticuloendotelial. O risco relativo de desenvolvimento de osteonecrose relacionada ao denosumabe é maior quando comparado a paciente controle (16%); no entanto, esse risco não apresenta acréscimo significativo quando comparado ao de BFF IV (Figura 8.2).

Outras medicações inibidoras da neovascularização, como o anticorpo monoclonal bevacizumabe e o sunitinibe, têm como alvo a via de sinalização do fator de crescimento endotelial vascular (VEGF), que desempenha importante papel na neovascularização – a chave para progressão do câncer –, e diminuem a capacidade angiogênica. Entretanto, existem poucos estudos relatando osteonecrose relacionada a essa classe de medicamentos. Além disso, muitos casos são tratados com a administração prévia de BFF, dificultando a análise da ação específica de cada agente administrado.

Fatores sistêmicos

Os principais fatores sistêmicos associados a maior risco de ONM incluem a quimioterapia (QT), que, por si só, pode alterar a capacidade de reparação tecidual, além do uso prolongado de corticosteroides. Adicionalmente, comorbidades como diabetes, insuficiência renal com necessidade de diálise, hipotireoidismo, hipertensão e cardiopatias também já foram apontadas.

Fatores locais

Os fatores de maior relevância que podem induzir a ONM são os procedimentos dentários invasivos, como, por exemplo, as extrações dentárias, embora instalação de implantes e cirurgias mucoperiosteais e periodontais também sejam listados. Em pacientes oncológicos os riscos de osteonecrose podem ser 18 vezes mais elevados, embora essas taxas sejam bastante variáveis nos estudos que avaliam este desfecho.

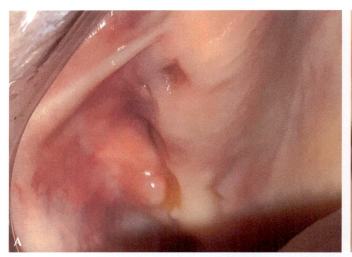
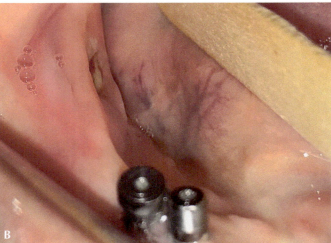
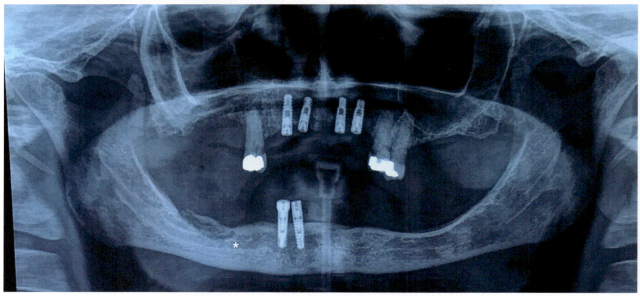

FIGURA 8.2 A e B. Osteonecrose induzida pelo uso de denosumabe. **C, D e E.** O caso clínico destas imagens ilustra a importância dos exames de imagem para os corretos diagnóstico e determinação da extensão da osteonecrose.

CAPÍTULO 8 | Diagnóstico e Tratamento da Osteonecrose Relacionada a Medicamentos

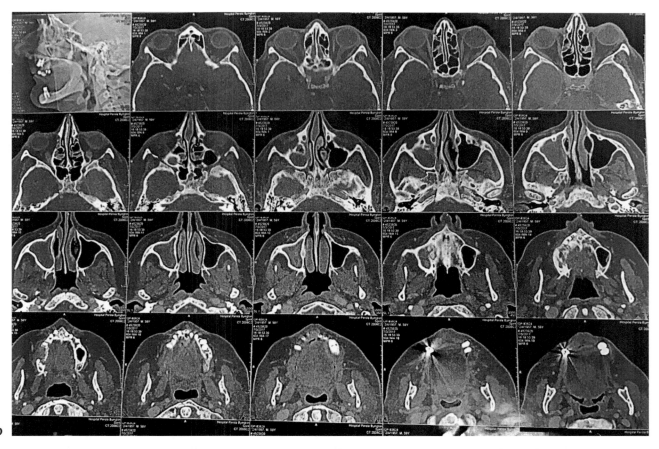

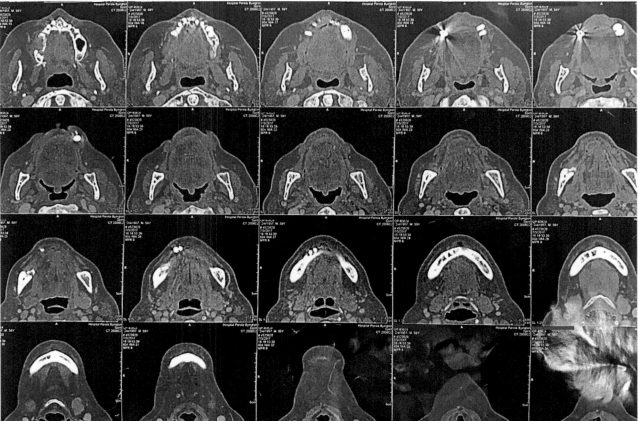

FIGURA 8.2 (Continuação)

A periodontite também é apontada como um fator de risco para a ONM, assim como a má higiene oral. A teoria que tenta explicar este fenômeno sugere que a diminuição do pH associada ao processo inflamatório decorrente da periodontite permite maior ativação dos BFF absorvidos nos ossos maxilares. Maior frequência de ONM também é encontrada em sítios acometidos por periodontite, assim como lesões inflamatórias periapicais.

Traumatismo local também é apontado como outro fator frequentemente observado nos casos de ONM, principalmente relacionado a próteses dentárias mal-adaptadas. Lesões envolvendo processos anatômicos salientes, como a linha milo-hióidea, ou alterações da normalidade, como tórus e exostoses maxilomandibulares, são também relatados em decorrência de traumatismo sobre essas áreas.

Biomarcadores para o risco de osteonecrose relacionada a medicamentos

Apesar do entusiasmo inicial com os primeiros resultados em torno de biomarcadores séricos do metabolismo ósseo que pudessem designar um risco aumentado de ONM, como o CTX (telopeptídeo C-terminal) utilizado no monitoramento de algumas condições osteometabólicas, os conceitos atuais revelam que a dosagem desse marcador não é eficaz em predizer o risco de osteonecrose. Isso decorre do fato de que esse marcador sistêmico não necessariamente reflete o metabolismo e a taxa de remodelação da maxila e da mandíbula, mas que os níveis séricos podem estar alterados em decorrência da atividade óssea nas áreas de metástase em pacientes oncológicos em estádio avançado, e pacientes com osteoporose podem apresentar supressão significativa do remodelamento ósseo antes mesmo do início da terapia com os BFF.

Características clínicas e exames de imagem

Clinicamente, os casos de osteonecrose são em geral caracterizados por exposições de osso necrótico que variam desde pequenas espículas nas regiões de osso alveolar até extensas áreas envolvendo grande parte dos ossos gnáticos, que por inúmeras vezes podem não condizer com a real extensão da necrose óssea subjacente. Podem também estar presentes sinais de infecção como edema e eritema da mucosa adjacente, drenagem de secreção purulenta por fístulas intra e extraorais, além da formação de abscessos.

Apesar desses achados, a presença de dor nem sempre é observada, o que deve ser um alerta para o clínico que necessita acompanhar esses pacientes, uma vez que a condição pode ter um curso muitas vezes assintomático. Em alguns casos esporádicos, dormência do queixo, do lábio inferior, da gengiva e dos dentes mandibulares pode ser relatada pelo comprometimento do nervo alveolar inferior (síndrome de *numb-chin*). Entretanto, esse sintoma é visto com maior frequência em pacientes com metástases ósseas mandibulares.

Por fim, atingindo estágios mais avançados, essas lesões podem levar à fratura patológica da mandíbula, que é relatada em aproximadamente 3 a 4% dos casos de ONM. Nos casos que afetam a maxila, que representam menos de 1/3 do total, sinais de sinusite e, mais raramente, comunicações bucossinusais podem ocorrer. Outros sinais clínicos que podem ser observados são comprometimento ou perda de dentes envolvidos nas áreas de exposições ósseas e halitose marcante decorrente do processo infeccioso em curso.

Apesar de os critérios utilizados para a definição dos casos de ONM serem baseados nos aspectos clínicos e na história da evolução dos sinais e sintomas associados, a avaliação por exames de imagem é crucial para determinar a extensão do processo, para a detecção de alterações e complicações ósseas como fraturas patológicas, além de servir para o acompanhamento da evolução da condição e da resposta ao tratamento instituído. Além disso, o reconhecimento de eventuais casos que mostram alterações ósseas na ausência de sinais clínicos de exposição óssea, o chamado estágio 0 da ONM, garante aos exames de imagem um papel protagonista na detecção de lesões incipientes.

Dentre os exames utilizados para essa finalidade estão radiografias panorâmicas e periapicais, tomografias computadorizadas (convencionais médicas e do tipo *cone beam*), ressonância magnética, além de técnicas de medicina nuclear como a cintilografia óssea, a tomografia computadorizada por emissão de pósitrons (PET/CT) e a tomografia computadorizada por emissão de fóton único (SPECT/CT).

A radiografia panorâmica é utilizada como ferramenta básica para a avaliação inicial de casos de ONM, uma vez que permite ampla avaliação dos dentes e toda extensão dos ossos gnáticos (maxila e mandíbula), além de apresentar baixo custo, baixa exposição à radiação e facilidade de obtenção. No entanto, apesar dessas vantagens, diversas limitações quanto à capacidade de detecção dessas alterações são apontadas, gerando na maioria das vezes uma subestimação da extensão dos casos. São observadas frequentemente, nessa modalidade, alterações escleróticas focais ou difusas do trabeculado ósseo, além de esclerose das corticais ósseas afetando estruturas anatômicas como a crista alveolar, a lâmina dura dos processos alveolares, as corticais dos canais mandibulares, a linha oblíqua e a base da mandíbula propriamente dita. Alterações radiolúcidas também são comumente detectadas nos diversos estágios dessa condição, incluindo áreas sugestivas de osteólise, rompimento das corticais ósseas, alvéolos persistentes ou áreas de retardo reparativo após extrações, além de espessamento do espaço do ligamento periodontal. Essas alterações em estruturas do ligamento periodontal e na crista óssea alveolar também já foram apontadas como marcadores prognósticos para o desenvolvimento de necroses ósseas, sendo de importante valia na detecção de pacientes de risco e lesões precoces.

As tomadas periapicais têm por finalidade a melhor definição das áreas dos processos alveolares e das áreas dentadas, principalmente na identificação desses achados precoces, podendo ser utilizadas com facilidade no próprio consultório odontológico.

Os exames tomográficos apresentam melhor definição da extensão das lesões, possibilitam a avaliação tridimensional das áreas afetadas e são mais sensíveis em detectar alterações do trabeculado e das corticais ósseas que em algumas situações podem não ser facilmente avaliadas em radiografias convencionais. Tanto a tomografia *multislice* quanto a *cone beam* têm ampla indicação principalmente como exames pré-operatórios quando abordagens cirúrgicas são necessárias. Apesar das limitações desta última técnica, quando se tem também por objetivo avaliar os tecidos moles orofaciais que podem estar envolvidos, a tomografia *cone beam* pode apresentar melhor definição das estruturas ósseas, a despeito de menores doses de radiação.

Exames de ressonância magnética podem ser utilizados complementarmente às tomografias a fim de analisar a extensão das lesões envolvendo os tecidos duros e moles, e auxiliar no diagnóstico de lesões precoces ou no diagnóstico diferencial de outras lesões, embora não tenha sido provado essencialmente ser mais vantajosa do que a tomografia computadorizada na detecção da extensão e alterações das necroses ósseas. Em geral, as áreas de necrose óssea mostram um hipossinal em T1 e de intensidade variável, intermediária a hiperintensa, em T2. Podem ser associadas, a essas modalidades descritas, técnicas de medicina nuclear que, no entanto, apresentam aplicações restritas, auxiliando mais provavelmente no diagnóstico de lesões em estágio inicial ou no monitoramento da condição. Normalmente, em estágios iniciais as lesões podem apresentar baixa captação radiofarmacológica devido à diminuição da vascularização local, ao passo que em estágios mais avançados tornam-se hipercaptantes pelo aumento da atividade osteoblástica associada.

Classificação e estadiamento da osteonecrose relacionada a medicamentos

O mecanismo exato que leva à indução da ONM ainda é desconhecido. Sabe-se que diariamente maxila e mandíbula são expostas a ciclos extremos de forças durante a mastigação, e que a remodelação óssea fisiológica é fundamental para manutenção da viabilidade óssea. Assim, a interrupção dessa homeostase pela inibição efetiva e excessiva da reabsorção óssea resulta no acúmulo de microfraturas na matriz mineral, o que predispõe o osso à necrose. Além disso, possíveis alterações em suprimento e fluxo sanguíneos, associadas a procedimentos cirúrgicos e à microbiota da cavidade oral, afetam ainda mais esse sistema já comprometido. Portanto, parece que a ONM resulta de uma complexa interação de metabolismo ósseo, microdanos e microfraturas, demanda aumentada para reparação óssea, traumatismo local, infecção e hipovascularização.

Com o objetivo de distinguir a ONM de outras condições que provocam atraso no processo de cicatrização e necrose óssea, a AAOMS estabeleceu os seguintes critérios para o diagnóstico correto:

- História ou tratamento atual com fármacos antirreabsortivos ou antiangiogênicos
- Presença de exposição óssea na região maxilofacial ou a possibilidade de se identificar tecido ósseo por meio de fístula, intra ou extraoral, que persista por mais de 8 semanas
- Ausência de história de RDT na região dos maxilares e ausência de metástase nos ossos maxilares.

De acordo com a última classificação da AAOMS, foram propostos os critérios para ONM descritos a seguir.

Em risco

Pacientes assintomáticos, sem exposição óssea, que foram tratados com fármacos antirreabsortivos ou antiangiogênicos.

Estágio 0 (Figura 8.3)

Pacientes sem evidência de necrose óssea, porém apresentam sintomas ou achados radiográficos inespecíficos, tais como:

Sintomas

- Odontalgia sem causa odontogênica
- Dor óssea nos maxilares, que pode irradiar para a região da articulação temporomandibular
- Dor na região dos seios maxilares, que pode estar associada com inflamação e espessamento da mucosa do seio maxilar
- Alteração das funções neurossensoriais.

Achados clínicos

- Perdas dentárias, não provocadas por doença periodontal crônica
- Fístulas periapicais ou periodontais, sem aparente origem odontogênica.

Achados radiográficos

- Perda óssea alveolar ou reabsorção óssea, não atribuída à doença periodontal crônica
- Alteração no padrão do trabeculado ósseo (aumento da densidade óssea e ausência de reparação de alvéolos dentários, pós-extração)
- Esclerose óssea envolvendo o osso alveolar ou as corticais ósseas
- Aumento da lâmina dura, esclerose e diminuição do espaço do ligamento periodontal.

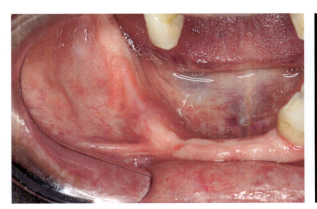 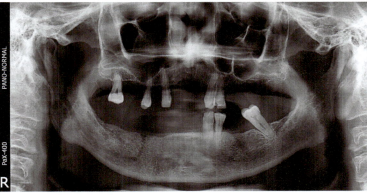

FIGURA 8.3 Aspectos clínico e radiográfico do estágio 0.

Estágio 1 (Figura 8.4)

Exposição de osso necrótico ou a possibilidade de se identificar osso por meio de fístula, em pacientes assintomáticos e sem sinais de infecção ativa. Os achados radiográficos descritos no estágio 0 também podem estar presentes.

Estágio 2 (Figura 8.5)

Exposição de osso necrótico ou a possibilidade de se identificar osso por meio de fístula, com presença de infecção ativa. Normalmente estes pacientes encontram-se sintomáticos. Os achados radiográficos descritos no estágio 0 também podem estar presentes.

Estágio 3 (Figura 8.6)

Exposição de osso necrótico ou a possibilidade de se identificar osso por meio de fístula, com presença de infecção ativa e ao menos uma das seguintes características:

- Osso necrótico estendendo-se além do osso alveolar (p. ex., cortical basal ou ramo da mandíbula, seio maxilar e osso zigomático)
- Fratura patológica
- Fístula extraoral
- Comunicação bucossinusal ou buconasal
- Osteólise estendendo-se até a borda inferior da mandíbula ou até o seio maxilar.

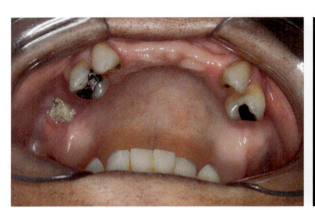
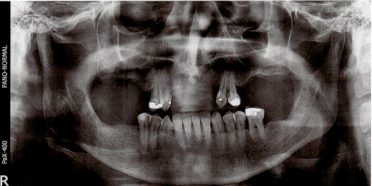

FIGURA 8.4 Aspectos clínico e radiográfico do estágio 1.

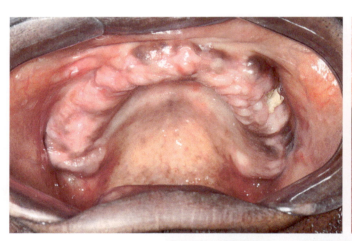
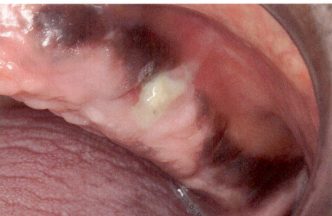
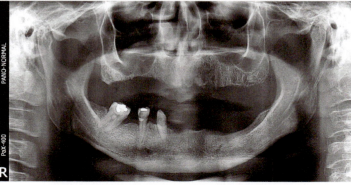

FIGURA 8.5 Aspectos clínico e radiográfico do estágio 2.

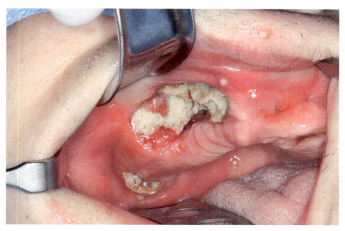
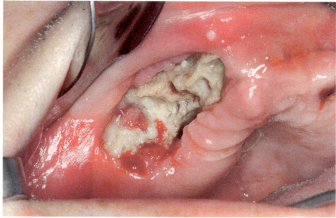
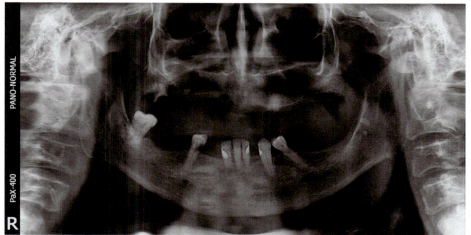

FIGURA 8.6 Aspectos clínico e radiográfico do estágio 3.

Tratamento e resposta terapêutica da osteonecrose relacionada a medicamentos

Tentativas iniciais de tratar a ONM primeiramente associada a BFF apresentaram resultados imprevisíveis e frustrantes, progredindo para extensa deiscência e subsequente fratura patológica. Acreditava-se que a manipulação cirúrgica não devesse abranger o osso não afetado, pois poderia causar uma exposição óssea ainda maior. Em 2004, alguns autores relataram extrema dificuldade em se obterem margens cirúrgicas com osso viável e sangrante. Além disso, cobrir a área com retalhos, muitas vezes, gerava efeitos negativos, levando ao desenvolvimento de fístulas ao redor dos retalhos e deiscência completa da ferida. Sendo assim, recomendava-se que a área de ONM fosse tratada apenas com o objetivo de eliminar bordas cortantes que traumatizassem os tecidos adjacentes. Debridamentos cirúrgicos maiores deveriam ser evitados sempre que possível, sendo reservados para regiões de necrose que fossem fontes constantes de infecção.

Diante desses relatos iniciais, diversas abordagens terapêuticas para o controle da ONM foram publicadas, desde o tratamento conservador, por meio de cuidados locais da área afetada, até tratamentos radicais, com ressecção de todo o osso envolvido.

Dentre os tratamentos conservadores utilizados destacam-se o uso de bochechos com antisséptico à base de clorexidina 0,12%, 3 vezes/dia e o uso intermitente de amoxicilina-clavulanato 875 mg, 2 vezes/dia, ou clindamicina 300 mg VO, 3 vezes/dia, durante 10 dias, seguido pela manutenção de doxiciclina 100 mg, 1 vez/dia, por no mínimo 3 semanas ou até a melhora do edema e da secreção purulenta. A resposta a esse tratamento foi avaliada em 30 pacientes, sendo observada cobertura completa da área de exposição óssea pela mucosa em 53% dos casos, com um tempo médio para cicatrização completa de 20 meses. Em 37% dos pacientes as lesões permaneceram estáveis e 10% desenvolveram necrose progressiva. Debridamentos de sequestros ósseos eram realizados quando traumatismos aos tecidos adjacentes pudessem ser evitados ou quando as arestas ósseas estivessem traumatizando os tecidos moles da região.

Outra abordagem medicamentosa incluiu o uso da teriparatida, uma forma recombinante do hormônio da paratireoide. Quando utilizada de maneira intermitente, a teriparatida apresenta efeito anabólico e promove diferenciação osteoblástica, resultando em aumento da formação óssea. O seu uso para o tratamento da ONM é fundamentado na hipótese de que ela pode agir antagonicamente aos fármacos antirreabsortivos, estimulando a remodelação óssea e possivelmente promovendo a remoção do osso danificado e a cicatrização da área afetada.

A pentoxifilina associada ao tocoferol também tem sido utilizada em protocolo semelhante ao previamente empregado para tratamento da osteorradionecrose. A administração dessa associação em portadores de ONM demonstrou potencial de redução dos sintomas, redução da área de exposição óssea, com resolução completa em alguns casos e significante neoformação óssea, observada radiograficamente.

Tratamentos não medicamentosos também já foram empregados, tais como a aplicação de ozônio sobre a área de exposição óssea. Seu uso é justificado devido ao seu efeito positivo nas lesões ósseas, estimulando os sistemas antioxidantes endógenos e bloqueando vias que produzem espécies reativas de oxigênio, além do efeito antimicrobiano. Em protocolo publicado na literatura, o tratamento consistiu em aplicações tópicas de gel enriquecido com ozônio, em 10 pacientes com lesões menores de 2,5 cm. Previamente ao início do tratamento, todos receberam antibióticos durante 10 dias e foram submetidos à limpeza da área de necrose óssea com aparelho de ultrassom, para favorecer a penetração do ozônio. Em todos os pacientes houve cicatrização completa da mucosa entre 3 e 10 aplicações, e em 8 ocorreu o sequestro total do osso necrótico, com expulsão espontânea. Nenhuma recorrência foi observada em um período de 8 meses de acompanhamento.

Alguns autores propõem a utilização da oxigenoterapia hiperbárica para o tratamento da ONM. É sugerido que determinadas citocinas, que suprimem a apoptose dos osteoclastos, sejam estimuladas pelo oxigênio, principalmente os receptores ativadores do NF-κB e os fatores de transcrição NF-κB.

A fotobiomodulação para o tratamento da ONM tem um papel coadjuvante, sem potencial de diminuir a extensão da exposição óssea, porém com efeito significativo na redução da dor e dos parâmetros clínicos de inflamação. O uso do *laser* de baixa intensidade apresenta grande impacto clínico, já que a técnica é de fácil execução, não aumenta a morbidade e não apresenta efeitos colaterais, promovendo controle dos sintomas.

O tratamento cirúrgico das áreas de ONM apresenta as maiores taxas de cicatrização completa, variando entre 85 e 100%. A cirurgia deve consistir em remoção de todo o osso necrótico, extração dos dentes envolvidos ou próximos ao processo patológico, osteotomia periférica até se obterem margens ósseas sangrantes (pré-requisito fundamental para predizer uma cicatrização favorável), osteoplastia para alisamento da superfície óssea e fechamento primário da ferida, muitas vezes com necessidade de retalhos de avanço, com o tracionamento da musculatura milo-hióidea ou do corpo adiposo da bochecha (bola de Bichat), para alcançar uma sutura sem tensão (Figura 8.7).

Muitos autores advogam o uso de técnicas auxiliares ou adjuvantes ao tratamento cirúrgico, com o intuito de melhorar as taxas de cicatrização completa, porém ainda sem evidência do seu benefício. Encontramos descritas técnicas como a utilização do *laser* de alta potência Er:YAG (érbio-ítrio – alumínio-granada) para eliminar porções de osso necrótico por meio da ressecção parcial ou total, no intuito de diminuir o aquecimento nas margens cirúrgicas das ressecções, com a vantagem do efeito bactericida e bioestimulante do *laser*. O uso do plasma rico em plaquetas (PRP) e do plasma rico em fibrina e leucócitos (L-PRF), fontes de fatores de crescimento de proteínas, também tem sido recomendado, como adjuvante à ressecção cirúrgica, pois pode melhorar a cicatrização da ferida operatória e estimular a regeneração óssea.

Revisões sistemáticas realizadas pela Cochrane Initiative sugerem que a interrupção da administração de fármacos antirreabsortivos pode ser útil na prevenção da ONM. Com relação ao intervalo de tempo necessário, tais estudos recomendam períodos de pelo menos 2 meses para reduzir o risco de complicações. Entretanto, é mandatório destacar que:

1. Devido às características farmacocinéticas dos antirreabsortivos, não existe nenhum intervalo de tempo seguro que permita procedimentos odontológicos cruentos sem riscos consideráveis de induzir ONM, mesmo após uma única dose, com exceção do denosumabe. O efeito desse medicamento no *turnover* ósseo é mais rapidamente reversível que o dos BFF. Por isso, o tratamento da ONM induzida pelo denosumabe tem um desfecho mais favorável com a interrupção do medicamento (*drug holiday*) do que a ONM induzida por BFF. É importante destacar que a interrupção do medicamento deve ser realizada de acordo com o critério médico

2. A interrupção do medicamento para realização de procedimentos odontológicos pode ser uma realidade mais frequente em pacientes que fazem o uso de medicamento para prevenção ou tratamento de doenças associadas ao metabolismo ósseo, como osteoporose. Já nos casos em que os medicamentos antirreabsortivos são utilizados na população oncológica em estádios clínicos avançados, a interrupção da continuidade do fármaco pode resultar em consequências negativas para o prognóstico do paciente e, portanto, não recomendamos que essa alternativa seja considerada. Recomenda-se, ao profissional, ponderar o risco/benefício

3. Sendo assim, a melhor forma de prevenir o surgimento de osteonecrose em maxila e mandíbula é realizar a adequação da cavidade oral previamente ao início do tratamento com tais fármacos, além de realizar acompanhamento periódico dessa população.

A AAOMS recomenda que, em pacientes com programação de iniciar o uso de fármacos antirreabsortivos ou antiangiogênicos, deve-se minimizar o risco de desenvolvimento da ONM. Portanto, o início da terapia deve ser postergado, caso a condição sistêmica do paciente permita, até o término da adequação do meio bucal. Além disso, os pacientes devem ser orientados sobre a importância da manutenção da saúde dentária e sobre sinais precoces do desenvolvimento de necrose óssea. Quando a ONM já estiver instalada, a AAOMS recomenda estratégias de tratamento diferentes de acordo com o estadiamento de cada lesão:

Estágio 0

O tratamento recomendado deve ser apenas sintomático, incluindo o uso de medicações para dor crônica e o uso de antibióticos, quando necessário.

Estágio 1

Recomendado o uso de bochechos antissépticos, como o uso de clorexidina 0,12% e acompanhamento clínico periódico.

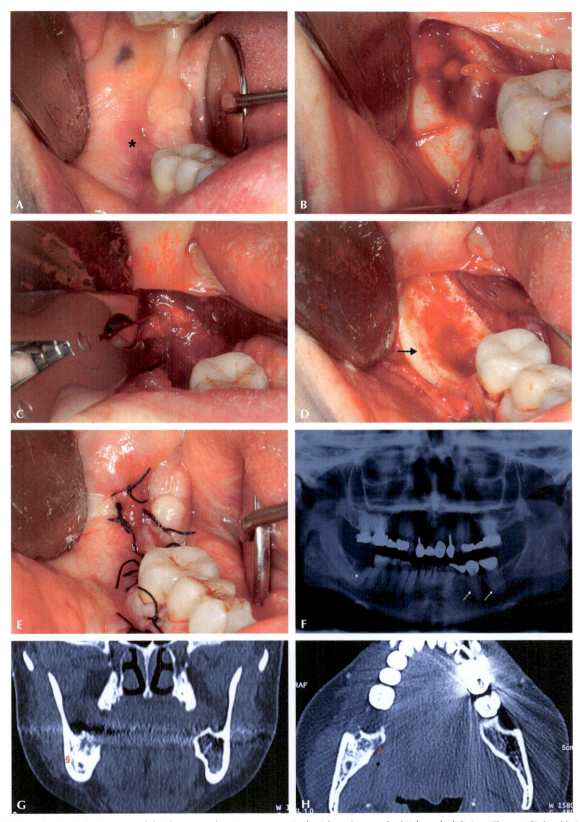

FIGURA 8.7 Sequência cirúrgica para debridamento de osteonecrose induzida pelo uso de ácido zoledrônico (Zometa®) **A** a **H**. Note a presença de eritema e fístula (*) no quadro clínico inicial. **D.** A *seta* mostra que a regularização das bordas após debridamento ósseo é fundamental para o fechamento primário e o desfecho favorável do tratamento cirúrgico. Observe também os exames de imagem. **F.** A radiografia panorâmica de mandíbula identifica alvéolo com atraso no reparo após exodontia, além de áreas de esclerose óssea (*) e espessamento da lâmina dura (*setas*). **G** e **H.** As tomografias de face revelam regiões de hiperdensidade (§) e rompimento da cortical mandibular (Δ), e uma extensão maior da lesão do que o aspecto clínico sugere.

Estágio 2

Irrigação com antissépticos e antibioticoterapia com derivados da penicilina mostram-se efetivas; no entanto, casos refratários ou resistentes podem requerer uso prolongado de antibiótico e até mesmo antibioticoterapia intravenosa.

Estágio 3

A ressecção cirúrgica é reservada aos pacientes nesse estágio.

O sucesso do tratamento da ONM pode ser analisado sob diversos aspectos. Muitas vezes o objetivo da terapia não é a cicatrização completa da área afetada, mas sim a melhora dos sintomas e da supuração, permitindo que o tratamento oncológico possa ser retomado. Os tratamentos conservadores exercem papel fundamental no manejo dos pacientes que não têm condições clínicas para se submeterem a procedimentos mais invasivos ou apresentam baixa expectativa de vida. Porém, a cirurgia é necessária para criar condições que permitam a resolução completa do quadro, sendo necessário desmistificar a abordagem cirúrgica nesses casos, pois se alcançarmos margens vitais com osso sangrante e realizarmos uma cirurgia com técnica adequada, a cicatrização completa é possível. Esta abordagem poderia ser indicada mesmo nos estágios 1 e 2, prevenindo a evolução para estágios mais avançados, associados a maior morbidade.

Considerações finais

Medicamentos com ação antirreabsortiva assumiram grande evidência ao longo das últimas décadas em decorrência das vantagens de sua aplicação no controle de neoplasias malignas, bem como no tratamento de condições secundárias ao câncer. Esses mesmos medicamentos também são utilizados para o tratamento de doenças osteometabólicas.

Apesar de as evidências científicas sugerirem que a interrupção da administração de fármacos antirreabsortivos possa ser útil na prevenção da ONM devido às características farmacocinéticas desses medicamentos, não existe nenhum intervalo de tempo seguro que permita procedimentos odontológicos cruentos sem riscos consideráveis de induzir ONM, mesmo após uma única dose. Sendo assim, é bastante importante que pacientes com diagnósticos oncológicos realizem adequação do meio bucal. Alem disso, uma vez instalada a ONM, medidas para o seu tratamento devem ser realizadas de acordo com seu estadiamento.

O tratamento da ONM é bastante desafiador devido à imprevisibilidade do prognóstico cirúrgico. De modo agravante ao cenário, o não tratamento pode gerar extensa deiscência dos tecidos, fratura patológica e aumento da morbidade dos pacientes.

REFERÊNCIAS BIBLIOGRÁFICAS

Advisory Task Force on Bisphosphonate-Related Osteonecrosis of the Jaws. American Association of Oral and Maxillofacial Surgeons position paper on bisphosphonate-related osteonecrosis of the jaws. J Oral Maxillofac Surg. 2007;65:369-76.

Bartl R, Frisch B, von Tresckow E, Bartl C. Bisphosphonates in medical practice actions, side effects, indications, strategies. Berlin/New York: Springer; 2007.

Boyle WJ, Simonet WS, Lacey DL. Osteoclast differentiation and activation. Nature. 2003;423(6937):337-42.

Cano-Durán JA, Peña-Cardelles JF, Ortega-Concepción D, Paredes-Rodríguez VM, García-Riart M, López-Quiles J. The role of leucocyte-rich and platelet-rich fibrina (L-PRF) in the treatment of the medication-related osteonecrosis of the jaws (MRONJ). J Clin Exp Dent. 2017 Aug 1;9(8):e1051-9.

Carlson ER, Basile JD. The role of surgical resection in the management of bisphosphonate-related osteonecrosis of the jaws. J Oral Maxillofac Surg. 2009; 67:85-95.

Cheung A, Seeman E. Teriparatide therapy for alendronate-associated osteonecrosis of the jaw. N Engl J Med. 2010; 363:2473-3.

Curi MM, Cossolin GS, Koga DH et al. Bisphosphonate-related osteonecrosis of the jaws--an initial case series report of treatment combining partial bone resection and autologous platelet-rich plasma. J Oral Maxillofac Surg. 2011; 69:2465-72.

Epstein MS, Wicknick FW, Epstein JB et al. Management of bisphosphonate-associated osteonecrosis: pentoxifylline and tocopherol in addition to antimicrobial therapy. An initial case series. Oral Surg Oral Med Oral Pathol Oral Radiol Endod. 2010; 110:593-6.

Freiberger JJ, Padilla-Burgos R, Chhoeu AH et al. Hyperbaric oxygen treatment and bisphosphonate-induced osteonecrosis of the jaw: a case series. J Oral Maxillofac Surg. 2007; 65:1321-7.

Kemp APT, Ferreira VHC, Mobile RZ et al. Risk factors for medication-related osteonecrosis of the jaw and salivary IL-6 IN cancer patients. Braz J Otorhinolaryngol. 2020; 25:S1808-8694(20)30176-2.

Kwon YD, Kim DY. Role of teriparatide in medication-related osteonecrosis of the jaws (MRONJ). Dent J (Basel). 2016 Nov 9;4(4).

Lopes RN, Rabelo GD, Rocha AC, Carvalho PA, Alves FA. Surgical therapy for bisphosphonate-related osteonecrosis of the jaw: six-year experience of a single institution. J Oral Maxillofac Surg. 2015 Jul;73(7):1288-95.

Madeira M, Rocha AC, Moreira CA et al. Prevention and treatment of oral adverse effects of antiresorptive medications for osteoporosis – A position paper of the Brazilian Society of Endocrinology and Metabolism (SBEM), Brazilian Society of Stomatology and Oral Pathology (Sobep), and Brazilian Association for Bone Evaluation and Osteometabolism (Abrasso). Arch Endocrinol Metab. 2020; 21:2359-3997000000301.

Marx RE. Pamidronate (Aredia) and zoledronate (Zometa) induced avascular necrosis of the jaws: a growing epidemic. J Oral Maxillofac Surg. 2003;61(9):1115-7.

Marx RE. Uncovering the cause of "phossy jaw" Circa 1858 to 1906: oral and maxillofacial surgery closed case files-case closed. J Oral Maxillofac Surg. 2008; 66:2356-63.

Migliorati CA. Bisphosphanates and oral cavity avascular bone necrosis. J Clin Oncol. 2003;21(22):4253-4.

Migliorati CA, Casiglia J, Epstein J, Jacobsen PL, Siegel MA, Woo SB. Managing the care of patients with bisphosphonate-associated osteonecrosis: an American Academy of Oral Medicine position paper. J Am Dent Assoc 2005; 136:1658-68.

Narongroeknawin P, Danila MI, Humphreys LG Jr, Barasch A, Curtis JR. Bisphosphonate-associated osteonecrosis of the jaw, with healing after teriparatide: a review of the literature and a case report. Spec Care Dentist. 2010; 30:77-82.

Otto S. Medication related osteonecrosis of jaw: bisphosphonates, denosumab and new agents. New York/Dusseldorf/London: Springer-Verlag Berlin Heidelberg. 2015.

Owosho AA, Estilo CL, Huryn JM, Yom SK. Pentoxifylline and tocopherol in the management of cancer patients with medication-related osteonecrosis of the jaw: an observational retrospective study of initial case series. Oral Surg Oral Med Oral Pathol Oral Radiol. 2016 Oct;122(4):455-9.

Ripamonti CI, Cislaghi E, Mariani L, Maniezzo M. Efficacy and safety of medical ozone (O3) delivered in oil suspension applications for the treatment of osteonecrosis of the jaw in patients with bone metastases treated with bisphosphonates: Preliminary results of a phase I-II study. Oral Oncol. 2011; 47:185-90.

Ristow O, Rückschloß T, Bodem J, Berger M, Bodem E, Kargus S, Engel M, Hoffmann J, Freudlsperger C. Double-layer closure techniques after bone surgery of medication-related osteonecrosis of the jaw – A single center cohort study. J Craniomaxillofac Surg. 2018 May;46(5):815-824.

Ruggiero SL, Dodson TB, Fantasia J, Goodday R, Aghaloo T, Mehrotra B, O'Ryan F; American Association of Oral and Maxillofacial Surgeons. American Association of Oral and Maxillofacial Surgeons position paper on medication-related osteonecrosis of the jaw--2014 update. J Oral Maxillofac Surg. 2014 Oct;72(10):1938-56. Epub 2014 May 5. Erratum in: J Oral Maxillofac Surg. 2015 Sep;73(9):1879. J Oral Maxillofac Surg. 2015 Jul;73(7):1440.

Ruggiero SL, Mehrotra B, Rosenberg TJ, Engroff SL. Osteonecrosis of the jaws associated with the use of bisphosphonates: a review of 63 cases. J Oral Maxillofac Surg 2004; 62:527-33.

Scoletta M, Arduino PG, Reggio L, Dalmasso P, Mozzati M. Effect of low-level laser irradiation on bisphosphonate-induced osteonecrosis of the jaws: preliminary results of a prospective study. Photomed Laser Surg. 2010; 28:179-83.

Stockmann P, Vairaktaris E, Wehrhan F et al. Osteotomy and primary wound closure in bisphosphonate-associated osteonecrosis of the jaw: a prospective clinical study with 12 months follow-up. Support Care Cancer 2010; 18:449-60.

Van den Wyngaert T, Claeys T, Huizing MT, Vermorken JB, Fossion E. Initial experience with conservative treatment in cancer patients with osteonecrosis of the jaw (ONJ) and predictors of outcome. Ann Oncol. 2009; 20:331-6.

Vescovi P, Manfredi M, Merigo E *et al*. Surgical approach with Er:YAG laser on osteonecrosis of the jaws (ONJ) in patients under bisphosphonate therapy (BPT). Lasers Med Sci. 2010; 25:101-13.

Yarom N, Shapiro CL, Peterson DE *et al*. Medication-Related Osteonecrosis of the Jaw: MASCC/ISOO/ASCO Clinical Practice Guideline. J Clin Oncol. 2019 Jul 22:JCO1901186. doi: 10.1200/JCO.19.01186. [Epub ahead of print]

Zirk M, Kreppel M, Buller J, Pristup J, Peters F, Dreiseidler T, Zinser M, Zöller JE. The impact of surgical intervention and antibiotics on MRONJ stage II and III – Retrospective study. J Craniomaxillofac Surg. 2017 Aug;45(8):1183.

9 Dispositivos Protéticos para Radioterapia em Cabeça e Pescoço

Aljomar José Vechiato Filho, Alan Roger dos Santos Silva, Karina Morais Faria, Gustavo Nader Marta, João Victor Salvajoli, Juliana Mariano, Victor Eduardo de Souza Batista, Richard C. Cardoso, Mark S. Chambers, André Guollo, Alvin G. Wee e Thaís Bianca Brandão

Apesar do avanço tecnológico na radioterapia (RDT) para o tratamento de tumores malignos na cavidade oral, essa terapia ainda está associada a altas taxas de toxicidades, como a xerostomia resultante da hipossalivação e a mucosite oral. Nesse contexto, a confecção de dispositivos protéticos utilizados durante a realização da RDT pode contribuir para menores incidência e gravidade de tais morbidades relacionadas com a dose de radiação recebida.

É importante destacar que a fabricação desses dispositivos também faz parte do preparo odontológico para o tratamento oncológico, pois deve ser realizada antes da confecção da máscara termoplástica, na simulação da RDT (Figura 9.1).

O cirurgião-dentista (em geral o protesista bucomaxilofacial) poderá ser convocado pela equipe médica para a fabricação desses aparelhos. Os principais dispositivos protéticos utilizados para a RDT são:

- Abridores de boca, os quais podem estar associados aos abaixadores de língua (também denominados *positioning stents*)
- Bólus para tumores de pele ou para defeitos em órbita ou maxila após ressecção cirúrgica dos tumores em palato, seio maxilar, órbita ou nasofaringe (*tissue bolus device*").

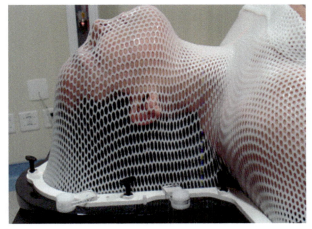

FIGURA 9.1 Paciente com máscara termoplástica em posição.

Abridores de boca associados a abaixadores de língua

Os abridores de boca são utilizados para afastar a mandíbula da maxila para que se tente obter um benefício dosimétrico, por meio da entrega da maior dose de radiação no tecido tumoral, com a possibilidade de redução da dose nas estruturas saudáveis adjacentes aos tumores.

Esse efeito positivo no planejamento radioterápico ocorre nos casos em que tais dispositivos protéticos possibilitam a redução da dose entregue em algumas partes da cavidade oral (dentes, palato e glândulas salivares maiores e menores).

Além do afastamento, os abridores de boca podem auxiliar na estabilização da língua e do assoalho bucal. Especula-se que a taxa de controle tumoral possa ser melhorada quando existe a manutenção dessas estruturas anatômicas dentro dos limites determinados pelo dispositivo durante o tratamento radioterápico. Entretanto, não existem estudos clínicos que corroborem essa hipótese.

Classicamente, os abridores de boca são indicados para tumores localizados em base de língua e assoalho bucal. Porém, existem alguns outros relatos identificando benefícios para carcinomas localizados em palato e lábios. Mas, apesar da possibilidade de prevenção de tais efeitos colaterais, não existem evidências científicas concretas de que os abridores de boca sejam capazes de minimizar os efeitos adversos descritos.

Abridores de boca versus *toxicidades induzidas pela radioterapia*

Os estudos publicados que avaliam o uso de abridores sugerem que esses dispositivos podem prevenir ou diminuir a gravidade de toxicidades resultantes da radiação devido ao afastamento dos arcos mandibular e maxilar.

Com relação à primeira, não há evidências científicas suficientes para afirmar que os abridores de boca possam prevenir o aparecimento de graus avançados de mucosite oral. Entretanto, um estudo clínico retrospectivo (Verrone *et al.*, 2014) foi realizado de forma a avaliar se os abridores de boca conseguem reduzir a quantidade de radiação entregue em tecidos sadios durante a radioterapia de intensidade modulada (IMRT), bem como seu efeito no desenvolvimento e progressão da mucosite oral. Como resultado, parece que esse recurso protético pode atrasar o aparecimento de lesões mais graves, principalmente se o uso dos mesmos estiver associado à IMRT, porém é incapaz de prevenir a manifestação dessa complicação.

Com relação à xerostomia, existem dois estudos clínicos, prospectivos e randomizados (sendo somente um controlado), que fornecem dados quantitativos para essa toxicidade. Um dos estudos (Mall *et al.*, 2016) foi realizado com o objetivo de avaliar apenas a xerostomia em pacientes com carcinomas em língua, sendo que o segundo (Goel *et al.*, 2010) avaliou diversas toxicidades, dentre elas a xerostomia. Em ambos os estudos, os pacientes foram submetidos à RDT convencional. Foi observada uma tendência, dos indivíduos que utilizaram abridores de boca, a apresentar menor impacto negativo no fluxo salivar.

Contudo, é importante destacar que a quantidade de artigos disponíveis para essa análise é bastante escassa e não se trata de estudos clínicos randomizados, com um número expressivo de pacientes incluídos para avaliar o desfecho de interesse. Sendo assim, recomenda-se prudência para a interpretação desses resultados.

Com relação às demais toxicidades (osteorradionecrose, trismo), não existe nenhum estudo que possa transmitir informações baseadas em evidências científicas de que os abridores de boca possam contribuir para a prevenção ou diminuição da gravidade dessas complicações.

Assim sendo, o benefício do uso de abridores de boca é dosimétrico, uma vez que possibilita que menor dose de radiação atinja estruturas da cavidade oral, o que pode resultar na redução da toxicidade do tratamento. Entretanto, não é possível afirmar, com base na evidência disponível na literatura, seu real impacto na prevenção das toxicidades induzidas pela RDT.

Confecção de abridores de boca

Poucos são os estudos que descrevem os métodos de fabricação de tais dispositivos. Dessa forma, sugerimos, no presente capítulo, um protocolo de confecção simples, eficaz, que envolve materiais que não afetam a RDT ou o planejamento radioterápico, além de ser de fácil manipulação e de baixo custo.

Pacientes dentados

Para pacientes dentados, a confecção de abridores de boca inicia-se pela moldagem anatômica de ambos os arcos com hidrocoloides irreversíveis. Após a moldagem preliminar, é necessário o registro da abertura que o paciente irá reproduzir durante o tratamento radioterápico. Para alguns casos (como pacientes submetidos previamente à maxilectomia), a individualização correta das moldeiras pode ser necessária (ver Capítulo 11, *Cuidados Odontológicos para Pacientes Oncológicos Internados*).

Normalmente, essa etapa é realizada com cera termoplástica ou silicone de condensação (componente *putty* ou *massa*).

> A dimensão vertical a ser registrada dependerá da abertura máxima do paciente. Geralmente, essa medida é de aproximadamente 2/3 da abertura máxima ou 15 a 20 mm.

Como mencionado em capítulos anteriores, o tratamento oncológico (deformidades causadas pela cirurgia de remoção tumoral e/ou toxicidades da RDT), bem como a presença de tumores em cavidade oral, pode afetar a capacidade de abertura bucal do indivíduo. Nessas situações, a dimensão de abertura pode ser menor do que as mencionadas anteriormente.

Em seguida, os moldes são vazados com gesso tipo III. Após a obtenção dos modelos de trabalho, os mesmos deverão ser montados em articulador (os do tipo não ajustável ou comumente denominados "charneiras" podem ser utilizados, uma vez que os abridores de boca não reproduzirão movimentos mandibulares).

Para a confecção do dispositivo propriamente dito, utiliza-se resina autopolimerizável devido às suas vantagens, como:

- Biocompatibilidade com os tecidos bucais
- Não interfere na radiação
- Baixo custo
- Fáceis obtenção e manipulação
- Durabilidade
- Material higiênico.

Antes da manipulação do material, os modelos deverão ser isolados com líquido isolante específico. Após a secagem do isolante, a resina deverá ser manipulada e, em sua fase plástica, acomodada nas faces incisal e oclusal dos dentes remanescentes, de modo semelhante a uma placa miorrelaxante.

No modelo maxilar, recomenda-se a extensão da resina até o terço incisal ou oclusal das faces vestibulares e palatinas dos dentes presentes. Ou seja, todo o excesso de material deverá ser recortado com instrumentais específicos para evitar fraturas do modelo de gesso durante a fase de polimerização da resina e também para que o dispositivo protético apresente boa passividade para fáceis inserção e remoção na cavidade oral do paciente durante a realização da RDT. Essa última vantagem é bastante importante, principalmente para os pacientes que apresentam mucosite oral induzida pela radiação.

No modelo mandibular, a resina deverá formar uma "lâmina" ou "película" que cobre todos os dentes presentes, de ambos os lados, terminando no terço oclusal ou incisal da face vestibular dos mesmos, seguindo o mesmo princípio descrito anteriormente. Essa lâmina terá a função de manter a língua dentro do plano oclusal estabelecido pelos dentes inferiores e das bordas linguais do corpo da mandíbula.

Para que se obtenha esse efeito, antes da manipulação da resina e após a montagem em articulador, posiciona-se silicone de condensação ou cera termoplástica no modelo de trabalho inferior, dentro da área referente ao espaço ocupado pela língua na cavidade oral, sem ultrapassar o plano oclusal dos dentes inferiores, e estende-se o material em aproximadamente 1,5 cm, além do limite posterior estabelecido pela linha que é formada pelos terceiros molares (38 e 48), de modo que a película de resina possa conter a porção posterior da base de língua dentro do plano mencionado anteriormente (Figura 9.2).

Após a polimerização final da resina acrílica, um orifício de contorno semilunar deve ser confeccionado na porção anterior da língua (região de ápice lingual). O objetivo desse nicho é auxiliar o paciente na reprodutibilidade do posicionamento da língua. Dessa forma, o mesmo deve ser instruído a manter o ápice da língua nesse espaço durante a realização da RDT.

Por fim, as porções em acrílico superior e inferior devem ser unidas em dois ou três pontos de fixação. Para pacientes

CAPÍTULO 9 | Dispositivos Protéticos para Radioterapia em Cabeça e Pescoço | 101

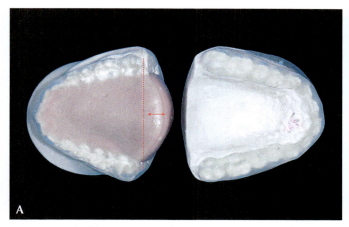
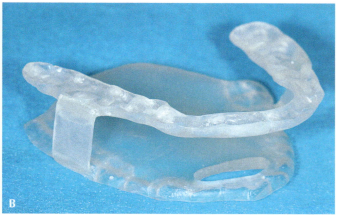

FIGURA 9.2 A. Observe que, após a montagem em articulador não ajustável, o espaço correspondente à língua foi ocupado com silicone de condensação, sobrestendido em aproximadamente 1 cm após a linha virtual formada pela distal dos dentes 38 e 48, com o objetivo de manter a língua em posição constante e abaixo do plano oclusal inferior. **B.** Note que não há necessidade de estender o acrílico além do terço incisal e oclusal dos dentes maxilares e mandibulares.

com força mandibular considerável, recomendam-se três fixações, sendo duas localizadas na região de dentes posteriores (uma à direita e outra à esquerda), e outra na região de dentes anteriores (Figura 9.3).

Método de polimerização por calor

O método de polimerização com resina acrílica ativada termicamente é uma forma alternativa de fabricação de dispositivos protéticos para a RDT. Depois de adquirir todos os registros apropriados e modelos de trabalho, um padrão de cera é confeccionado de forma semelhante ao método descrito anteriormente. Ou seja, uma lâmina de cera com aproximadamente 3 mm de espessura deverá recobrir a superfície oclusal dos dentes inferiores.

Em seguida, dois "pilares" em cera são construídos até a dimensão de abertura desejada e deverão estender-se de canino a primeiro molar. Nessa fase, o padrão de cera confeccionado pode ser provado em cavidade oral para verificar se existem adaptação adequada e tolerância do paciente. Daqui em diante, a técnica de polimerização é semelhante à de próteses totais. O padrão é posicionado no centro de uma mufla e as irregularidades no gesso devem ser eliminadas para facilitar a separação das suas partes superior e inferior.

A cera é derretida e o gesso é limpo de resíduos para evitar contaminação da resina. O gesso deve ser isolado de maneira convencional. A resina, de preferência transparente, deve ser proporcionada, misturada e polimerizada seguindo as orientações do fabricante (Figura 9.4A). O acabamento e o polimento devem ser realizados também de maneira tradicional, semelhante à utilizada para próteses totais, por exemplo (Figura 9.4B).

Pacientes edêntulos

A confecção desses dispositivos para pacientes desdentados totais inicia-se da mesma forma que a utilizada para indivíduos total ou parcialmente dentados. Ou seja, moldagens anatômicas são realizadas e, após a obtenção dos modelos de trabalho, manipula-se resina acrílica autopolimerizável de modo a se obterem bases de prova.

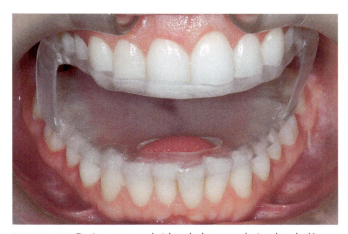

FIGURA 9.3 Paciente com abridor de boca e abaixador de língua em posição. Note o posicionamento da língua no alívio realizado na região anterior da língua.

Para edêntulos, é necessária a orientação de planos de cera (de modo semelhante ao que ocorre na reabilitação oral com próteses totais mucossuportadas), até que seja atingida dimensão de abertura bucal desejada (15 a 20 mm); ou, para pacientes com limitação de abertura, até as medidas mais próximas possíveis a esse padrão estabelecido. São as bases de prova que irão transferir os modelos de trabalho para o articulador não ajustável.

Finalizada essa etapa, o método de fabricação do abridor é semelhante ao descrito anteriormente, exceto por uma peculiaridade. O cirurgião-dentista deve posicionar o silicone de condensação ou cera termoplástica no espaço ocupado pela língua, de modo a atingir a altura aproximada do plano oclusal que seria formado, caso os dentes estivessem presentes (Figura 9.5).

Para tornar o processo de confecção desse dispositivo protético mais rápido, as bases de prova podem ser utilizadas como as partes superiores e inferiores do abridor de boca. Além disso, após a prova do abridor na boca do paciente são realizados os ajustes necessários; o palato pode ser recortado, limitando o acrílico apenas ao rebordo alveolar. Como

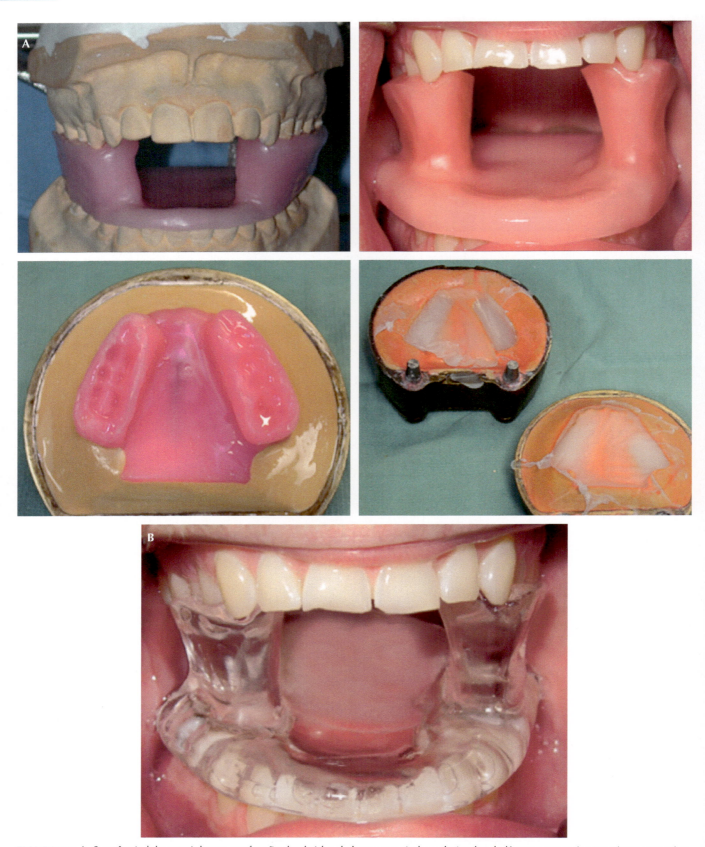

FIGURA 9.4 A. Sequência laboratorial para confecção de abridor de boca associado a abaixador de língua com resina termicamente ativada. Note que um dos benefícios deste método é a capacidade de verificar o ajuste antes da finalização. **B.** Dispositivo finalizado posicionado em cavidade oral.

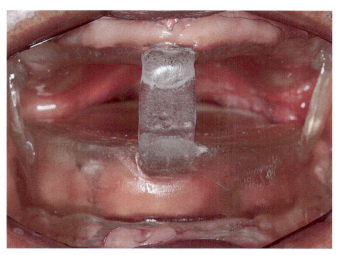

FIGURA 9.5 Abridor de boca com abaixador de língua em paciente desdentado total em ambos os arcos. Observe que a parte inferior do abridor de boca foi confeccionada de forma a reproduzir a altura dos dentes mandibulares.

resultado, torna-se mais fácil inserir e remover o aparelho da posição durante a RDT. Isso é muito importante, principalmente para indivíduos com mucosite oral.

> Vale a pena mencionar que algumas instituições não preconizam o emprego de abridores de boca, pois alguns pacientes com mucosite oral em graus avançados (ver Capítulo 4, *Diagnóstico e Tratamento da Mucosite Oral*) podem não conseguir utilizar o dispositivo durante as sessões de RDT, mesmo estas sendo de curta duração. Dessa forma, recomenda-se que protocolos de fotobiomodulação (FBM) sejam realizados em conjunto com a irradiação de tumores de boca, com o intuito de minimizar ou prevenir o aparecimento de tal toxicidade e permitir que os pacientes usem tais aparelhos.

É possível também duplicar as próteses totais (superior e inferior) em oclusão e utilizar o resultado desse processo laboratorial como abridores de boca. Para que a reprodução das próteses resulte em um abridor de boca, o cirurgião-dentista deverá realizar um registro oclusal e, posteriormente, adaptar uma lâmina de cera com espessura entre 2 e 3 mm na prótese inferior para que, durante a duplicação laboratorial das próteses, a função de abaixar a língua dentro dos limites discutidos anteriormente ocorra. Essa estratégia certamente economizará tempo de tratamento de modo significativo, permitindo o início mais rápido da radiação.

Finalizado o processo laboratorial, o cirurgião-dentista deve provar em boca o dispositivo finalizado para avaliar se a extensão do acrílico em direção à base da língua não apresenta excessos, pois alguns pacientes podem apresentar reflexo faríngeo (ou fenômeno comumente conhecido como "ânsia de vômito") e dificuldades de deglutição da saliva durante a posição de decúbito dorsal e, consequentemente, engasgos durante a realização da radiação.

A extensão insuficiente do acrílico além dos terceiros molares é um erro bastante comum e faz com que o abridor de boca com abaixador de língua não cumpra sua função

adequadamente. Dessa forma, o profissional deve estar atento a esse detalhe (Figura 9.6).

É importante destacar que essa etapa preferencialmente deve ser realizada por um protesista, uma vez que alguns pacientes podem apresentar deformidades funcionais e estéticas pós-operatórias importantes, além de trismo grave, entre outras características que frequentemente tornam o processo de moldagem anatômica desafiador e exigem domínio do cirurgião-dentista quanto à individualização de moldeiras (Figura 9.7).

Variações nas formas de apresentação dos abridores de boca

Uma das possibilidades de apresentação dos abridores de boca encontradas na literatura é quando eles são fabricados de forma a desviar o posicionamento natural da língua. Duas trajetórias podem ser determinadas. Uma delas é o desvio da mesma para o lado contrário ao do tumor (geralmente realizado para tumores localizados em glândula parótida), e a outra é a elevação da língua (indicada para carcinomas em glândula submandibular) (Figura 9.8). Esse desvio pode ser obtido por meio da utilização de cera termoplástica ou silicone de condensação durante o processo de fabricação do abridor de boca.

O objetivo dessa mudança de trajetória é o mesmo que os abridores de boca associados a abaixadores de língua possuem: minimizar a incidência de radiação em regiões de não interesse e reduzir a incidência e a gravidade da mucosite oral e demais morbidades induzidas pela radiação.

Como discutido anteriormente, não existe evidência científica que comprove a eficácia que tais dispositivos apresentam na prevenção e na redução na incidência das morbidades orais induzidas pela radiação. Dessa forma, estudos futuros são necessários para verificar as reais vantagens que a utilização de dispositivos protéticos para a RDT possuem.

Bólus para defeitos em maxila

Os contornos irregulares e a falta de preenchimento dos defeitos maxilares resultantes da terapia cirúrgica podem levar à distribuição desigual da energia devido às diferenças entre a densidade dos tecidos e a do ar presente nessas cavidades.

Na tentativa de aumentar a precisão do feixe de radiação e fornecer maior homogeneidade na distribuição da dose de radiação, um reservatório plástico (também denominado balão ou bexiga) é preenchido com uma solução que se aproxima das propriedades de absorção e dispersão de radiação dos tecidos corporais (p. ex., água ou soro fisiológico), de modo a ocupar todo o defeito maxilar. De forma mais objetiva, os bólus para defeitos maxilares são abridores de boca associados a abaixadores de língua com espaço para suportar este balão (Figura 9.9).

Avanço tecnológico das técnicas de radioterapia *versus* dispositivos protéticos

A IMRT é um sistema sofisticado de RDT conformada tridimensional que utiliza feixes não uniformes para elevar o

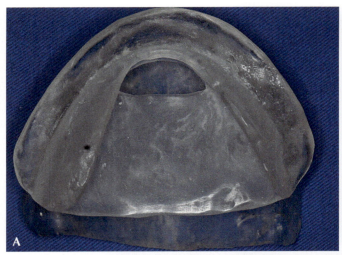
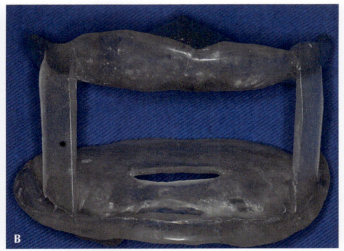
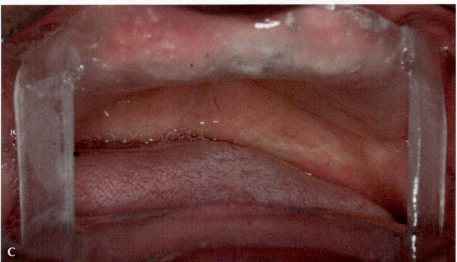

FIGURA 9.6 Observe um abridor de boca com abaixador de língua sem a correta extensão do acrílico para a porção posterior de base de língua. Nessa situação, o dispositivo não é capaz de manter a língua dentro do plano oclusal discutido anteriormente.

fornecimento de radiação ao volume-alvo, permite maior volume de tecido normal fora do PTV (volume de objetivo de planejamento), além de simultaneamente proporcionar o escalonamento da dose e entregar menor dose de radiação aos dentes quando comparada ao método de radioterapia tridimensional (3DRDT). Contudo, a IMRT por si só não é suficiente para remover os dentes da zona de alto risco para distúrbio radiogênico (ou seja, regiões que recebem doses acima de 30 Gy).

Além disso, devido aos fatores discutidos nos capítulos anteriores, que resultam na problemática do diagnóstico tardio de tumores de boca e na região de cabeça e pescoço, a maioria dos cânceres nesse sítio anatômico é positivamente confirmada já em estádios clínicos avançados (III e IV), que exigem maiores áreas-alvo de radiação. Portanto, alguns dispositivos protéticos ainda podem ser ferramentas úteis para IMRT. Os que ainda apresentam uma frequência importante de solicitações são:

- Abridores de boca com abaixadores de língua
- Bólus para tumores de pele.

Bólus para tumores de pele

O bólus faz parte do conjunto de dispositivos protéticos utilizados no tratamento radioterápico e possuem o objetivo de "superficializar" a região envolvida no planejamento radioterápico. É confeccionado com material que possui propriedades semelhantes às do tecido e é posicionado na pele do paciente para que a parte mais superficial do corpo receba a dose máxima de radiação.

Assim, a distribuição das isodoses (linhas que ligam os pontos de mesma dose de radiação) pode ser mais bem otimizada. Esse dispositivo é mais comumente requisitado para tumores de pele na região de cabeça e pescoço candidatos a RDT radical ou pós-operatória, como para tumores localmente avançados, recidivados ou com margens cirúrgicas comprometidas.

De acordo com a Comissão Internacional de Unidades de Radiação e Relatório de Medidas, recomenda-se que a área-alvo na RDT receba pelo menos 95% da dose de radiação planejada. No entanto, a dose de radiação entregue à área-alvo não apresenta o seu valor máximo imediatamente

CAPÍTULO 9 | Dispositivos Protéticos para Radioterapia em Cabeça e Pescoço

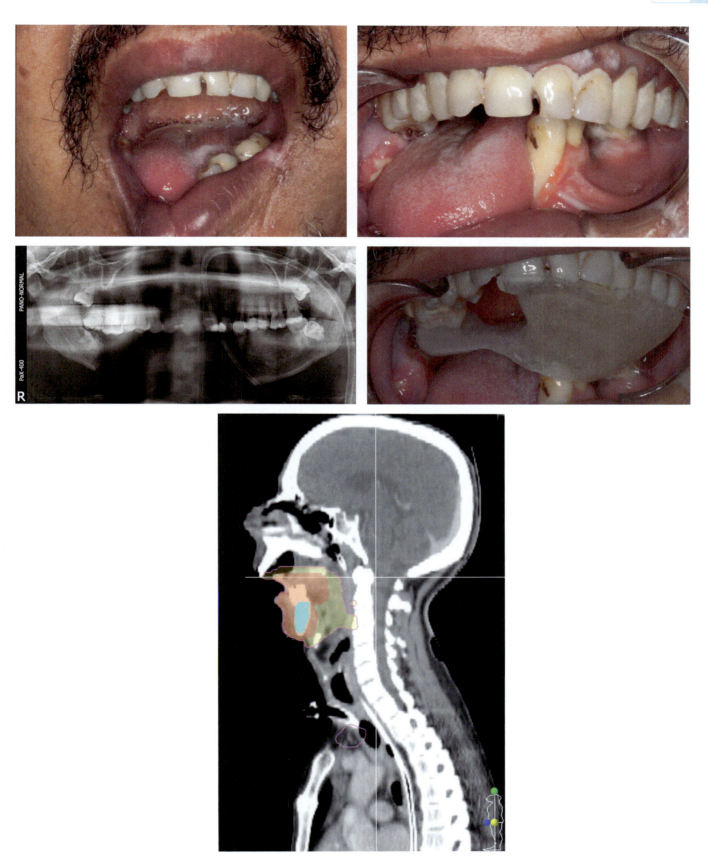

FIGURA 9.7 O caso ilustra o uso de abridor de boca, porém sem associação com abaixador de língua devido às deformidades funcionais (limitação da abertura bucal, desarticulação dos dentes inferiores, ausência de reconstrução mandibular com fíbula, além de sialorreia oral, entre outras morbidades), as quais dificultam significativamente o processo de moldagem para confecção de abridores de boca. O apoio em molares superiores, lado direito, teve como finalidade melhorar a estabilidade do aparelho em boca.

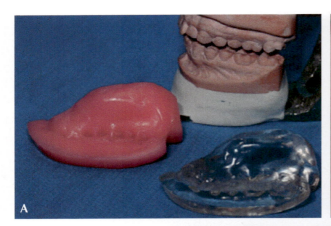
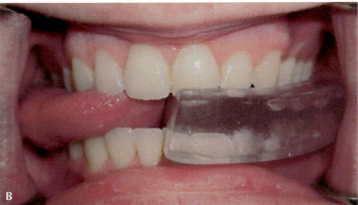
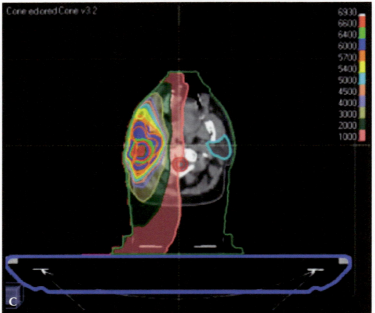

FIGURA 9.8 A. Exemplo de um abridor de boca com desvio da língua em cera e em resina acrílica. **B.** Dispositivo posicionado na cavidade oral. Observe o desvio total da língua para o lado contrário ao do tumor em glândula parótida esquerda. **C.** A dosimetria mostra que a mesma encontra-se posicionada longe do maior volume de radiação.

após contato com a superfície do tecido, mas somente após atingir determinada profundidade de penetração. Isso acontece porque, quando os fótons ejetados pelo aparelho radioterápico atingem o tecido epitelial, alguns elétrons são repelidos, o que faz com que a dose de energia entregue às células daquela área não seja a dose máxima inicialmente prescrita. Dessa forma, é necessário certa quantidade de tecido para que as doses máximas de energia sejam depositadas. Esse fenômeno é denominado *skin sparing-effect* ou efeito poupador da pele.

Dessa forma, a dose de radiação máxima prescrita para os tumores localizados superficialmente pode não ser entregue em concentração ideal quando os feixes radioativos atingem a superfície da epiderme. Como resultado, algumas áreas-alvo podem receber doses menores do que a proposta e outras, quantidades excessivas, o que pode comprometer o prognóstico e induzir a toxicidades agudas e tardias importantes de modo desnecessário e indesejável (Figura 9.10).

Para que exista a deposição maior de energia na pele, os materiais utilizados para a confecção do bólus devem apresentar densidade semelhante à do tecido humano. Dentre os disponíveis para essa finalidade encontra-se a cera termoplástica, a qual possui densidade bastante semelhante à dos tecidos do corpo (entre 0,9 e 0,92 g/cm^3), baixo custo e fácil manipulação.

Além disso, é importante que o bólus apresente espessura e contorno de acordo com o que foi estipulado pelo rádio-oncologista e dosimetrista para que não exista divergência na entrega da dose de radiação ou prejuízo no desenho dos volumes-alvo (Figura 9.11).

Vale salientar que o cirurgião-dentista pode discutir com o rádio-oncologista os limites da área a ser irradiada para que os benefícios do uso desse dispositivo para o planejamento radioterápico sejam atingidos. Entretanto, caso a avaliação conjunta não possa ser realizada, a moldagem pode englobar uma extensão maior do que a necessária, visto que a confecção do bólus com tamanho maior não afeta negativamente o planejamento radioterápico.

É importante destacar que a energia da radiação que será utilizada (geralmente utilizam-se campos de elétrons)

CAPÍTULO 9 | Dispositivos Protéticos para Radioterapia em Cabeça e Pescoço

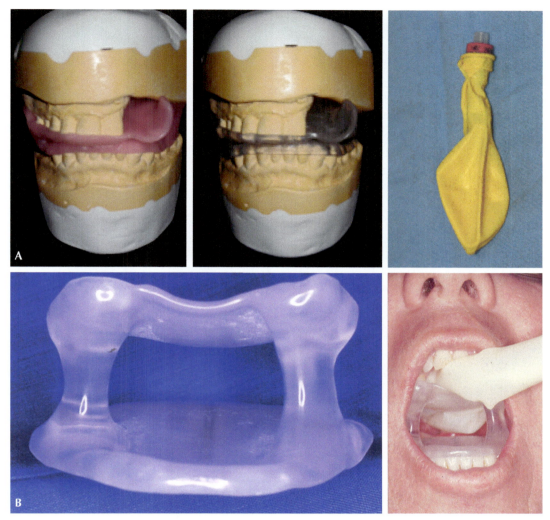

FIGURA 9.9 A. Bólus para defeitos maxilares. Note que uma pequena concavidade é formada do lado do defeito maxilar para dar acesso ao balão. **B.** Exemplo de bólus para pacientes maxilectomizados em posição.

varia de acordo com a espessura do bólus, para que a dose seja superficializada e haja melhor cobertura de dose na lesão, sendo que a mesma é definida no sistema de planejamento e depende da profundidade do tumor. Normalmente, a espessura utilizada para a confecção do dispositivo é de 0,5 a 1,5 cm.

O bólus também deverá possuir um contato íntimo com a pele para que não se criem áreas ocupadas por ar atmosférico, bem como para que não se formem bolhas internas. Como a densidade de elétrons do ar é muito menor que a dos tecidos corporais, o feixe de radiação penetra mais profundamente em uma cavidade preenchida com ar atmosférico e resulta em maior dose de radiação na região imediatamente após essa irregularidade, além de uma dose menor do que a planejada na área acima dos contornos da mesma (Figura 9.12).

Para evitar a presença de bolhas e desadaptações, sugerimos o método de confecção ilustrado na Figura 9.13.

Como mencionado na Figura 9.13, algumas regiões com irregularidades anatômicas importantes (como, p. ex., o conduto auditivo), podem ser problemáticas, uma vez que a rigidez da cera em temperatura ambiente tem o potencial de causar desconforto importante em peles com toxicidades induzidas pela radiação (radiodermite). Sendo assim, pode-se lançar mão de materiais mais resilientes, desde que possuam a densidade próxima à dos tecidos do corpo humano.

Considerações finais

Apesar de o princípio do afastamento entre maxila e mandíbula minimizar doses de radiação em áreas de não interesse com o objetivo de prevenir toxicidades agudas e tardias, não existe evidência científica que demonstre que os dispositivos protéticos descritos e discutidos neste capítulo sejam eficazes na prevenção das complicações resultantes da irradiação da área da cabeça e do pescoço. Entretanto, de acordo com nosso ponto de vista, os abridores de boca e bólus são válidos de serem confeccionados, pois, apesar de a eficácia dos mesmos não ter sido comprovada cientificamente, não existe qualquer indício de que sua utilização seja prejudicial ou inócua. Além disso, é evidente que esses dispositivos possuem benefício dosimétrico, ou seja, favorecem a delimitação das áreas-alvo durante o planejamento radioterápico dos pacientes.

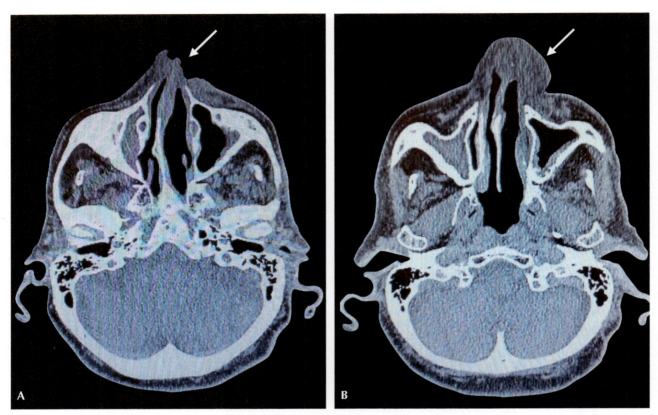

FIGURA 9.10 Observe a comparação de duas tomografias computadorizadas (TC) de um mesmo paciente. **A.** A TC foi realizada com o paciente sem o bólus. **B.** TC com o bólus em posição. Note que o dispositivo funciona como um corpo único e permite o preenchimento das irregularidades causadas pela lesão tumoral e, consequentemente, a remodelação dos contornos do tecido, além do aumento da área anatômica, o que facilita a distribuição da dose de radiação.

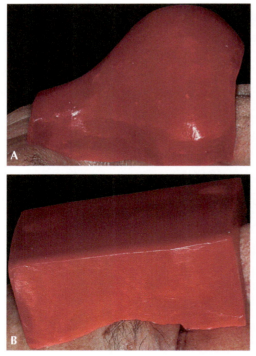

FIGURA 9.11 Observe dois bólus para dois pacientes com carcinoma em pele do nariz. **A.** Bólus com contorno anatômico e espessura homogênea ao longo de toda sua extensão. **B.** Bólus sem contorno anatômico e com espessura não homogênea.

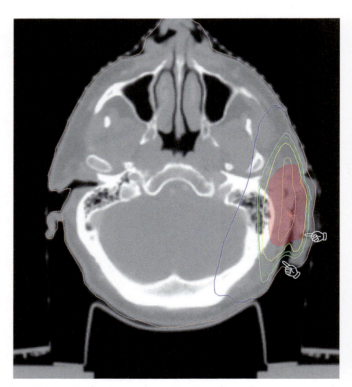

FIGURA 9.12 Observe a adaptação não adequada e a presença de bolhas internas (☞) no bólus para orelha. Diante desse cenário, o bólus deve ser refeito.

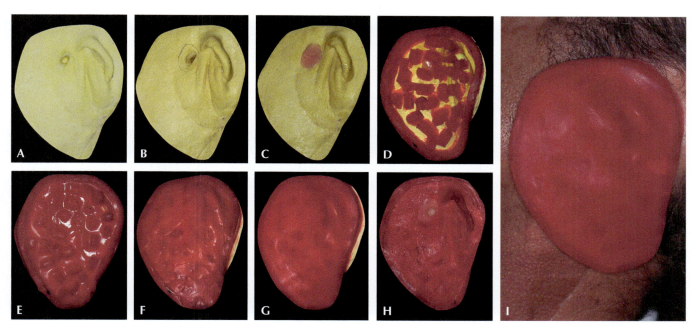

FIGURA 9.13 A. Modelo de trabalho de um paciente pós-ressecção cirúrgica de tumor em orelha esquerda. **B.** Delimitação de regiões anatômicas irregulares com potencial de induzir irritabilidade no tecido irradiado nos momentos de inserção e remoção do bólus durante o tratamento radioterápico. **C.** Inserção de resina para reembasamento de próteses mucossuportadas (Coe-Soft; GC America Inc.). **D.** Delimitação da extensão total do bólus com duas placas de cera termoplástica (cera utilidade; Lysanda) unidas e recortadas em tiras e preenchimento dos espaços com recortes quadrados para guiar a obtenção de uma espessura homogênea do dispositivo protético. **E e F.** Preenchimento gradativo com cera derretida para evitar a presença de bolhas de ar. **G.** Aspecto externo do dispositivo finalizado e após acabamento; **H.** Aspecto interno com parte em resina de reembasamento aderida à cera. **I.** Bólus em posição.

REFERÊNCIAS BIBLIOGRÁFICAS

Aggarwal H, Kumar P. Radiation stents: minimizing radiation-induced complications. South Asian J Cancer. 2014;3(3):185.

Aponte Wesson R, Garden AS, Chambers MS. Fabrication of an unconventional bólus-type stent for a combined intraoral/extraoral defect treated with proton radiation therapy. J Prosthet Dent. 2017;117(4):563-5. doi: 10.1016/j.prosdent.2016.07.032.

Beumer J III, Curtis TA, Morrish RB Jr. Radiation complications in edentulous patients. J Prosthet Dent. 1976;36:193-203.

Bodard AG, Racadot S, Salino S, Pommier P, Zrounba P, Montbarbon X. A new, simple maxillary-sparing tongue depressor for external mandibular radiotherapy: a case report. Head Neck. 2009;31(11):1528-30. doi: 10.1002/hed.21047.

Brandão TB, Pinto HG, Vechiato Filho AJ, Faria KM, Querido de Oliveira MC, Prado-Ribeiro AC et al. Are intraoral stents effective in reducing oral toxicities caused by radiotherapy? A systematic review and meta-analysis. J Prosthet Dent. 2021 (in press, corrected proof). https://doi.org/10.1016/j.prosdent.2021.03.009.

Brosky ME, Lee C, Bartlett TS, Lo S. Fabrication of a radiation bólus prosthesis for the maxillectomy patient. J Prosthet Dent. 2000;83(1):119-21.

Doi H, Tanooka M, Ishida T, Moridera K, Ichimiya K, Tarutani K, Kitajima K, Fujiwara M, Kishimoto H, Kamikonya N. Utility of intraoral stents in external beam radiotherapy for head and neck cancer. Rep Pract Oncol Radiother. 2017;22(4):310-8. doi: 10.1016/j.rpor.2017.03.002.

Elting LS, Cooksley C, Chambers MS, Garden AS. Risk, outcomes, and costs of radiation-induced oral mucositis among patients with head-and-neck malignancies. Int J Radiat Oncol Biol Phys. 2007; 68:1110-20.

Fleming TJ, Rambach SC. A tongue-shielding radiation stent. J Prosthet Dent. 1983;49(3):389-92.

Fregnani ER, Parahyba CJ, Morais-Faria K, Fonseca FP, Ramos PA, de Moraes FY, da Conceição Vasconcelos KG, Menegussi G, Santos-Silva AR, Brandão TB. IMRT delivers lower radiation doses to dental structures than 3DRT in head and neck cancer patients. Radiat Oncol. 2016;11(1):116. doi: 10.1186/s13014-016-0694-7.

Goel A, Tripathi A, Chand P, Singh SV, Pant MC, Nagar A. Use of positioning stents in lingual carcinoma patients subjected to radiotherapy. Int J Prosthodont. 2010;23(5):450-2.

Johnson B, Sales L, Winston A, Liao J, Laramore G, Parvathaneni U. Fabrication of customized tongue-displacing stents: considerations for use in patients receiving head and neck radiotherapy. J Am Dent Assoc. 2013;144(6):594-600.

Kaanders JH, Fleming TJ, Ang KK, Maor MH, Peters LJ. Devices valuable in head and neck radiotherapy. Int J Radiat Oncol Biol Phys. 1992;23(3):639-45.

Kim SW, Shin HJ, Kay CS, Son SH. A customized bólus produced using a 3-dimensional printer for radiotherapy. PLoS One. 2014;9(10):e110746. doi: 10.1371/journal.pone.0110746.

Mall P, Chand P, Singh BP, Rao J, Siddarth R, Srivastava K. Effectiveness of positioning stents in radiation-induced xerostomia in patients with tongue carcinoma: a randomized controlled trial. Int J Prosthodont. 2016;29(5):455-60. doi: 10.11607/ijp. 4499.

Morais-Faria K, Menegussi G, Marta G, Fernandes PM, Dias RB, Ribeiro AC, Lopes MA, Cernea CR, Brandão TB, Santos-Silva AR. Dosimetric distribution to the teeth of patients with head and neck cancer who underwent radiotherapy. Oral Surg Oral Med Oral Pathol Oral Radiol. 2015;120(3):416-9. doi: 10.1016/j.oooo. 2015.05.009.

Murphy BA. Clinical and economic consequences of mucositis induced by chemotherapy and/or radiation therapy. J Support Oncol. 2007;5(9 suppl 4):13-21.

Myamoto RH, Fleming TJ, David MG. Radiotherapeutic management of an orocutaneous defect with a balloon-retaining stent. J Prosthet Dent. 1992;68:115-7.

Rocha BA, Lima LMC, Paranaíba LMR, Martinez ADS, Pires MBO, de Freitas EM, Vilas Boas CV, de Melo Filho MR. Intraoral stents in preventing adverse radiotherapeutic effects in lip cancer patients. Rep Pract Oncol Radiother. 2017;22(6):450-4. doi: 10.1016/j.rpor.2017.08.003.

Verrone JR, Alves FA, Prado JD, Boccaletti KW, Sereno MP, Silva ML, Jaguar GC. Impact of intraoral stent on the side effects of radiotherapy for oral cancer. Head Neck. 2013;35(7):E213-7. doi: 10.1002/hed.23028.

Verrone JR, Alves FA, Prado JD, Marcicano AD, de Assis Pellizzon AC, Damascena AS, Jaguar GC. Benefits of an intraoral stent in decreasing the irradiation dose to oral healthy tissue: dosimetric and clinical features. Oral Surg Oral Med Oral Pathol Oral Radiol. 2014;118(5):573-8. doi: 10.1016/j.oooo.2014.08.008.

Wang RR, Olmsted LW. A direct method for fabricating tongue-shielding stent. J Prosthet Dent. 1995;74(2):171-3.

Wu Q, Manning M, Schmidt-Ullrich R, Mohan R. The potential for sparing of parotids and escalation of biologically effective dose with intensity-modulated radiation treatments of head and neck cancers: a treatment design study. Int J Radiat Oncol Biol Phys. 2000;46(1):195-205.

Yangchen K, Siddharth R, Singh SV, Singh RD, Aggarwal H, Mishra N, Tripathi S, Srivastava K, Verma T, Kumar P. A pilot study to evaluate the ef cacy of cerrobend shielding stents in preventing adverse radiotherapeutic effects in buccal carcinoma patients. J Can Res Ther 2016;12:314-7. doi: 10.4103/0973-1482.154015.

Zhang RR, Feygelman V, Harris ER, Rao N, Moros EG, Zhang GG. Is wax equivalent to tissue in electron conformal therapy planning? A Monte Carlo study of material approximation introduced dose difference. J Appl Clin Med Phys. 2013;14(1):3991. doi: 10.1120/jacmp.v14i1.3991.

10 Reabilitação Oral e Extraoral de Pacientes Oncológicos

Thaís Bianca Brandão, José Sandro Pereira da Silva, Roberto Gião, Flavio Wellington da Silva Ferraz, Aljomar Vechiato Filho, Alan Roger dos Santos Silva, Cesar Augusto Migliorati e Reinaldo Brito e Dias

"Somos mais generosos com o belo."
Sidney Kina

Como já mencionado no Capítulo 2, *Princípios do Tratamento Oncológico de Interesse para o Cirurgião-Dentista*, a maioria dos pacientes com câncer de cavidade oral tem doença localmente avançada, exigindo um tratamento com base na abordagem combinada de cirurgia, radioterapia (RDT) e quimioterapia (QT) como tentativa de obtenção de desfechos clínicos melhores que os resultantes de terapias de modalidade única. Nesse contexto, esse grupo de pacientes não somente tem sequelas anatômicas decorrentes da cirurgia, como todos os demais efeitos colaterais imediatos e tardios resultantes da RDT e da QT já discorridos detalhadamente anteriormente nesta obra. Assim, a expectativa é que a reabilitação oral e extraoral desse grupo de pacientes será de alta complexidade.

Os defeitos gerados nessas ressecções são extremamente importantes por estarem relacionados a estruturas que desempenham papéis funcionais importantes, associados a mastigação, deglutição, articulação, fala e respiração. Tão relevantes quanto os aspectos funcionais são os aspectos estéticos neste tipo de tratamento. Embora refutada, a aparência é um dos preconceitos mais intensos e dolentes na sociedade. Não seria factual, no contexto deste capítulo, discutir apenas os aspectos funcionais sem dar a devida importância para o dueto função e estética e suas implicações psicológicas e sociais.

Outra informação relevante é que sempre que a reabilitação maxilofacial é contextualizada, nenhuma das premissas de uma reabilitação convencional deve ser excluída; portanto, o plano de tratamento deve se basear na análise estética, funcional e estrutural do paciente.

Neste capítulo, discutiremos os principais aspectos relacionados à reabilitação intra e extraoral.

Reabilitações intraorais

Em termos didáticos, as reabilitações oncológicas intraorais são divididas em três grandes grupos:

- Reabilitação de defeito mandibular e de língua
- Reabilitação de defeito maxilar
- Reabilitação de defeito de palato mole.

Por se tratar de estruturas extremamente complexas e de dinâmicas bastante díspares, discussões a respeito da oportunidade da reabilitação e tipo de fechamento ou reconstrução devem ser abordadas individualmente.

Reabilitação de defeito mandibular e de língua

Como a língua é o sítio anatômico mais comum para o câncer de cavidade oral, as ressecções com envolvimento do terço inferior da face (mandíbula e língua) ganham destaque, não somente pela grande incidência dos tumores malignos nessa topografia anatômica, como também pela complexidade técnica demandada para reabilitar esses defeitos. O grau de déficit dessa região varia de acordo com um grande número de situações complexas, incluindo a localização e a extensão da ressecção, o perfil da face do paciente e o método de fechamento do defeito, entre muitos outros.

Nesse contexto, a perda de volume lingual – seja pela ressecção do tumor ou pelas técnicas de fechamento primário – é um fator prognóstico ruim quando avaliado pelo prisma dos aspectos funcionais. Isso se agrava pelo fato de as técnicas de reconstrução de língua serem de difícil execução e apresentarem resultado limitado à capacidade de devolver apenas um vetor de movimento. Dependendo da extensão da perda tecidual, a proteção contra aspiração e interação da língua com outras estruturas orais será gravemente comprometida, gerando prejuízo em fala, deglutição, manipulação do bolo alimentar, mastigação e controle da saliva (Figura 10.1A). Para esse grupo de pacientes, alguns autores descrevem técnicas de reabilitação com próteses de língua ou rebaixadoras de palato que desempenhariam a função de compensar a perda de volume da língua, aprimorando algumas funções, como fala e deglutição (Figura 10.1B).

No que diz respeito aos defeitos anteriores de mandíbula, a reconstrução é mandatória para que sejam evitadas as situações de impossibilidade de oclusão e reabilitação dental, dano estético grave e obstrução de vias respiratórias, decorrentes do deslocamento medial de ambos os fragmentos mandibulares remanescentes e posicionamento posterior da língua.

Nos defeitos mandibulares laterais, a reconstrução nem sempre é fundamental; contudo, o fechamento primário pode comprometer significativamente funções como fala, deglutição, manipulação do bolo alimentar, mastigação e controle salivar. Anatomicamente, a mandíbula assume uma posição posterior e com desvio para o lado submetido à ressecção cirúrgica durante a mastigação. Este quadro é acentuado durante o movimento de fechamento da boca. Em pacientes

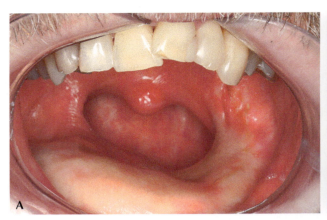
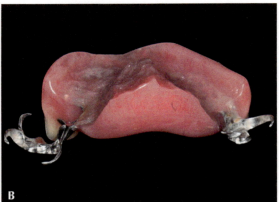

FIGURA 10.1 A. Paciente submetido à glossectomia total com perda de estruturas adjacentes. Em situações como a ilustrada nesta figura, as funções orais básicas (fala, deglutição, entre outras) são drasticamente afetadas. **B.** Prótese rebaixadora de palato – observar a espessura do palato que tem a função de compensar a perda de volume da língua e restabelecer algumas funções de modo mais satisfatório.

dentados, durante o fechamento, um toque dental prematuro costuma acontecer na região posterior no lado não submetido à ressecção cirúrgica; quando a força de fechamento é aumentada, gera rotação da mandíbula ao redor deste contato oclusal, agravando a desoclusão no lado operado (Figura 10.2). Quando avaliados os movimentos excursivos desse grupo, não é raro observar a incapacidade de realizar protrusão e lateralidade para o lado não submetido à ressecção cirúrgica.

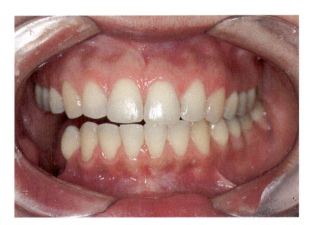

FIGURA 10.2 Defeito mandibular lateral não reconstruído – Note o contato dental prematuro na região posterior à esquerda (lado não ressecado) e desoclusão à direita (lado ressecado).

Fundamentalmente, aspectos funcionais e estéticos em ressecções do terço inferior da face são mais bem preservados sempre que o tecido mole e a descontinuidade mandibular são restaurados.

A perda de propriocepção resultante da não restauração da continuidade mandibular e a perda da inserção da musculatura na mandíbula submetida à ressecção cirúrgica resultam em movimentos imprecisos, oclusão instável e rotação mandibular no movimento forçado de fechamento. Esses fatores dificultam os registros oclusais durante a reabilitação que são decisivos para o restabelecimento da função mastigatória. Por isso, as reabilitações nesse grupo não devem ser iniciadas logo após a ressecção; um período de cicatrização dos tecidos e de nova adaptação neuromuscular é mandatório para o restabelecimento funcional adequado.

As alterações anatômicas decorrentes deste tipo de ressecção e, principalmente, a perda de dimensão vertical de oclusão (DVO) geram, com certa frequência, o acúmulo de saliva na comissura labial, resultando em fissuras que podem estar infectadas por *Candida albicans*. O tratamento exige intervenção medicamentosa e reabilitação adequada para eliminar ou diminuir o acúmulo.

Reabilitação de defeito maxilar

Tradicionalmente, as abordagens para a reconstrução de defeitos maxilares incluem reabilitação protética com próteses obturadoras e reconstruções cirúrgicas com retalhos microvascularizados (Figura 10.3).

Uma revisão sistemática da literatura feita por Brandão *et al.*, em 2016, avaliou a qualidade de vida dos pacientes maxilectomizados reconstruídos com retalho microcirúrgico *versus* reabilitados com próteses obturadoras, mas não foi conclusiva pelo número limitado de estudos incluídos. No entanto, o único estudo que faz este tipo de comparação, utilizando o Questionário de Qualidade de Vida da Universidade de Washington (UW-QOL), não identificou diferenças estatisticamente significativas entre os grupos (Rogers *et al.*, 2003).

As principais vantagens descritas para as próteses obturadoras incluem fácil visualização do local do defeito, o que permite detecção precoce de recidiva; redução no período e custos de hospitalização; não necessidade de novas cirurgias reparadoras; e restabelecimento imediato da morfologia facial e da função oral. Nesses casos, é importante relativizar a vantagem do primeiro ponto mencionado, já que as recidivas, atualmente, podem ser monitoradas por exames de imagem com alto grau de sensibilidade.

É importante pontuar que o funcionamento adequado do obturador parece depender da extensão do defeito cirúrgico. As comparações funcionais demonstraram resultados mais favoráveis para a reabilitação protética em defeitos menores, enquanto favorecem o uso de reconstruções microvasculares para defeitos maiores. Os defeitos extensos exigem próteses maiores e, consequentemente, mais pesadas, criando problemas relacionados a vazamento de fluidos e hipernasalidade da fala.

Em última análise, observa-se que a decisão pelo tipo de reconstrução depende da formação cirúrgica ou protética de cada instituição.

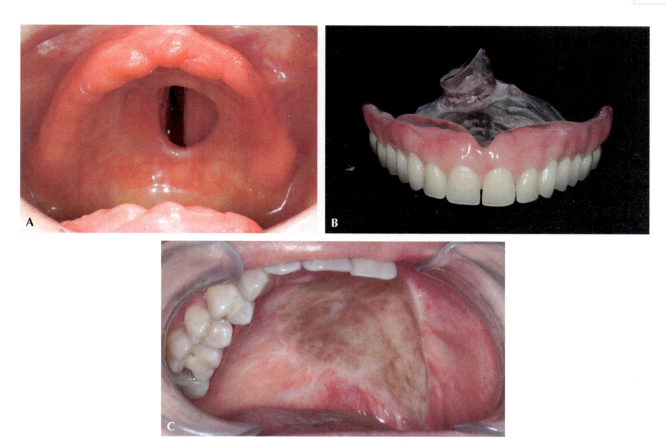

FIGURA 10.3 **A.** Maxilectomia parcial sem reconstrução cirúrgica. **B.** Prótese total obturadora utilizada para a reabilitação protética do paciente da imagem anterior. **C.** Maxilectomia reconstruída com retalho microcirúrgico.

As reabilitações protéticas das perdas maxilares são divididas em três fases:

- Cirúrgica ou imediata (instalação da prótese durante ou logo após a cirurgia) (Figura 10.4A a C)
- Temporária ou provisória (iniciada após a remoção da prótese cirúrgica e do tampão cirúrgico até a cicatrização completa dos tecidos) (Figura 10.4D e E)
- Reparadora (após a cicatrização cirúrgica completa e estabilidade dos tecidos) (Figura 10.4F e G).

Assim como nos defeitos mandibulares, a presença de fissuras infectadas por *Candida albicans* na comissura labial é frequente e também decorrente da perda de DVO e alterações anatômicas.

Reabilitação de defeito de palato mole

Os defeitos envolvendo o palato mole são de grande complexidade, por exigirem o conhecimento dos mecanismos da fala, tais como: respiração, fonação, ressonância, articulação e integração neural. O objetivo desse tipo de reabilitação é controlar a ressonância da fala e prevenir o escape nasal de substâncias durante a deglutição. O esfíncter velofaríngeo, que compreende a musculatura do palato mole e das paredes laterais e posterior da faringe, é o principal responsável por essas duas funções. O movimento de pelo menos uma dessas paredes é mandatório para o alcance de resultados satisfatórios na reabilitação, tanto protética quanto cirúrgica.

Nesse tipo de defeito, a reabilitação protética é feita com obturadores velofaríngeos e a reabilitação imediata é de difícil execução. Isso se justifica por dificuldade de acessos à estrutura da nasofaringe antes da cirurgia, impossibilidade de moldagem dos movimentos da região do esfíncter antes ou mesmo no momento da cirurgia, reduzido movimento dessa estrutura no pós-operatório imediato e dificuldade de delimitação das margens do tumor antes da cirurgia. Sendo assim, a reabilitação destes pacientes, geralmente, inicia-se com próteses intermediárias que necessitam de trocas consecutivas ou reembasamentos de acordo com a cicatrização dos tecidos.

É importante que esse tipo de prótese esteja no nível normal de fechamento velofaríngeo, sendo que as margens inferior e superior não devem se estender abaixo da atividade muscular do complexo velofaríngeo. Ainda na margem inferior, o obturador deve estar no mesmo plano do palato duro e ter uma superfície intraoral côncava para não interferir na língua e acomodá-la durante os movimentos funcionais (Figura 10.5). A invasão desse espaço dificulta a retenção e a estabilidade da prótese, com consequente inviabilização de função.

Devido à complexidade estrutural, durante muito tempo a reconstrução cirúrgica desses defeitos esteve associada a resultados deficientes e pouco funcionais. Entretanto, na última década, inovações nas técnicas reconstrutivas revelaram ganhos funcionais adequados para alguns pacientes. No entanto, quando essas reconstruções não são efetivas, a correção da insuficiência velofaríngea com prótese pode ser inviabilizada pelo excesso de tecido, cicatrizes e movimento residual não coordenado das estruturas.

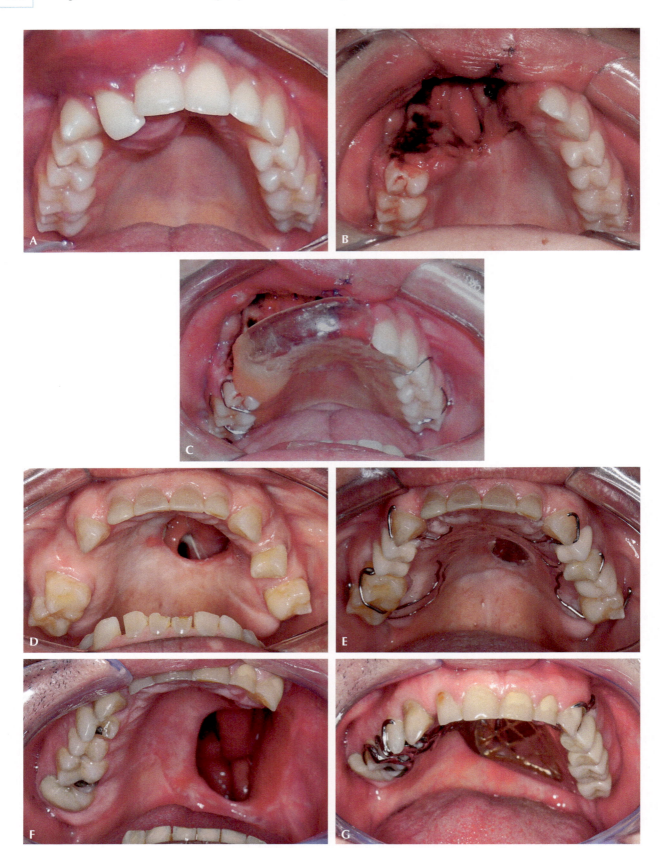

FIGURA 10.4 Fases das reabilitações protéticas das perdas maxilares. **Caso 1:** paciente diagnosticado com sarcoma em maxila direita, encaminhado para planejamento reabilitador imediato com maxilectomia (**A**); defeito resultante de maxilectomia parcial no 1º dia do pós--operatório (**B**); prótese imediata instalada (**C**). **Caso 2:** paciente com defeito resultante de maxilectomia parcial no 56º dia de pós-operatório (**D**); prótese obturadora intermediária (**E**). **Caso 3:** defeito resultante de maxilectomia parcial aos 18 meses de pós-operatório (**F**); prótese obturadora reparadora (**G**).

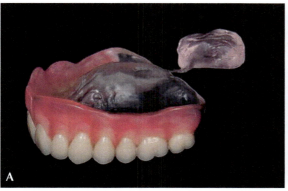
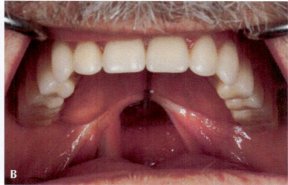

FIGURA 10.5 Prótese obturadora para defeitos em palato mole. **A.** Prótese em posição – observe que o obturador permanece no mesmo plano do palato duro. **B.** Prótese total com obturador velofaríngeo – observe posição do obturador.

Considerações adicionais relevantes nas reabilitações orais

Conforme mencionado na introdução deste capítulo, as reabilitações oncológicas em prótese bucomaxilofacial respeitam os mesmos princípios e etapas de uma reabilitação convencional. A negligência e a privação de etapas são responsáveis, decisivamente, pelo resultado final insatisfatório.

O primeiro estágio da reabilitação é a moldagem anatômica/preliminar e não perde importância por isto. Nesta fase, são necessárias a seleção correta e a realização de adaptações nas moldeiras de estoque. Para defeitos maxilares que se estendem além da moldeira de estoque, um aumento com cera utilidade deve ser feito para que todo o defeito seja coberto pela moldeira e suporte o material de moldagem (Figura 10.6A). Se a cavidade for muito retentiva e o risco de rasgamento do material for alto, gaze umedecida com algum tipo de lubrificante pode ser utilizada. O hidrocoloide irreversível é o material de escolha para a maioria das moldagens anatômicas, podendo ser utilizado um elastômero sempre que houver necessidade de um material mais denso para afastamento tecidual.

A confecção da moldeira individual em reabilitações após ressecções é um passo bastante importante. A avaliação criteriosa da dinâmica dos tecidos permite a diferenciação de áreas que precisam ser moldadas e servirão de retenção das áreas que precisam ser evitadas.

Outra etapa decisiva é a moldagem funcional que deve ser realizada com elastômeros (polissulfeto, silicone e poliéter) (Figura 10.6B). Nos modelos obtidos por meio desta moldagem é essencial a delimitação criteriosa da área basal, assim como feito na confecção da moldeira individual, para um bom resultado.

Devido à retenção da maioria das cavidades, estas moldagens exigem a utilização de adesivos de moldeira específicos para os materiais de moldagem utilizados a fim de evitar o deslocamento do material da moldeira e a consequente deformação da moldagem.

Todos os procedimentos reabilitadores podem ser limitados ou, até mesmo inviabilizados, na presença de trismo. Considerado o segundo efeito colateral mais oneroso da terapia oncológica na região de cabeça e pescoço, ele se torna uma sequela importante para este grupo de pacientes. Na maioria dos casos, terapias para tratamento desta sequela deverão ser instituídas antes do início da reabilitação. Entretanto, mesmo após os exercícios terapêuticos, um número substancial de pacientes ainda apresentará amplitude de abertura bucal inferior a 35 mm.

A hipossalivação é também uma complicação muito relevante na reabilitação de pacientes oncológicos, tendo em vista que ela diminui a retenção e a estabilidade da prótese, aumentando o traumatismo local e, consequentemente, aumentando o risco de desenvolvimento de osteorradionecrose ou osteonecrose relacionada a medicamentos. Portanto, é de

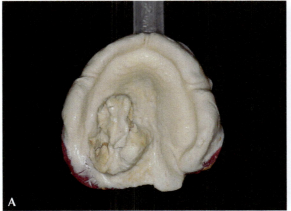
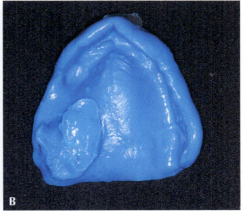

FIGURA 10.6 A. Moldagem anatômica ou preliminar de defeito maxilar. **B.** Moldagem funcional com silicone para defeito maxilar.

extrema importância que estes pacientes sejam avaliados periodicamente, a fim de se identificarem possíveis problemas e evitar complicações.

Implantes em Oncologia

Na tentativa de melhorar a retenção e a estabilidade das reabilitações em Oncologia, os implantes osteointegrados são um recurso importante para o alcance de bons resultados funcionais e estéticos, com consequente melhora na qualidade de vida dos pacientes. Eles possuem uma série de aplicações, incluindo a fabricação de próteses fixas e removíveis com utilização intra e extraoral (Figura 10.7). Fatores anatômicos decorrentes das ressecções inviabilizam a distribuição ideal dos implantes neste tipo de reabilitação e podem levar a uma perda precoce dos implantes – este fato precisa ser cuidadosamente informado ao paciente.

Ainda neste contexto, a RDT e seus efeitos deletérios causados na estrutura óssea e vascular, já discutidos no Capítulo 2, *Princípios do Tratamento Oncológico de Interesse para o Cirurgião-Dentista*, também interferem negativamente na taxa de osteointegração e sobrevida destes implantes. Os resultados de metanálise, publicados por Smith Nobrega, em 2016, revelaram uma taxa de sobrevida de implantes instalados em áreas irradiadas de 85% após 16 anos de seguimento. Embora controversos, resultados de alguns estudos sugerem protocolos que utilizam a profilaxia com oxigenação hiperbárica (HBO) com a finalidade de melhorar os resultados da osteointegração. Entretanto, uma revisão sistemática realizada por Esposito *et al.*, em 2013, publicada pela Cochrane indica que não há evidências científicas suficientes que suportem a tese do efeito clínico benéfico da HBO na sobrevida de implantes. Embora exista muita discussão a respeito dos efeitos da RDT na osteointegração, poucos estudos confiáveis (duplos-cegos e randomizados) foram realizados. Para que se tenha maior clareza dos efeitos da RDT e dos problemas da distribuição dos implantes, novos estudos prospectivos precisam ser realizados.

A mesma escassez de estudos é observada quando se discute o uso de implantes em pacientes oncológicos em terapia com fármacos antirreabsortivos, como os bifosfonatos. A maioria dos estudos publicou somente as falhas e orientações de contraindicação, sem que sejam informados o número total de implantes, tempo de uso do fármaco, número de pacientes tratados; não é possível a avaliação de incidência do problema. Uma revisão sistemática publicada em 2016 não contraindicou a utilização dos implantes para este grupo; recomendou, entretanto, a necessidade de o paciente ser informado a respeito dos riscos e da necessidade de uma avaliação de risco individual (Walter *et al.*, 2016). De fato, trata-se de um assunto bastante controverso e sem literatura que suporte a utilização ou a contraindicação desses protocolos. A indicação individual deverá ser ponderada e os riscos e benefícios deverão ser discutidos amplamente com o paciente.

Reabilitações extraorais ou faciais

Os tumores malignos de origem epitelial são os principais responsáveis pelas grandes ressecções cirúrgicas faciais. Tanto as reconstruções cirúrgicas quanto as protéticas possuem limitações. Disponibilidade tecidual, vascularização local e condição física do paciente estão relacionadas com as limitações cirúrgicas. Já materiais disponíveis, mobilidade tecidual, dificuldade de estabilidade e capacidade de o paciente aceitar são as limitações dos resultados que estão relacionadas com a reabilitação protética.

Sempre que possível, a reconstrução cirúrgica deve ser escolhida. Entretanto, a utilização de implantes osteointegrados extraorais, introduzida por Brånemark e Albrekttsson em 1982, mudou a percepção das próteses faciais, por permitir adequada retenção e melhorias nos resultados estéticos. Alternativamente, estas próteses podem ser mantidas em posição por retenção anatômica, elásticos, cordões, óculos e adesivos (Figura 10.8).

Descoloração, deterioração da prótese, reações por contato na pele, aderência, estabilidade, desconforto e falta de aceitação são os principais problemas encontrados neste tipo de reabilitação.

Três fatores principais podem afetar o resultado dos implantes extraorais, sendo estes: a qualidade e o volume do osso; a higiene e a intensidade da RDT. Entre os métodos de fixação das próteses faciais sobre implantes, destacamos os magnetos e o sistema barra-clipe. Uma revisão sistemática realizada pelo nosso grupo tentou avaliar qual o melhor método de fixação e, apesar dos dados limitados, os estudos indicam que o tipo de sistema de retenção parece não afetar o resultado do tratamento protético ou a sobrevida dos implantes extraorais (Brandão *et al.*, 2017a). Entre as falhas esperadas no sistema barra-clipe destacamos a fratura da subestrutura da resina acrílica, do clipe ou da barra, enquanto as complicações no sistema de magneto se restringem a corrosão ou

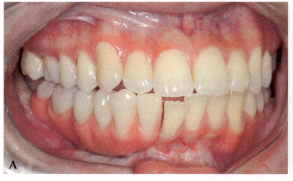 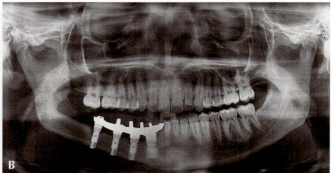

FIGURA 10.7 A. Paciente mandibulectomizado, reconstruído com retalho microcirúrgico de fíbula e reabilitado com prótese dentogengival parcial fixa sobre implantes. **B.** Imagem da radiografia panorâmica do caso anterior.

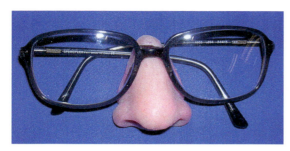

FIGURA 10.8 Prótese nasal fixada na armação de óculos.

desprendimento do silicone da subestrutura de resina acrílica. Outra vantagem do uso de ímã é a facilidade de posicionamento da prótese, e até pacientes com idade avançada, restrições visuais ou dificuldades motoras relataram facilidade na adaptação da prótese ao local do defeito.

Um estudo retrospectivo realizado no Instituto Branemark, em Bauru, avaliou 27 pacientes reabilitados com próteses extraorais, com um total de 84 próteses realizadas (Brandão *et al.*, 2017b). Nesse estudo, os motivos mais comuns para a troca foram alteração de cor (27,4%), prótese desadaptada (7,1%), descolamento de silicone da estrutura da resina acrílica (3,6%) e ruptura do material de silicone (2,4%). A taxa de sucesso da osteointegração do implante foi de 98,2%, mostrando a viabilidade da técnica.

Como qualquer reabilitação sobre implantes, o sucesso do resultado final depende do planejamento correto da distribuição e do posicionamento dos implantes. Implantes posicionados em osso fino e de baixa qualidade correm o risco de altas taxas de falha. Além disso, se os implantes forem colocados em posição desfavorável, exigirão alterações na escultura que poderão comprometer a simetria e a estética, pois as supraestruturas exigem uma quantidade mínima de espaço dentro da prótese. Técnicas de planejamento 3D ou planejamentos reabilitadores convencionais com a confecção de guias ajudam a evitar este tipo de problema.

Atualmente, estas próteses são realizadas com elastômeros de silicone, agentes tixotrópicos, resinas acrílicas, pigmentos, adesivos e *primers*. Sempre que um novo material é estudado e desenvolvido, propriedades físicas, mecânicas e biológicas ideais são avaliadas.

Os princípios que garantirão uma reabilitação imperceptível são: forma, textura, margem e coloração (Figura 10.9). As próteses precisam ser compatíveis com a face, ainda que a simetria não possa ser respeitada em grandes ressecções com distorções significativas.

Considerações relevantes nas reabilitações extraorais

O primeiro ponto importante a ser avaliado é que alguns defeitos são alterados de acordo com a posição do paciente; sendo assim, eles exigirão que sejam moldados e esculpidos na posição vertical.

As moldagens podem ser realizadas com hidrocoloide irreversível e elastômero, sendo este último a melhor opção. O material denso ou gesso deverá servir de base para a moldagem e uma gaze embebida no material, antes da sua geleificação/vulcanização, deve ser colocada para posterior união com o material que servirá de base (gesso comum ou material de consistência densa do elastômero de escolha) (Figura 10.10).

A moldagem criteriosa e a escolha das regiões que servirão de apoio são determinantes para o sucesso sempre que o método de retenção for o anatômico.

A borda da prótese deve ser a mais fina possível para permitir a camuflagem com o tecido. Sempre que possível, elas deverão estar escondidas na armação de óculos, couro cabeludo e sobrancelhas, por exemplo.

Próteses faciais temporárias são raramente confeccionadas pela rápida desadaptação durante a fase de cicatrização. Em geral, as próteses são confeccionadas de 4 a 5 meses após a cirurgia.

Para as próteses sobre implantes, as moldagens de transferência deverão seguir os mesmos critérios rigorosos utilizados na moldagem intraoral, a fim de se confeccionar uma estrutura com a maior passividade possível, garantindo maior longevidade dos implantes (Figura 10.11).

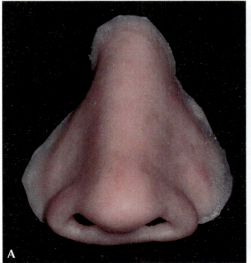 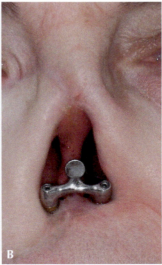 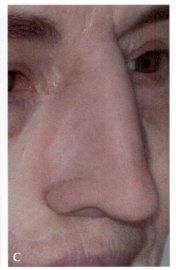

FIGURA 10.9 A. Prótese nasal de silicone. **B.** Estrutura de fixação com magnetos sobre implantes da prótese anterior. **C.** Prótese nasal sobre implantes anterior instalada.

118 Diagnóstico e Tratamento Odontológico para Pacientes Oncológicos

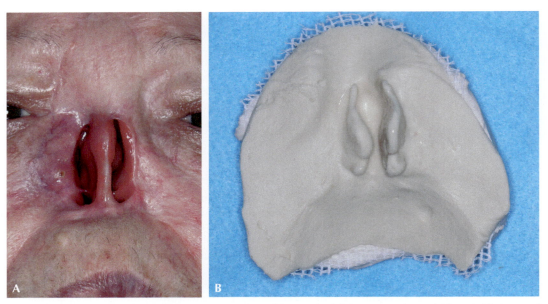

FIGURA 10.10 A. Paciente submetido à rinectomia. **B.** Moldagem de defeito extraoral com hidrocoloide irreversível.

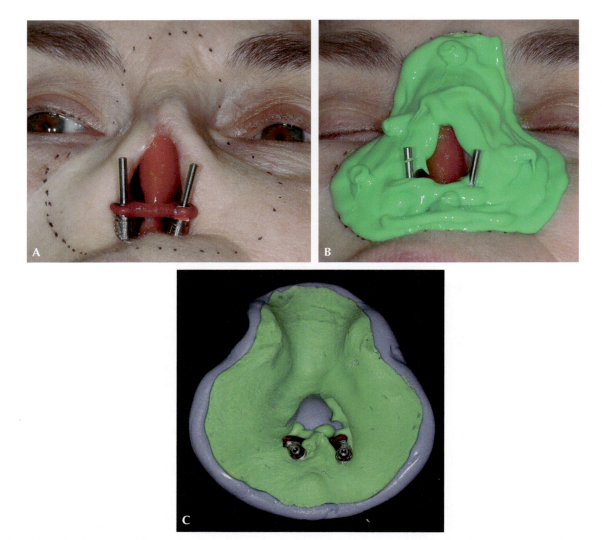

FIGURA 10.11 Sequência para moldagem de transferência de prótese nasal sobre implantes. **A.** Transferentes em posição e unidos com resina quimicamente ativada de alta precisão. **B.** Primeira fase da moldagem de transferência com silicone de adição. **C.** Aspecto final da moldagem de transferência.

Tecnologia digital em prótese bucomaxilofacial

As promessas e os atuais impactos da tecnologia digital na Odontologia têm despertado interesse de toda a comunidade por seus excelentes resultados, previsibilidade e reprodutibilidade. Com isto, a ideia futurista de uma Odontologia digital tem cada vez mais se aproximando da realidade. Não distante, as reabilitações oncológicas também têm sido envolvidas em processos digitais.

Nesse cenário, guias para instalação de implantes já têm sido incorporadas na rotina de serviços que associam o escaneamento intraoral a imagens tomográficas para as reabilitações orais e faciais. Ainda no campo de planejamento virtual, a maior revolução foi aplicada nas reconstruções dos maxilares, especialmente nas realizadas com retalhos microcirúrgicos. Neste processo, o planejamento da reconstrução e da futura reabilitação protética são transferidos para guias de osteotomias e de instalação de implantes impressos por impressoras 3D em um processo completamente digital (Figura 10.12).

Para as reabilitações faciais, alguns avanços já estão sendo desenvolvidos. Um processo digital relativamente comum é a impressão 3D da escultura da futura prótese, seja em cera ou em outro material que deverá ser duplicado posteriormente em cera. Este processo agiliza a fase de escultura, mas não elimina os processos de refinamento, confecção de molde, coloração do silicone, inclusão na mufla e acabamento da prótese. Para eliminar o processo de coloração, espectofotômetros foram desenvolvidos para facilitar a escolha da cor e a obtenção de melhores resultados (Figura 10.13).

Nos próximos anos, projetos em desenvolvimento deverão ser aplicados rotineiramente e processos como escaneamento (face, boca, tecidos moles intraorais, implantes, entre outros) e a impressão 3D das próteses finalizadas estarão disponíveis em todos os serviços oncológicos. Assim, espera-se que toda a complexidade da construção de uma reabilitação bucomaxilofacial que exige treinamento específico, com curva de aprendizado longa, além de profissionais extremamente habilidosos, seja completamente substituída por tecnologia digital, na qual as próteses sejam criadas por planejamento virtual e modelos tridimensionais, alcançando com mais facilidade as expectativas funcionais e estéticas e tornando-se acessíveis para a maioria dos pacientes.

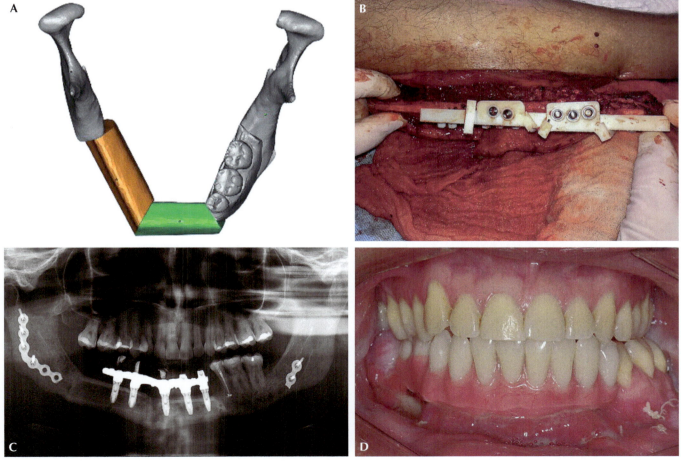

FIGURA 10.12 Reconstrução microcirúrgica realizada por meio de planejamento digital. **A.** Planejamento virtual da reabilitação mandibular. **B.** Guia de osteotomia da fíbula e de posicionamento dos implantes na área doadora (fíbula). **C.** Radiografia panorâmica realizada 4 meses após a cirurgia com a prótese implantossuportada instalada – observe a remoção parcial da placa para o preparo de tecido mole (vestibuloplastia). **D.** Imagem da prótese dentogengival fixa sobre implantes instalada.

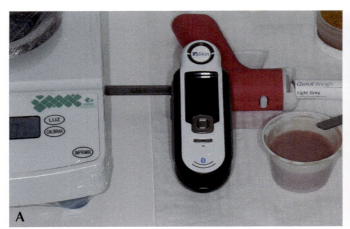 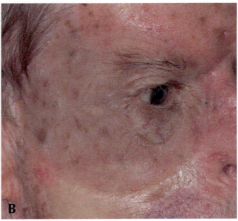

FIGURA 10.13 **A.** Sistema de espectrofotômetro, pigmentos e balança de precisão para pigmentação do silicone de prótese facial (E-Skin Spectromatch Spectrometer Kit, Spectromatch Ltd). **B.** Aspecto final da prótese com a utilização do sistema.

Considerações finais

A ideia de que o tratamento oncológico em cirurgia de cabeça e pescoço não finaliza com a cura da doença e sim na reabilitação oral tornou-se, finalmente, uma realidade no mundo. Esforços da comunidade científica têm ajudado a melhorar muito os resultados tanto em sobrevida como em reabilitação. Entretanto, é necessário ter o entendimento de que a reabilitação completa de todas as funções e restabelecimento estético após o tratamento oncológico é um objetivo desejável, mas difícil de ser alcançado para todos os pacientes. No entanto, certamente, o alcance deste objetivo somente é conquistado com um planejamento inicial interdisciplinar.

REFERÊNCIAS BIBLIOGRÁFICAS

Acharya V, Chambers MS. Maxillofacial prosthodontic rehabilitation of a patient with oral complications during and after multimodality therapy for the management of oral squamous cell carcinoma. J Prosthet Dent. 2015 Jun;113(6):651-5.

Advisory Task Force on Bisphosphonate-Related Ostenonecrosis of the Jaws, American Association of Oral and Maxillofacial Surgeons. American Association of Oral and Maxillofacial Surgeons position paper on bisphosphonate-related osteonecrosis of the jaws. J Oral Maxillofac Surg. 2007 Mar;65(3):369-76.

Ariani N, Visser A, van Oort RP, Kusdhany L, Rahardjo TB, Krom BP, van der Mei HC, Vissink A. Current state of craniofacial prosthetic rehabilitation. Int J Prosthodont. 2013 Jan-Feb;26(1):57-67. Review.

Beumer J, Curtis TA, Marunick MT. Maxillofacial rehabilitation: prosthodontic and surgical considerations. St. Louis: Ishiyaku EuroAmerica, 1996.

Bolind P, Johansson CB, Johansson P, Granström G, Albrektsson T. Retrieved implants from irradiated sites in humans: a histologic/histomorphometric investigation of oral and craniofacial implants. Clin Implant Dent Relat Res. 2006;8(3):142-50.

Brandão TB, Migliorati CA, Vechiato-Filho AJ et al. Strategic use of obturator prostheses for the rehabilitation of oral cancer patients during the COVID-19 pandemic. Support Care Cancer. 2021; 29(1):11-5.

Brandão TB, Vechiato Filho AJ, Batista VE, de Oliveira MC, Santos-Silva AR. Obturator prostheses versus free tissue transfers: A systematic review of the optimal approach to improving the quality of life for patients with maxillary defects. J Prosthet Dent. 2016 Feb;115(2):247-53.e4.

Brandão TB, Vechiato Filho AJ. Technique for preserving pupil size when photographing the iris for ocular prostheses. J Prosthet Dent. 2016 Apr;115(4):509.

Brandão TB, Vechiato Filho AJ, de Souza Batista VE, de Oliveira MC, Visser A, de Faria JC, Júnior GC, Santos-Silva AR. A systematic comparison of bar-clipes versus magnets. J Prosthet Dent. 2017a Feb;117(2):321-6.e2.

Brandão TB, Vechiato Filho AJ, de Souza Batista VE, Prado Ribeiro AC, Filho HN, Chilvarquer I, Nunn ME, Santos-Silva AR, Barão VAR, Wee AG. Assessment of treatment outcomes for facial prostheses in patients with craniofacial defects: A pilot retrospective study. J Prosthet Dent. 2017b Aug;118(2):235-41.

Brånemark PI, Albrektsson T. Titanium implants permanently penetrating human skin. Scand J Plast Reconstr Surg. 1982;16(1):17-21.

Brogniez V et al. Dental prosthetic reconstruction of osseointegrated implants placed in irradiated bone. Int J Oral Maxillofac Implants. 1998; 13(4):506-12.

Chigurupati R, Alo-or N, Salas R, Schmidt BL. Quality of life after maxillectomy and prosthetic obturator rehabilitation. J Oral Maxillofac Surg. 2013 Aug;71(8):1471-8.

Curi MM, Oliveira MF, Molina G, Cardoso CL, Oliveira Lde G, Branemark PI, Ribeiro Kde C. Extraoral implants in the rehabilitation of craniofacial defects: implant and prosthesis survival rates and peri-implant soft tissue evaluation. J Oral Maxillofac Surg. 2012 Jul;70(7):1551-7.

de Oliveira FM, Salazar-Gamarra R, Öhman D, Nannmark U, Pecorari V, Dib LL. Quality of life assessment of patients utilizing orbital implant-supported prostheses. Clin Implant Dent Relat Res. 2018 Aug;20(4):438-43.

Depprich R et al. Evaluation of the quality of life of patients with maxillofacial defects after prosthodontic therapy with obturator prostheses. Int J Oral Maxillofac Surg. 2011; 40(1):71-9.

Dings JP, Mizbah K, Bergé SJ, Meijer GJ, Merkx MA, Borstlap WA. Secondary closure of small- to medium-size palatal defects after ablative surgery: reappraisal of reconstructive techniques. J Oral Maxillofac Surg. 2014 Oct;72(10):2066-76.

Esposito M, Worthington HV. Interventions for replacing missing teeth: hyperbaric oxygen therapy for irradiated patients who require dental implants. Cochrane Database Syst Rev. 2013 Sep 30;(9): CD003603.

Fradeani M, Barducci G. Tratamento protético – uma abordagem sistemática a integração estética biológica e funcional. 1 ed. Vol. 2: Quintessence, 2009.

Genden EM, Okay D, Stepp MT, Rezaee RP, Mojica JS, Buchbinder D, Urken ML. Comparison of functional and quality-of-life outcomes in patients with and without palatomaxillary reconstruction: a preliminary report. Arch Otolaryngol Head Neck Surg. 2003 Jul;129(7):775-80.

Granström G. Osseointegration in irradiated cancer patients: an analysis with respect to implant failures. J Oral Maxillofac Surg. 2005 May;63(5):579-85.

Granström G, Tjellström A, Brånemark PI. Osseointegrated implants in irradiated bone: a case-controlled study using adjunctive hyperbaric oxygen therapy. J Oral Maxillofac Surg. 1999 May; 57(5):493-9.

Hanawa S, Kitaoka A, Koyama S, Sasaki K. Influence of maxillary obturator prostheses on facial morphology in patients with unilateral maxillary defects. J Prosthet Dent. 2015 Jan;113(1):62-70.

Kamstra JI, Jager-Wittenaar H, Dijkstra PU, Huisman PM, van Oort RP, van der Laan BF, Roodenburg JL. Oral symptoms and functional outcome related to oral and oropharyngeal cancer. Support Care Cancer. 2011 Sep;19(9):1327-33.

Kamstra JI, van Leeuwen M, Roodenburg JLN, Dijkstra PU. Exercise therapy for trismus secondary to head and neck cancer: A systematic review. Head Neck. 2017 Nov;39(11):2352-62.

Kina S, Bruguera A. Invisível. Restaurações estéticas cerâmicas. Maringá: Dental Press. 2016.

Kornblith AB, Anderson J, Cella DF, Tross S, Zuckerman E, Cherin E, Henderson E, Weiss RB, Cooper MR, Silver RT et al. Hodgkin disease survivors at increased risk for problems in psychosocial adaptation. The Cancer and Leukemia Group B. Cancer. 1992 Oct 15;70(8):2214-24.

Kozaki KI, Kawakami S, Konishi T, Ohta K, Yano J, Onoda T, Matsumoto H, Mizukawa N, Kimata Y, Nishizaki K, Iida S, Gofuku A, Abe M, Minagi S; Okayama Dream Speech Project. Structure of a new palatal plate and the artificial tongue for articulation disorder in a patient with subtotal glossectomy. Acta Med Okayama. 2016 Jun;70(3):205-11.

Leonard RJ, Gillis R. Differential effects of speech prostheses in glossectomized patients. J Prosthet Dent. 1990 Dec;64(6):701-8.

Madrid C, Sanz M. What impact do systemically administered bisphosphonates have on oral implant therapy? A systematic review. Clin Oral Implants Res. 2009 Sep;20 Suppl 4:87-95.

Manrique OJ et al. Optimizing outcomes following total and subtotal tongue reconstruction: a systematic review of the contemporary literature. J Reconstr Microsurg. 2017;33(2):103-11.

Mericske-Stern R, Perren R, Raveh J. Life table analysis and clinical evaluation of oral implants supporting prostheses after resection of malignant tumors. Int J Oral Maxillofac Implants. 1999 Sep-Oct;14(5):673-80.

Moreno MA, Skoracki RJ, Hanna EY, Hanasono MM. Microvascular free flap reconstruction versus palatal obturation for maxillectomy defects. Head Neck. 2010 Jul;32(7):860-8.

Nemli SK, Aydin C, Yilmaz H, Bal BT, Arici YK. Quality of life of patients with implant-retained maxillofacial prostheses: a prospective and retrospective study. J Prosthet Dent. 2013 Jan;109(1):44-52.

Rieger J, Bohle Iii G, Huryn J, Tang JL, Harris J, Seikaly H. Surgical reconstruction versus prosthetic obturation of extensive soft palate defects: a comparison of speech outcomes. Int J Prosthodont. 2009 Nov-Dec;22(6):566-72.

Rogers SN, Lowe D, McNally D, Brown JS, Vaughan ED. Health-related quality of life after maxillectomy: a comparison between prosthetic obturation and free flap. J Oral Maxillofac Surg. 2003 Feb;61(2):174-81.

Ruggiero SL, Dodson TB, Fantasia J, Goodday R, Aghaloo T, Mehrotra B, O'Ryan F; American Association of Oral and Maxillofacial Surgeons. American Association of Oral and Maxillofacial Surgeons position paper on medication-related osteonecrosis of the jaw- 2014 update. J Oral Maxillofac Surg. 2014 Oct;72(10):1938-56.

Salinas TJ, Desa VP, Katsnelson A, Miloro M. Clinical evaluation of implants in radiated fibula flaps. J Oral Maxillofac Surg. 2010 Mar; 68(3):524-9.

Seikaly H, Rieger J, Wolfaardt J, Moysa G, Harris J, Jha N. Functional outcomes after primary oropharyngeal cancer resection and reconstruction with the radial forearm free flap. Laryngoscope. 2003 May;113(5):897-904.

Urken ML, Moscoso JF, Lawson W, Biller HF. A systematic approach to functional reconstruction of the oral cavity following partial and total glossectomy. Arch Otolaryngol Head Neck Surg. 1994 Jun;120(6):589-601.

Vechiato Filho AJ, Brandão TB, Wee AG. A technique to facilitate the prosthetic rehabilitation of oropharyngeal defects by combining an intraoral scanner with a conventional impression. J Prosthet Dent. 2020; 3:S0022-3913(20)30376-0.

Visser A, Vechiato Filho AJ, Raghoebar GM, Brandão TB. A simple Technique for placing extraoral implants at an optimal position in orbital defects. J Prosthodont. 2018 Oct;27(8):784-5.

Walter C, Al-Nawas B, Wolff T, Schiegnitz E, Grötz KA. Dental implants in patients treated with antiresorptive medication – a systematic literature review. Int J Implant Dent. 2016 Dec;2(1):9. Epub 2016 Apr 4.

Wang X, Yan G, Zhang G, Li J, Liu J, Zhang Y. Functional tongue reconstruction with the anterolateral thigh flap. World J Surg Oncol. 2013 Nov 25;11:303.

11 Cuidados Odontológicos para Pacientes Oncológicos Internados

Maria Cecília Querido de Oliveira, Thaís Bianca Brandão, Aljomar José Vechiato Filho, Ana Claudia Luiz, Helena Visnadi, Giselle de Barros Silva, Alan Roger dos Santos Silva e Ana Carolina Padro Ribeiro

Tendo em vista a complexa dinâmica que alguns protocolos de tratamento oncológico podem demandar, frequentemente, pacientes oncológicos são internados para a realização de cirurgias, de infusão de protocolos citotóxicos de quimioterapia (QT) ou para a realização de radioterapia (RDT) em circunstâncias específicas de alta complexidade. Os pacientes também podem ser hospitalizados para o tratamento de toxicidades agudas ou complicações locais ou sistêmicas do tratamento oncológico como, por exemplo, mucosite oral (MO), hemorragias, dor aguda, infecções, bacteriemia ou, ainda, devido à progressão da doença.

Nesse contexto, as equipes multiprofissionais de assistência oncológica, com muita frequência, demandam atuação de cirurgiões-dentistas nos leitos de enfermarias oncológicas, ou de unidades de terapia intensiva (UTI), porque se estima que todos os pacientes submetidos à RDT para tratamento de tumores de boca desenvolverão algum grau de complicação em mucosa oral, enquanto 50% dos pacientes sob protocolos citotóxicos de QT desenvolverão toxicidades orais (especialmente aqueles em tratamento de neoplasias malignas hematológicas). Adicionalmente, rotineiramente, cirurgiões-dentistas são convocados em enfermarias oncológicas para avaliar pacientes com queixas de dor dentária ou infecções potencialmente associadas a focos odontogênicos não interceptados antes do início do tratamento oncológico. Finalmente, é oportuno registrar que a pancitopenia, frequentemente diagnosticada em pacientes submetidos a protocolos quimioterápicos, coloca os pacientes sob maior risco de desenvolvimento de infecções bucais oportunistas de natureza fúngica, como a candidose pseudomembranosa ou viral, mediadas por vírus como herpes simples (HSV) e citomegalovírus (CMV), entre outras. O fato é que essas infecções orais devem ser diagnosticadas precocemente e prontamente tratadas porque geram ardência e dor em mucosa oral e orofaríngea com potencial para desencadear disfagia e limitação da alimentação, bem como hemorragias e bacteriemia.

Desse modo, torna-se imperioso conhecer o perfil odontológico dos pacientes oncológicos internados, sobretudo, dos pacientes das UTI, a fim de que se possa planejar estratégias de prevenção (e tratamento) de eventuais complicações bucais dos protocolos contemporâneos de tratamento oncológico. Zela-se, dessa forma, pela continuidade e conclusão do tratamento médico (que tem impacto sobre as chances de controle da doença maligna de base), pela qualidade de vida dos pacientes e, finalmente, pelo custo global do tratamento oncológico que se tornou prioridade para políticas em saúde pública e privada de países como o Brasil, onde o câncer representa uma das principais causas de morte.

Sistematização de avaliações de pacientes

A sistemática de avaliação de um paciente oncológico internado deve ter início por meio da seguinte sequência: compreender o motivo da solicitação de avaliação odontológica; caracterizar o histórico médico com ênfase para os protocolos de tratamento oncológico, para os resultados de exames hematológicos, para o estado físico e nutricional e, sobretudo, para o prognóstico oncológico; e perfil odontológico, incluindo condições de higiene oral, dos dentes e da mucosa de boca e orofaringe.

Tendo em vista o fato de que algumas condutas clínicas odontológicas, como prescrições ou procedimentos invasivos, têm potencial para interferir na continuidade ou eficiência do tratamento oncológico, é relevante mencionar a importância da discussão das tomadas de decisão odontológicas com o oncologista responsável pelo paciente, sempre registrando em prontuário a interação das equipes e as diretrizes da conduta concebida em estratégia interdisciplinar, garantindo visibilidade e transparência para todos os profissionais das equipes envolvidas no tratamento oncológico. O Quadro 11.1 apresenta uma sugestão de modelo de evolução odontológica em prontuários médicos de enfermarias oncológicas.

QUADRO 11.1 Modelo de evolução para paciente internado.

SERVIÇO DE ODONTOLOGIA ONCOLÓGICA
1. Diagnóstico oncológico (CID-10)
2. Estadiamento da doença
3. Tratamento oncológico (atual e pregresso)
4. Motivo da consulta (queixa principal)
5. Dados relevantes do último exame hematológico
6. Doenças de base
7. Medicações em uso
8. Exame físico extra e intraoral
9. Hipótese diagnóstica odontológica
10. Conduta
11. Retorno da equipe para reavaliação

Precaução de contato

Durante o atendimento a pacientes oncológicos internados, alguns cuidados deverão ser tomados com a finalidade de prevenir a transmissão de microrganismos para outros pacientes, visitantes ou profissionais da saúde. Anteriormente, o termo "isolamento" de contato era utilizado, mas por se tratar de um termo discriminativo, foi substituído pelo termo "precaução". Quando a Comissão de Controle de Infecção Hospitalar (CCIH) identifica que um paciente é portador de uma doença em fase transmissível, o paciente passa a receber medidas especiais de atendimento, que devem ser informadas ao paciente, aos visitantes e familiares. O cirurgião-dentista, a exemplo dos demais profissionais de saúde, deve cumprir atentamente todas as orientações de precaução. Atualmente, existem dois tipos de precaução:

- Precaução padrão: medidas basilares de prevenção de transmissão de doenças infecciosas em qualquer ambiente onde sejam realizados cuidados de saúde. Devem ser aplicadas em todas as circunstâncias de potencial contato com sangue; fluidos corpóreos, secreções, excreções (exceto suor), pele com solução de continuidade (úlceras) e mucosas. Esse protocolo deve ser aplicado para todos os pacientes de modo independente da suspeita de infecções e envolve métodos específicos – por parte dos profissionais – que incluem higienização das mãos, uso de luvas e aventais, óculos, máscara e descarte de materiais em caixas para perfurocortantes.
- Precaução específica: nível de atenção superior ao protocolo de precaução padrão, elaborada de acordo com o mecanismo de transmissão das patologias infecciosas e direcionada para pacientes suspeitos ou reconhecidamente infectados, ou colonizados, por patógenos transmissíveis e com notório potencial infeccioso. Em suma, a precaução é direcionada para três vias principais de transmissão: (1) por contato; (2) por vias respiratórias; (3) por aerossóis. Esse protocolo se baseia na combinação dos métodos de precaução padrão mencionados anteriormente e praticados por profissionais da saúde, com estratégias adicionais para os pacientes, como uso de quarto privativo, uso de máscara cirúrgica por pacientes e de máscara PFF2 (N-95) por profissionais, entre outros.

Nesse contexto, a higienização das mãos, utilizando sabão, álcool gel ou soluções antissépticas degermantes [clorexidina ou iodopovidona (PVP-I)], é uma medida muito importante e deve ser realizada em cinco momentos da assistência clínica (Quadro 11.2), segundo indicação da Organização Mundial da Saúde (OMS) em seu Manual para Observadores – Estratégia Multimodal da OMS para a Melhoria da Higienização das Mãos, publicado em 2008.

Protocolos de higiene bucal

Os protocolos de higiene bucal, no contexto deste capítulo, têm por objetivo evitar que a condição médica do paciente predisponha a instalação, ou agravamento, de doenças bucais com potencial para interromper o tratamento oncológico. Ou, ainda, que doenças bucais sejam origem de repercussões sistêmicas graves para o paciente, como bacteriemia, por exemplo. Idealmente, a equipe de Odontologia deverá desenvolver, juntamente com enfermagem, fisioterapia e médicos infectologistas, protocolos de higiene bucal sistemática para os pacientes de acordo com o perfil clínico.

A higiene bucal deve ser realizada 2 a 3 vezes por dia, sendo que, para os pacientes com alimentação por via oral (VO), a última sessão de higiene deve ser realizada após a última refeição do dia. A higienização deve contemplar toda mucosa oral e língua por meio do uso de uma gaze úmida enrolada no dedo indicador, em espátula de madeira descartável ou por meio de *swab* umedecido em solução de clorexidina 0,12% sem álcool ou outra solução antisséptica bucal. Já a higiene dos dentes é baseada na técnica Bass modificada executada por meio de escova de dente com cerdas macias e cabeça pequena. Para pacientes com lesões bucais sintomáticas (p. ex., MO ou herpes simples), uma escova de dente extramacia poderá ser indicada ou a escova dental poderá ser substituída temporariamente por gaze ou *swab* até a melhora do quadro de dor. O creme dental não deverá ser utilizado em pacientes com alterações na mucosa oral (ulceração, inflamação e pós-operatório imediato), perda de vedamento posterior de orofaringe, perda de consciência e sob ventilação mecânica; nestas situações clínicas, a clorexidina 0,12% sem álcool é mais indicada. O uso do fio dental deverá ser feito apenas por pacientes com contagem de plaquetas superior a 50.000/mm^3 e de neutrófilos superior a 1.000/mm^3.

A higienização da língua pode ser realizada com uma escova de dentes, gaze, *swab* ou limpador de língua no sentido posteroanterior. Bochechos diários com antissépticos aquosos não baseados em clorexidina podem ser indicados para todos os pacientes internados. Bochechos à base de clorexidina 0,12% sem álcool são indicados particularmente para pacientes com pós-operatório de procedimentos em cavidade bucal

QUADRO 11.2 Os cinco momentos para a higienização das mãos e suas justificativas.

MOMENTO	JUSTIFICATIVA
1. Antes de contato com o paciente	Risco de transmissão de microrganismos do ambiente de assistência ao paciente.
2. Antes da realização de qualquer procedimento asséptico	Risco de transmissão de microrganismos do ambiente de assistência por meio de inoculação. Esses microrganismos podem vir do ambiente de assistência ou do próprio paciente.
3. Após risco de exposição a fluidos corporais	Risco de transmissão de microrganismos de um paciente para o profissional de saúde e de sua disseminação para o ambiente de assistência ao paciente.
4. Após contato com o paciente (tocado ou ter estado com ele)	Risco de transmissão de microrganismos ao profissional de saúde e da sua disseminação para o ambiente de assistência.
5. Após contato com as áreas próximas ao paciente	Risco de transmissão de microrganismos para o profissional de saúde e de sua disseminação para o ambiente de assistência.

Fonte: Manual para Observadores – Estratégia Multimodal da OMS para a Melhoria da Higienização das Mãos (2008).

e orofaringe (iniciar uso 24 horas antes do procedimento e manter uso diário por, no mínimo, 7 dias), bem como para pacientes em QT com fármacos que causem imunossupressão importante ou associados ao alto risco de desenvolvimento de MO (iniciar uso 24 horas antes do início da infusão do quimioterápico, mantendo uso diário até o término do período de neutropenia). O Quadro 11.3 faz um resumo dos procedimentos de higienização bucal descritos nos parágrafos anteriores.

QUADRO 11.3 — Orientações para higienização bucal assistida.

PACIENTES SEM VENTILAÇÃO MECÂNICA
1. Colocar a cama em posição vertical
2. Proteger o tórax com toalha ou papel absorvente
3. Colocar cuba-rim sob o queixo
4. Remover próteses dentárias (caso o paciente faça uso)
5. Solicitar para que abra a boca ou abri-la com o auxílio de espátulas de madeira
6. Higienizar mucosa oral e dentes conforme protocolo descrito
7. Entregar copo de água ou solução prescrita e solicitar enxágue bucal

PACIENTES EM VENTILAÇÃO MECÂNICA
1. Ajustar a pressão do *cuff* acima de 20 cmH$_2$O em conjunto com a equipe médica ou de fisioterapia
2. Colocar a cama em posição vertical (em ângulos de 30° a 45°)
3. Proteger o tórax com toalha ou papel absorvente
4. Remover próteses dentárias (caso o paciente faça uso e não tenha sido removida anteriormente)
5. Lateralizar a cabeça do paciente
6. Colocar cuba-rim sob o queixo
7. Abrir a boca com o auxílio de espátulas de madeira (em geral oito espátulas)
8. Higienizar a boca do paciente conforme protocolo descrito, com a utilização de digluconato de clorexidina 0,12% sem álcool
9. Aspirar excesso da solução antisséptica utilizando cânula de aspiração traqueal
10. Utilizar a cânula de aspiração exclusivamente para aspiração de secreção bucal

Finalmente, é oportuno informar que a realização de medidas de conscientização – em termos da relevância dos protocolos de higiene oral em pacientes oncológicos internados – para as equipes multiprofissionais em saúde, incluindo a equipe de médicos e de enfermagem, pode facilitar a manutenção da execução sistemática da higiene oral nas enfermarias oncológicas.

Solicitações de atendimento odontológico em pacientes oncológicos internados

Solicitações de interconsulta para cirurgiões-dentistas que atuam em centros oncológicos são realizadas com grande frequência por parte de outros profissionais que atuam nas equipes multiprofissionais de tratamento oncológico. De um modo geral, os motivos de interconsulta odontológica estão relacionados às condições médicas e bucais dos pacientes oncológicos e, sobretudo, ao estadiamento clínico da doença e aos protocolos de tratamento do câncer implementados. Nos parágrafos a seguir serão mencionadas as principais causas de alterações bucomaxilofaciais em pacientes oncológicos internados que demandam avaliação especializada por parte de cirurgiões-dentistas em enfermarias.

Mucosite oral

A MO é uma complicação aguda de grande relevância no cenário da Oncologia por estar relacionada a grande morbidade decorrente da dor associada que pode limitar a dieta de pacientes medicamente complexos, dificultar a higiene oral e predispor a bacteriemia que, por consequência, pode impactar negativamente a sobrevida e a qualidade de vida dos pacientes oncológicos, tendo em vista a necessidade de interrupções no tratamento oncológico e internação dos pacientes acometidos por MO para controle da dor, da infecção sistêmica e suporte nutricional. Consulte o Capítulo 4, *Diagnóstico e Tratamento da Mucosite Oral* para informações específicas sobre estratégias de diagnóstico, classificação clínica, prevenção e tratamento de MO.

Infecções oportunistas da mucosa oral

É notoriamente reconhecido o fato de que pacientes oncológicos, sobretudo aqueles com doença avançada ou em tratamento oncológico citotóxico, estão predispostos a desenvolver alterações da homeostase da cavidade oral ocasionadas pela hipossalivação, pela MO e pela alteração nos padrões de dieta e de higiene oral que – em sinergia com alterações sistêmicas dos pacientes oncológicos em questão, incluindo imunossupressão, desnutrição e desidratação – acabam por determinar modificações na microbiota nativa da cavidade oral e predispor ao desenvolvimento de infecções fúngicas e virais constitutivas da própria cavidade oral.

Nesse cenário, destacam-se as infecções fúngicas causadas por *Candida albicans* que se manifestam clinicamente na população oncológica principalmente sob a forma da candidose pseudomembranosa, candidose eritematosa, queilite angular ou glossite romboidal mediana. Uma recente revisão sistemática conduzida pela equipe da Multinational Association of Supportive Care in Cancer/International Society of Oral Oncology identificou que 8%, 40% e 30% dos pacientes oncológicos desenvolverão candidose oral antes, durante e depois da terapia antineoplásica, respectivamente (Lalla *et al.*, 2010).

Embora raramente associada a complicações sistêmicas como fungemia, em pacientes oncológicos, a candidose pode causar alteração do paladar, inflamação persistente da mucosa oral e orofaríngea, desconforto e dor, resultando em disfagia e prejuízo à ingestão de alimentos sólidos e medicações VO, potencialmente danosos ao estado nutricional dos pacientes oncológicos.

O diagnóstico da candidose oral é estabelecido pelos sinais clínicos da doença e, em algumas situações, a citologia esfoliativa pode ser utilizada. A Figura 11.1 mostra um paciente com quadro clínico de candidose bucal (Lalla *et al.*, 2010).

Antifúngicos tópicos são considerados a primeira opção de tratamento devido ao seu menor risco de efeitos colaterais e interações medicamentosas desfavoráveis em pacientes sob tratamento oncológico. No Brasil, a nistatina é o fármaco de escolha sob a forma de suspensão oral ou gel que podem ser

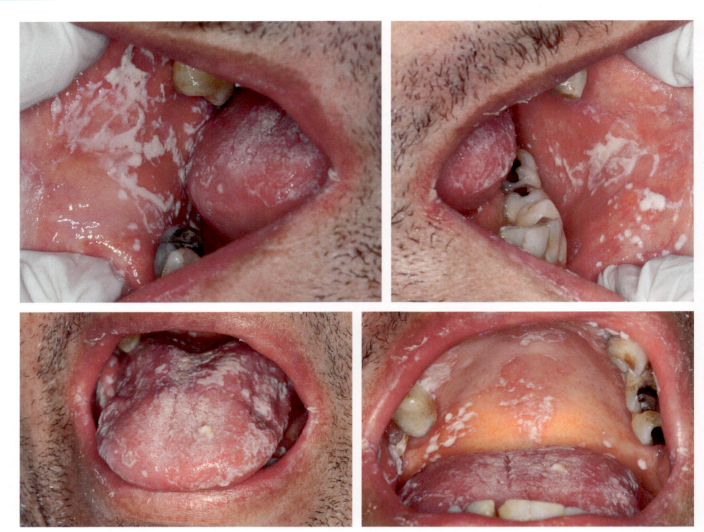

FIGURA 11.1 Paciente em tratamento quimioterápico com diagnóstico de linfoma não Hodgkin de grandes células B primário de sistema nervoso central com quadro de candidose em toda a cavidade oral.

aplicados diretamente na mucosa oral. Recomendam-se bochechos com nistatina 100.000 UI/mℓ, 4 vezes/dia, mantendo o tempo de contato da solução com a mucosa o maior possível. Os tratamentos sistêmicos devem ser usados em caso de falha do tratamento tópico ou como primeira escolha em quadros clínicos mais graves em pacientes de alto risco, como mielossuprimidos ou imunocomprometidos.

Nesse campo, o fluconazol, um agente do triazol, é o fármaco sistêmico de primeira escolha por apresentar menor número de interações medicamentosas. A Infectious Diseases Society of America recomenda uso de 200 mg de fluconazol no primeiro dia seguidos de 100 mg/dia, durante 7 a 14 dias, para o tratamento da candidose oral no contexto aqui em discussão. Para pacientes em regimes de QT e transplante de medula óssea com neutropenia, recomendam-se doses profiláticas de 400 mg/dia no início da indução até o fim do período de neutropenia. Importante ressaltar que estes tratamentos devem ser discutidos com o médico responsável pelo tratamento oncológico do paciente.

Torna-se oportuno mencionar que a obtenção e a manutenção de um rigoroso protocolo de higiene oral durante o período de internação para o tratamento oncológico (ver Capítulo 3, *Adequação Odontológica para o Tratamento Oncológico*), embora desafiadoras por causa da grande complexidade médica dos pacientes, têm potencial para prevenir a candidose oral e, na medida do possível, deve ser valorizada e exercitada entre os profissionais da equipe de tratamento oncológico, inclusive com o treinamento das equipes de enfermagem na manutenção e no monitoramento diário da higiene oral que é supervisionada pela equipe de dentistas.

Ainda no campo das infecções bucais oportunistas em pacientes oncológicos, é premente destacar o papel dos vírus da família Herpesviridae, sobretudo o herpes simples tipo 1 (HSV-1). Clinicamente, infecções orais por HSV-1 se manifestam por meio de pápulas, vesículas e erupções vesiculares de 1 a 3 mm que se rompem rapidamente, formando ulcerações circundadas por delicados halos eritematosos que podem coalescer. Em geral, estas lesões são dolorosas e relacionadas à mucosa queratinizada, sobretudo em palato duro, gengiva inserida e mucosa ou semimucosa labial. É importante esclarecer que, em populações oncológicas, especialmente em pacientes realizando tratamento altamente citotóxico e associado a imunossupressão, as infecções por

HSV-1 podem se manifestar por meio de apresentações clínicas atípicas, exuberantes ou ainda sobrepostas à MO, fato que pode dificultar o diagnóstico diferencial e o tratamento dessas patologias.

A prevalência de infecção oral por HSV-1 em pacientes oncológicos neutropênicos é considerada mais comum em pacientes tratados por meio de transplante de medula óssea (TMO) (50%) do que naqueles pacientes tratados por QT combinada com RDT para câncer de cabeça e pescoço (43%) ou exclusivamente por RDT em cabeça e pescoço (0%) (Elad et al., 2017).

Em casos de suspeita de infeção por HSV-1 clinicamente não clássicos em termos de apresentação clínica, recomenda-se a realização de exames complementares como DNA por PCR em tempo real, citologia esfoliativa e sorologia viral para diagnóstico laboratorial.

Nos casos de ulcerações crônicas em pacientes oncológicos imunocomprometidos, deve-se considerar a possibilidade de infeção mediada por outro membro da família herpesvírus humanos, conhecido como citomegalovírus (CMV), em que a biopsia incisional pode ser realizada, sobretudo em casos clínicos exuberantes, associados a dor intensa ou que gerem dúvida com relação a metástases ou infiltrações tumorais.

Nessas circunstâncias, a pesquisa de anticorpos como a imunoglobulina M (aumentada na fase aguda de infecções) e a imunoglobulina G (expressa quando o paciente já foi exposto a infecção prévia, porém também expressa em fase aguda) pode ser útil para o diagnóstico. Embora os exames laboratoriais sejam solicitados rotineiramente, raramente são considerados conclusivos, o que torna a abordagem terapêutica empírica e baseada apenas no diagnóstico clínico uma ferramenta útil no tratamento da maioria dos casos (Figura 11.2).

Como na maioria das infecções em pacientes oncológicos, existem diferentes protocolos de tratamento, sendo que o mais aceito para infecções por HSV-1 é o uso do aciclovir 400 mg, 5 vezes/dia, durante 5 dias. O valaciclovir também é utilizado nesse contexto, com dose de 1.000 mg, 3 vezes/dia, durante 5 dias. Alguns estudos sugerem o uso profilático do aciclovir para pacientes com alto risco, sendo que a dose varia de 200 mg, 4 vezes/dia, a 400 mg, 5 vezes/dia. Para o tratamento de infecções mediadas por CMV, recomenda-se o uso de ganciclovir. Vale ressaltar que os protocolos descritos anteriormente foram sugeridos no artigo publicado por Elad et al. (2017); entretanto, o tratamento de infecções dessa natureza deve ser discutido com o médico responsável

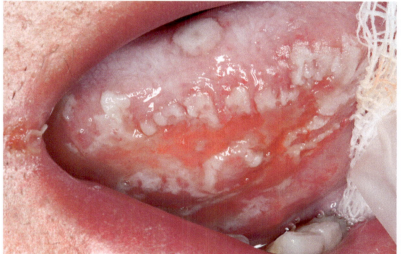
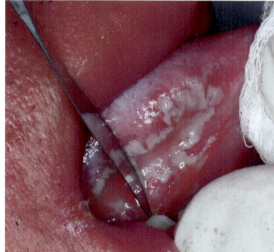
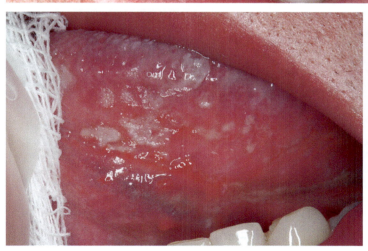
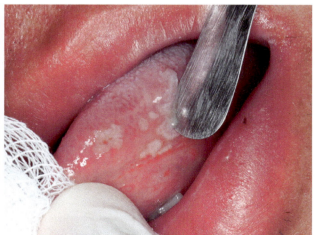

FIGURA 11.2 Paciente com diagnóstico de darcoma de Kaposi associado à síndrome da imunodeficiência adquirida evoluiu com lesões doloridas em cavidade oral após ciclo de QT, além de disfagia. A citologia revelou alterações citopáticas virais compatíveis com a hipótese diagnóstica de infecção por HSV-1. As demais lesões correspondiam ao padrão clínico de mucosite oral induzida por QT.

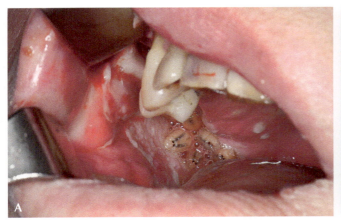 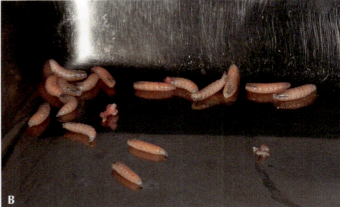

FIGURA 11.3 Paciente com miíase em cuidados paliativos de carcinoma espinocelular em assoalho bucal. **A.** Miíase intraoral; observe as larvas na região posterior à direita da cavidade oral. **B.** Larvas após a remoção manual.

para que seja ponderado o benefício no uso desses fármacos, tendo em vista as toxicidades sistêmicas dos protocolos e o cenário médico-oncológico de cada paciente.

Por último, a miíase é um tipo de parasitose que envolve a infestação de tecidos do corpo de humanos e animais por larvas de moscas dípteros que se alimentam de tecido vivo ou necrótico do hospedeiro, substâncias do corpo líquido ou alimentos ingeridos. Frequentemente, os pacientes oncológicos são acometidos por úlceras neoplásicas, traumáticas ou posturais que estão sujeitas a este tipo de infecção. Além da deposição das larvas que penetram no tecido e se alimentam do tecido necrótico, ocorrem sangramentos por meio do rompimento de pequenos capilares que fazem a nutrição do tumor. *Cochliomyia hominivorax, Oestrus ovis, Wohlfahrtia magnifica, Chrysomya bezziana, Hypoderma bovis, Dermatobia hominis, Cordylobia anthropophaga, Hypoderma tarandi, Calliphora vicina, Musca nebulo, Musca domesticus* e *Lucilia sericata* são espécies relatadas na literatura de miíase com envolvimento bucal e orofacial. Dor, mau odor, edema e sangramento são frequentes nesses casos em que a presença de larvas na ferida muitas vezes leva a um sofrimento extremo para os pacientes e seus cuidadores (Figura 11.3).

O tratamento compreende medidas sistêmicas e locais. O uso de algum agente local – como óleo de terebintina, éter, clorofórmio, fenol, iodofórmio –, seguido por remoção manual ou debridamento cirúrgico são as medidas locais mais efetivas. Ivermectina sistêmica é o fármaco mais comum para o tratamento e infecções secundárias são tratadas com antibióticos.

Reabilitação oral imediata para pacientes maxilectomizados

Conforme detalhado no Capítulo 3, *Adequação Odontológica para o Tratamento Oncológico*, a reabilitação com próteses obturadoras imediatas é uma solicitação frequente de avaliação odontológica para pacientes submetidos a procedimentos de ressecção de tumores em maxila e orofaringe, cujos defeitos cirúrgicos não podem ser reconstruídos imediatamente com enxertos ou retalhos. Consulte os Capítulos 3 e 10 desta obra para informações específicas sobre estratégias de moldagem, confecção e indicações. A Figura 11.4 mostra um paciente reabilitado com uma prótese obturadora imediata.

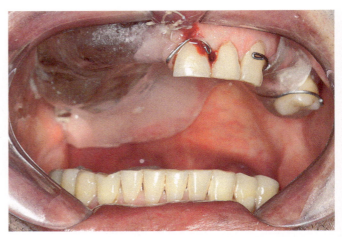

FIGURA 11.4 Paciente no pós-operatório imediato de carcinoma espinocelular de palato reabilitado com prótese obturadora imediata.

Sangramento bucal

A hemostasia de sangramentos, espontâneos ou provocados por intervenções cirúrgicas orais, é também um dos motivos mais frequentes de solicitação de atendimento odontológico em pacientes oncológicos.

Na população oncológica, essas alterações hemostáticas são resultantes da trombocitopenia causada pela QT ou pela própria doença de base (p. ex., leucemias ou hepatocarcinoma). Os grupos de risco e protocolos de atendimento para pacientes plaquetopênicos foram descritos anteriormente no Capítulo 3, *Adequação Odontológica para o Tratamento Oncológico*.

Vale destacar o aumento do risco de sangramentos gengivais espontâneos, decorrentes de traumatismos ou resultantes de quadros de MO para pacientes com plaquetopenia grave (principalmente para valores inferiores a 20.000/$\mu\ell$). A boa condição periodontal é muito importante para evitar hemorragias gengivais; portanto, o suporte periodontal e a higiene bucal devem fazer parte da adequação de meio bucal e da rotina do atendimento de pacientes oncológicos.

Conforme já mencionado no Capítulo 3, a manobra de pressão direta na região do sangramento é a primeira medida a ser tomada. O uso de agentes hemostáticos tópicos e o reposicionamento de suturas também auxiliam no controle da hemostasia.

CAPÍTULO 11 | Cuidados Odontológicos para Pacientes Oncológicos Internados

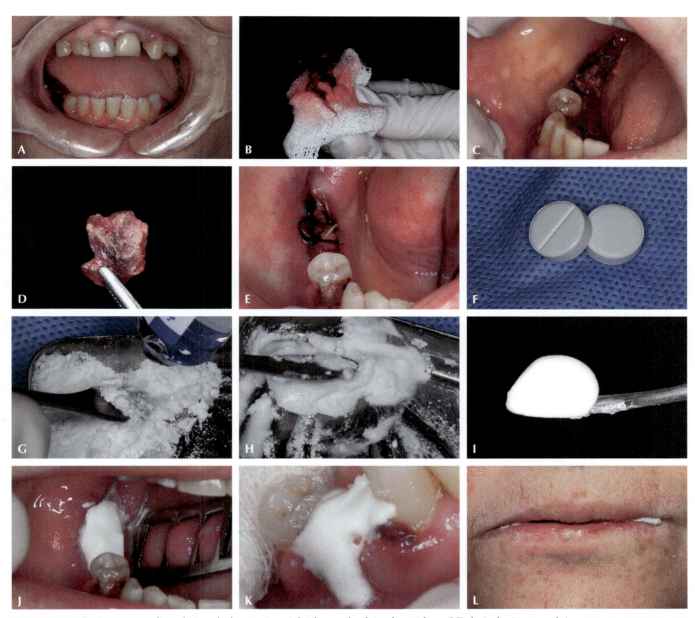

FIGURA 11.5 Paciente com diagnóstico de leucemia mieloide aguda, foi submetido a QT de indução e evoluiu com sangramento tardio pós-exodontia, realizada 10 dias antes da internação. O paciente apresentava concentração de plaquetas equivalente a 3 mil/mm³. **A.** Presença de coágulo malformado na cavidade oral. **B.** Remoção parcial do coágulo com gaze seca para melhor avaliação clínica. **C.** Observação de pontos de sangramento ativo. **D.** Remoção total do coágulo malformado. **E.** Novas suturas realizadas. **F.** Comprimidos de ácido tranexâmico 250 mg. **G e H.** Comprimidos triturados com auxílio de espátula nº 7, associados com ácido tranexâmico em forma de solução injetável de 50 mg/mℓ. **I.** Aspecto da mistura pronta para ser inserida em cavidade oral. **J e K.** Medicamento em posição. **L.** Após fixação do fármaco em posição, o paciente manteve a boca fechada com a gaze seca em posição para controle efetivo do sangramento.

Em casos mais graves, a administração sistêmica do ácido tranexâmico ou a transfusão de plaquetas podem ser necessárias.

O choque hipovolêmico e o possível óbito são consequências de uma hemorragia não controlada. Dessa forma, é importante que o cirurgião-dentista saiba conter sangramentos resistentes à hemostasia. A Figura 11.5 ilustra a contenção do sangramento por meio do reposicionamento das suturas, realizado de forma a unir as bordas do tecido mole do alvéolo da maneira mais efetiva possível e, assim, interromper o fluxo sanguíneo e facilitar a formação satisfatória do coágulo, associado com o uso de comprimidos e solução injetável de ácido tranexâmico.

Tratamento odontológico para adequação de meio bucal antes de terapia oncológica ou tratamento de urgência em decorrência de infecção aguda

Em algumas situações clínicas a equipe médica indica a internação do paciente antes do início do tratamento oncológico. Neste grupo de pacientes, a equipe médica poderá solicitar uma avaliação para adequação odontológica durante a internação. Outra situação bastante recorrente de solicitação de avaliação do cirurgião-dentista é para pacientes em vigência de tratamentos oncológicos que apresentam focos de infecção bucal aguda que precisarão ser tratados durante a internação. O tratamento durante a internação poderá ser desafiador pela dificuldade de realização de procedimentos no leito de enfermaria e não em infraestrutura de consultório odontológico. Sob esta ótica, recomenda-se, sempre que possível, a transferência transitória e rápida do paciente para o consultório odontológico no hospital.

Abordagens odontológicas para aumento do conforto e qualidade de vida de pacientes internados em cuidados paliativos

Segundo a OMS, os cuidados paliativos consistem em um conjunto de práticas que auxiliam na assistência de pacientes com doenças incuráveis, cuja enfermidade esteja em progressão e ameace a continuidade da vida humana. Essa modalidade de tratamento tem como objetivo promover qualidade de vida aos doentes por meio de abordagens que previnam ou aliviem a dor física, bem como do sofrimento emocional. Tal especialidade teve seu início na Oncologia, mas hoje se estende aos portadores de todas as doenças crônicas (como, p. ex., pacientes portadores de diabetes, cardiopatias ou problema pulmonar crônico). Contudo, a população oncológica em estágio avançado ainda é a responsável pela maioria dos atendimentos nessa área.

Em Odontologia, os cuidados paliativos podem ser descritos como o tratamento de complicações manifestadas na cavidade oral pela progressão da doença de base ou pelas toxicidades geradas pelo tratamento. A Figura 11.6 mostra um paciente com lesão proliferativa, em cuidados paliativos, que necessitou de avaliação odontológica para tratamento de infecção fúngica.

Em geral, os indivíduos que se encontram sob cuidados paliativos em Oncologia apresentarão queixas de:

- Hipossalivação (geralmente induzida pelo tratamento oncológico, medicamentos, quadros de vômito por repetição, desbalanceamento metabólico, condição geral ruim, desidratação, entre outras causas)
- Disfagia ou disgeusia
- Mucosite oral
- Infecções oportunistas
- Dor oncológica de difícil manejo por fármacos utilizados isoladamente.

Alguns estudos demonstram que cerca de 70% dos pacientes que estão em fase terminal de vida apresentam perda de peso importante, desnutrição, atrofia muscular, entre outras complicações (condição também conhecida por caquexia), devido à progressão da doença de base. Sendo assim, pacientes em cuidados paliativos deverão ser assistidos por uma equipe multiprofissional, uma vez que o tratamento do indivíduo nessa condição geralmente exige múltiplas abordagens. Nesse contexto, a Odontologia possui um papel importante no tratamento do indivíduo, visto que muitos pacientes apresentam complicações orais que vão desde as comentadas até esta parte do capítulo até as mais simples

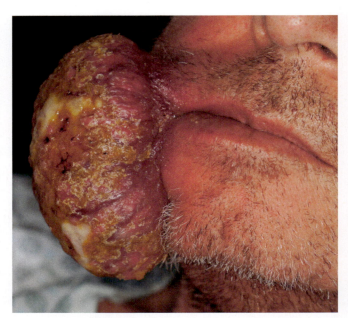

FIGURA 11.6 Paciente com lesão exofítica e ulcerada, localizada no lado direito da mandíbula. Os padrões clínico e imaginológico da lesão, associados à doença de base (adenocarcinoma de pulmão, com metástases em sistema nervoso central e ossos), dispensam a realização de biopsias para o diagnóstico da lesão em mandíbula. Como tratamento paliativo, a RDT com o intuito antálgico e hemostático foi indicada pela equipe médica. Uma solicitação de interconsulta foi feita à equipe de Odontologia para avaliação e tratamento de candidose oral.

de serem controladas/tratadas, como ressecamento oral por respiração bucal persistente, por exemplo.

Deve-se levar em conta também que o paciente pode não apresentar mais condições sistêmicas (*status performance*) para continuar sendo submetido ao tratamento oncológico, devido à progressão da doença, ao comprometimento de órgãos importantes, como rins ou fígado, ou por não ter respondido conforme o esperado durante a realização das terapias antineoplásicas propostas. Nessas situações, é importante que o cirurgião-dentista realize tratamentos que tenham o objetivo de reduzir complicações locais, de modo a otimizar o conforto do indivíduo. A Figura 11.7 mostra um paciente com diagnóstico de linfoma de células T cutâneas e periféricas com manifestação da doença em cavidade oral que apresentou importante edema em língua, necessitando de traqueostomia para manutenção de vias respiratórias superiores e dispositivo intraoral para redução do traumatismo lingual causado pelos dentes. A maioria dos estudos publicados que avaliam a condição oral dos pacientes em cuidados paliativos relata apenas as complicações já mencionadas nesta seção.

Contudo, o cirurgião-dentista que for convocado para assistir essa população em específico tem potencial para encontrar uma série de situações diferentes das relatadas, incluindo recidivas tumorais, metástases para o complexo bucomaxilofacial, infiltrações tumorais em boca, paraneoplasias, osteonecrose por medicamentos, osteorradionecroses, trismo, cárie relacionada à radioterapia (CRR), linfedema cervicofacial, angioedema, síndrome de Stevens-Johnson e necrólise epidérmica tóxica, entre outras.

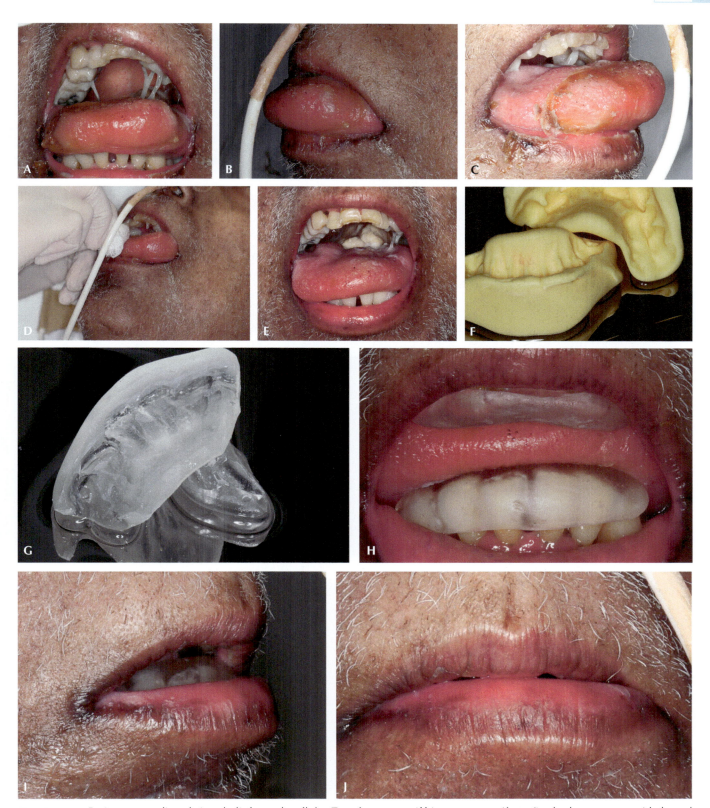

FIGURA 11.7 Paciente com diagnóstico de linfoma de células T cutâneas e periféricas com manifestação da doença em cavidade oral apresentou edema de língua importante com obstrução total de vias respiratórias superiores. **A**, **B** e **C**. Descamação em língua com áreas ulceradas devido a abertura bucal persistente, ressecamento, bem como eritema e ulcerações no local de contato com a face incisal dos incisivos inferiores. **D**. Higiene oral com gaze embebida em solução de clorexidina 0,12%. **E**. Aspecto clínico após a limpeza da cavidade bucal. **F**. Moldes realizados com silicone de condensação, sem a possibilidade de uso de moldeira de estoque devido ao enrijecimento e ao volume da língua. **G**. Dispositivos confeccionados em resina acrílica para proteção da língua. **H**. Dispositivo instalado há 3 dias e o paciente apresentado diminuição do edema. **I** e **J**. Aspectos intra e extraorais após 5 dias de uso dos dispositivos protetores – observar o vedamento labial após redução do edema.

Considerações finais

A atuação de cirurgiões-dentistas nos leitos de enfermarias oncológicas, ou de UTI, é notoriamente reconhecida por sua alta demanda e pelo potencial para prevenir e tratar focos de infecção bucal com potencial para gerar morbidade nos pacientes em questão. O planejamento e a aplicação de protocolos de tratamento odontológico para a miríade de doenças primárias da boca, ou de doenças sistêmicas que se manifestam em boca, durante os períodos de internação dos pacientes oncológicos devem ser pautados por uma cuidadosa interação multidisciplinar, zelando pela consulta à equipe médica responsável pelo tratamento oncológico, de modo que se possa garantir a continuidade do tratamento oncológico e melhor qualidade de vida para os pacientes oncológicos.

REFERÊNCIAS BIBLIOGRÁFICAS

Aldred MJ, Addy M, Bagg J, Finlay I. Oral health in the terminally ill: a cross-sectional pilot survey. Spec Care Dentist. 1991 Mar-Apr; 11(2):59-62.

Beumer J Jr, Curtis TA, Marunick MT. Maxillofacial rehabilitation: prosthodontic and surgical considerations. St. Louis/Tokyo: Ishiyaku EuroAmerica Inc, 1996.

Bezinelli LM, de Paula Eduardo F, da Graça Lopes RM, Biazevic MG, de Paula Eduardo C, Correa L, Hamerschlak N, Michel-Crosato E. Cost-effectiveness of the introduction of specialized oral care with laser therapy in hematopoietic stem cell transplantation. Hematol Oncol. 2014; 32(1):31-9.

Chapireau D, Adlam D, Cameron M, Thompson M. Paraneoplastic syndromes in patients with primary oral cancers: a systematic review. Br J Oral Maxillofac Surg. 2010 Jul;48(5):338-44.

Davies AN, Brailsford SR, Beighton D. Oral candidosis in patients with advanced cancer. Oral Oncol. 2006 Aug;42(7):698-702. Epub 2006 Mar 9.

de Oliveira MCQ, Lebre Martins BNF, Santos-Silva AR et al. Dental treatment needs in hospitalized cancer patients: a retrospective cohort study. Support Care Cancer. 2020; 28(7):3451-7.

Djuric M, Hillier-Kolarov V, Belic A, Jankovic L. Mucositis prevention by improved dental care in acute leukemia patients. Support Care Cancer. 2006 Feb;14(2):137-46. Epub 2005 Jul 22.

Dodiuk-Gad RP, Chung WH, Valeyrie-Allanore L, Shear NH. Stevens-Johnson syndrome and toxic epidermal necrolysis: an update. Am J Clin Dermatol. 2015 Dec;16(6):475-93.

Elad S, Raber-Durlacher JE, Brennan MT et al. Basic oral care for hematology-oncology patients and hematopoietic stem cell transplantation recipients: a position paper from the joint task force of the Multinational Association of Supportive Care in Cancer/International Society of Oral Oncology (MASCC/ISOO) and the European Society for Blood and Marrow Transplantation (EBMT). Support Care Cancer. 2015 Jan;23(1):223-36.

Elad S, Ranna V, Ariyawardana A, Correa ME, Tilly V, Nair RG, Rouleau T, Logan RM, Pinto A, Charette V, Saunders DP, Jensen SB. Viral Infections Section, Oral Care Study Group, Multinational Association of Supportive Care in Cancer (MASCC)/International Society of Oral Oncology (ISOO). A systematic review of oral herpetic viral infections in cancer patients: commonly used outcome measures and interventions. Support Care Cancer. 2017 Feb;25(2):687-700.

Ezenwa MO1, Fischer DJ, Epstein J, Johnson J, Yao Y, Wilkie DJ. Caregivers' perspectives on oral health problems of end-of-life cancer patients. Support Care Cancer. 2016 Nov;24(11):4769-77.

Fischer DJ, Epstein JB, Yao Y, Wilkie DJ. Oral health conditions affect functional and social activities of terminally ill cancer patients. Support Care Cancer. 2014 Mar;22(3):803-10.

Fonseca FP, Sabino-Bezerra JR Jr, Vargas PA, Almeida OP, Lopes MA, Santos-Silva AR. Furuncular Myiasis Affecting the Lower Lip of a Young Patient. Braz Dent J. 2016 Sep-Oct;27(5):625-8.

Haisfield-Wolfe ME, Baxendale-Cox LM. Staging of malignant cutaneous wounds: a pilot study. Oncol Nurs Forum. 1999 Jul; 26(6):1055-64.

Lalla RV, Bowen J, Barasch A, Elting L, Epstein J, Keefe DM, McGuire DB, Migliorati C, Nicolatou-Galitis O, Peterson DE, Raber-Durlacher JE, Sonis ST, Elad S; Mucositis Guidelines Leadership Group of the Multinational Association of Supportive Care in Cancer and International Society of Oral Oncology (MASCC/ISOO). MASCC/ISOO clinical practice guidelines for the management of mucositis secondary to cancer therapy. Cancer. 2014; 120(10):1453-61.

Lalla RV, Latortue MC, Hong CH, Ariyawardana A, D'Amato-Palumbo S, Fischer DJ, Martof A, Nicolatou-Galitis O, Patton LL, Elting LS, Spijkervet FK, Brennan MT. Fungal Infections Section, Oral Care Study Group, Multinational Association of Supportive Care in Cancer (MASCC)/International Society of Oral Oncology (ISOO). A systematic review of oral fungal infections in patients receiving cancer therapy. Support Care Cancer. 2010 Aug;18(8): 985-92.

Lee MK, Dodson TB, Nalliah RP, Karimbux NY, Allareddy V. Nine-year trend analysis of hospitalizations attributed to oral and oropharyngeal cancers in the United States. Oral Surg Oral Med Oral Pathol Oral Radiol. 2014 Jul;118(1):47-67. doi: 10.1016/j.oooo.2013.01.019.

Lee MK, Nalliah RP, Kim MK, Elangovan S, Allareddy V, Kumar-Gajendrareddy P, Allareddy V. Prevalence and impact of complications on outcomes in patients hospitalized for oral and oropharygeal cancer treatment. Oral Surg Oral Med Oral Pathol Oral Radiol Endod. 2011 Nov;112(5):581-91.

Martins MA, Carrilho FJ, Alves VAF, Castilho EA, Cerri GG. Clínica médica. Vol. 3. São Paulo: Manole, 2016.

Matsuo K, Watanabe R, Kanamori D, Nakagawa K, Fujii W, Urasaki Y, Murai M, Mori N, Higashiguchi T. Associations between oral complications and days to death in palliative care patients. Support Care Cancer. 2016 Jan;24(1):157-61. doi: 10.1007/s00520-015-2759-9.

McGuire DB, Altomonte V, Peterson DE, Wingard JR, Jones RJ, Grochow LB. Patterns of mucositis and pain in patients receiving preparative chemotherapy and bone marrow transplantation. Oncology Nursing Forum 1993;20:1493-502.

Ohno T, Morita T, Tamura F, Hirano H, Watanabe Y, Kikutani T. The need and availability of dental services for terminally ill cancer patients: a nationwide survey in Japan. Support Care Cancer. 2016 Jan;24(1):19-22. doi: 10.1007/s00520-015-2734-5.

Oliff A, Bleyer WA, Poplack DG. Methotrexate-induced oral mucositis and salivary methotrexate concentrations. Cancer Chemother Pharmacol. 1979;2:225-6.

Organização Mundial da Saúde (OMS) Manual para observadores – Estratégia multimodal da OMS para a melhoria da higienização das mãos. Desafio: Uma assistência limpa é uma assistência mais segura/Aliança Mundial para Segurança do Paciente. Brasília, FF: OMS, 2008.

Pappas PG, Kauffman CA, Andes D, Benjamin DK Jr, Calandra TF, Edwards JE Jr, Filler SG, Fisher JF, Kullberg BJ, Ostrosky-Zeichner L, Reboli AC, Rex JH, Walsh TJ, Sobel JD; Infectious Diseases Society of America. Clinical practice guidelines for the management of candidiasis: 2009 update by the Infectious Diseases Society of America. Clin Infect Dis. 2009 Mar 1;48(5):503-35.

Rohr Y, Adams J, Young L. Oral discomfort in palliative care: results of an exploratory study of the experiences of terminally ill patients. Int J Palliat Nurs. 2010 Sep;16(9):439-44.

Shinozaki T, Ebihara M, Iwase S, Yamaguchi T, Hirakawa H, Shimbashi W, Kamijo T, Okamoto M, Beppu T, Ohori J, Matsuura K, Suzuki M, Nishino H, Sato Y, Ishiki H. Quality of life and functional status of terminally ill head and neck cancer patients: a nation-wide, prospective observational study at tertiary cancer centers in Japan. Jpn J Clin Oncol. 2017 Jan;47(1):47-53.

Sroussi HY, Epstein JB, Bensadoun RJ, Saunders DP, Lalla RV, Migliorati CA, Heaivilin N, Zumsteg ZS. Common oral complications of head and neck cancer radiation therapy: mucositis, infections, saliva change, fibrosis, sensory dysfunctions, dental caries, periodontal disease, and osteoradionecrosis. Cancer Med. 2017 Dec;6(12):2918-31.

Sweeney MP, Bagg J. The mouth and palliative care. Am J Hosp Palliat Care. 2000 Mar-Apr;17(2):118-24.

Sweeney MP, Bagg J, Baxter WP, Aitchison TC. Oral disease in terminally ill cancer patients with xerostomia. Oral Oncol. 1998 Mar; 34(2):123-6.

Wilberg P, Hjermstad MJ, Ottesen S, Herlofson BB. Oral health is an important issue in end-of-life cancer care. Support Care Cancer. 2012 Dec;20(12):3115-22.

Wu J, Lee YY, Su SC, Wu TS, Kao KC, Huang CC, Chang WC, Yang CH, Chung WH. Stevens-Johnson syndrome and toxic epidermal necrolysis in patients with malignancies. Br J Dermatol. 2015 Nov;173(5):1224-31.

Zhu X, Zhang B. Paraneoplastic pemphigus. J Dermatol. 2007 Aug; 34(8):503-11.

12 Alterações Orofaciais em Oncologia Pediátrica

Ana Carolina do Prado Ribeiro, Regina Maria Holanda de Mendonça, Katia Maria Coutinho Cappelaro, Elisa Rueda Elias Boneri, Marcelo Fava, Fernanda Miori Pascon, Lady Paola Aristizabal Arboleda, Aljomar José Vechiato Filho, Thaís Bianca Brandão e Alan Roger dos Santos Silva

As neoplasias malignas em Pediatria representam de 0,5 a 3% do número total de casos de câncer, com incidência variando entre 70 e 160 casos por milhão de habitantes ao ano, em diferentes populações mundiais. No Brasil, assim como em muitos outros países, o câncer já representa a primeira causa de morte (8% do total) por doença na faixa etária infantojuvenil. Nas últimas décadas, o progresso no tratamento do câncer foi extremamente significativo, o que faz com que atualmente aproximadamente 80% das crianças e adolescentes acometidos por câncer consigam ter a doença controlada.

As neoplasias malignas mais frequentes em Oncologia Pediátrica são as leucemias; no entanto, outras neoplasias podem acometer essa faixa etária, como linfomas, tumores do sistema nervoso central, sarcomas, tumores embrionários, tumores ósseos e carcinomas, entre outros, evidenciando a heterogeneidade das manifestações histológicas nesta população.

Manifestações clínicas orofaciais em Oncologia Pediátrica

A ocorrência de câncer na região de cabeça e pescoço em crianças e adolescentes é mais rara que em adultos e seus sinais e sintomas frequentemente simulam outras doenças não malignas. A falta de conhecimento acerca do perfil epidemiológico, clínico e patológico de pacientes latino-americanos afetados por câncer de cabeça e pescoço na infância é emblemática e, nesse sentido, um grupo de pesquisadores brasileiros liderados por Arboleda *et al.* (2018) demonstrou originalmente que o perfil demográfico mais frequente dos pacientes com câncer de cabeça e pescoço é composto por crianças com média de 9 anos de idade, sendo que os meninos são mais afetados em relação às meninas. A investigação em questão contemplou a distribuição demográfica e clinicopatológica dos tumores malignos de cabeça e pescoço dos pacientes de zero a 19 anos de idade tratados no Centro Infantil Boldrini, no período entre 1986 e 2016. Os pesquisadores investigaram uma população de 7.181 crianças e adolescentes com câncer, dos quais 367 (5%) foram tratados por câncer na região de cabeça e pescoço.

Na região de cabeça e pescoço, a área mais atingida pelo câncer foi a do pescoço (e os nódulos linfáticos cervicais) e os linfomas foram os tipos mais comuns de câncer neste recorte do trabalho. O fato de os linfomas predominarem na região de cabeça e pescoço de crianças brasileiras parece ser uma peculiaridade da população investigada, tendo em vista que estudos semelhantes realizados em outras partes do mundo, sobretudo em países desenvolvidos, sugeriram que os sarcomas são o subtipo de câncer mais comum.

A pesquisa em questão apontou também que os pacientes brasileiros são atingidos com maior frequência pelos seguintes tipos histopatológicos de tumores malignos, na região de cabeça e pescoço: linfomas de Burkitt; linfomas Hodgkin tipo esclerose nodular; e carcinomas nasofaríngeos e rabdomiossarcomas. As principais regiões anatômicas afetadas foram o pescoço e os linfonodos cervicais, a nasofaringe e a glândula tireoide. As avaliações indicaram que a média de idade dos pacientes masculinos no momento do diagnóstico foi de 9,35 anos e os pacientes na faixa etária entre 10 e 14 anos apresentaram maior prevalência de tumores malignos.

É importante estar atento para que as primeiras manifestações clínicas do câncer de cabeça e pescoço em crianças não sejam subestimadas, ou confundidas com processos não neoplásicos, tais como parotidites ou infecções de origem odontogênica, incluindo abscessos, infecções de origem periodontal ou endodôntica. Essa preocupação se deve ao fato de que algumas das manifestações orais do câncer nesta faixa etária apresentam-se simulando doenças periodontais (hiperplasia da gengiva), extrusão dentária ou mobilidade, sangramento, nódulos ou aumentos de volume, hipertrofia das amígdalas, linfadenopatias, alterações neurológicas, manchas escuras na mucosa, desvio da úvula e lesões inespecíficas da mucosa oral. Muitas vezes, as neoplasias malignas de origem hematolinfoide geram sinais sistêmicos como febre e prostração que, quando associadas às manifestações clínicas mencionadas anteriormente em boca, podem levar a diagnósticos equivocados de abscessos dentoalveolares e atrasar o diagnóstico definitivo da malignidade.

Destacam-se os principais sinais de alerta que podem estar presentes frente a quadros de tumores como os do sistema nervoso central, neuroblastoma, retinoblastoma, linfomas, tumores ósseos, sarcomas de tecidos moles e leucemias em crianças:

1. **Sangramento gengival:** sangramento gengival sem fatores traumáticos, uso de medicamentos anticoagulantes ou presença de biofilme pode ser indicativo de doenças hematológicas que comprometem a hemostasia. No caso das neoplasias malignas, a principal representante nessa faixa etária é a leucemia
2. **Hiperplasia gengival:** é importante avaliar a presença de biofilme e verificar se o paciente faz uso de medicamentos que alterem a estrutura histológica da gengiva, como, por exemplo, a ciclosporina. Também se deve pensar em leucemia na ausência desses fatores
3. **Aumento de volume ou edema:** quando nos deparamos com essas condições clínicas, a tendência é fazer a hipótese de abscesso dentário. É preciso avaliar cuidadosamente tempo de evolução, presença de dor, condição dentária, presença de contato prematuro e de outras condições de saúde que levem à imunodeficiência, como o vírus HIV. Tumores como osteossarcoma, sarcoma de Ewing (Figura 12.1), linfomas e rabdomiossarcoma fazem parte das possibilidades de neoplasias malignas nestes casos
4. **Petéquias:** petéquias em mucosa oral, seja em mucosa jugal, palato mole ou duro, ou qualquer outra região intraoral, podem ser sugestivas de neoplasias de origem hematológica
5. **Úlceras:** tumores como rabdomiossarcoma, linfomas não Hodgkin e neuroblastoma podem se manifestar como úlceras em cavidade oral. Menos frequentemente é possível diagnosticar carcinomas mucoepidermoides ou carcinomas espinocelulares (CEC)
6. **Linfadenopatias:** podem ocorrer tanto em resposta a processos inespecíficos, com uma infecção, quanto em presença de vários tipos de câncer
7. **Trismo:** a invasão tumoral de estruturas relacionadas com o movimento de abertura e fechamento da boca e com a cavidade articular pode provocar quadros de trismo
8. **Manifestações neurológicas:** esse tipo de manifestação tem, entre seus principais representantes, a parestesia e a paralisia facial, que podem ocorrer sempre que houver compressão ou infiltração tumoral de nervos cranianos

É importante destacar que, mesmo que não nos sintamos preparados para fazer o diagnóstico, frente a condições clínicas em que se foge do "padrão de normalidade" é necessário suspeitar de doenças sistêmicas que podem acometer a cavidade oral, inclusive o câncer. Somente com o diagnóstico precoce é possível tentar diminuir a morbidade e a mortalidade e oferecer mais qualidade de vida para o paciente.

Os sobreviventes de câncer na infância apresentam risco de desenvolver segundas neoplasias, embora esse risco varie de acordo com alguns fatores, tais como o tipo de câncer, tratamento, exposições ambientais, sedentarismo, dieta e genética. Nesse contexto, é consenso que a radioterapia (RDT) é um importante fator de risco relacionado ao desenvolvimento de segundas neoplasias, sobretudo osteossarcoma e rabdomiossarcomas. Um estudo multicêntrico demonstrou que o uso da RDT também esteve associado ao desenvolvimento de câncer de mama, tumores gastrintestinais e melanoma maligno.

Já a quimioterapia parece exercer um papel apenas acessório no aumento do risco, potencializando os efeitos da RDT. No entanto, outros autores consideram que quimioterápicos como etoposídeo, antracíclicos e agentes alquilantes estão relacionados com o risco de segundas neoplasias. Em geral, acredita-se que a RDT, a QT e o transplante de células-tronco hematopoéticas (TCTH) – que aumenta o risco de desenvolvimento de CECs em boca – estejam associados com o aumento do risco para o surgimento de segundas neoplasias em pacientes submetidos ao tratamento para tumores sólidos durante a infância. No caso dos pacientes submetidos ao TCTH, estudos observaram que o risco de desenvolvimento de neoplasias hematológicas diminui com o tempo; no entanto, o risco de tumores sólidos secundários aumenta após essa modalidade de tratamento. A incidência dos tumores sólidos após o TCTH é de aproximadamente 4,2% em 10 anos e essas lesões são consideradas como complicações tardias relacionadas ao transplante. Em especial, CECs pós-TCTH apresentam, entre seus fatores de risco, irradiação de corpo inteiro, doença do enxerto contra o hospedeiro (DECH) crônica, tratamento imunossupressor à DECH, anemia de Fanconi e idade avançada.

Atenção odontológica ao paciente pediátrico com câncer

O tratamento antineoplásico não se destina exclusivamente ao tratamento da doença em si, mas também envolve o manejo das possíveis complicações advindas da terapia antineoplásica.

Nesse sentido, a atenção odontológica ao paciente pediátrico com câncer antes, durante e após o tratamento é essencial para o diagnóstico e o tratamento de alterações bucais que representem risco de infecção e possam comprometer o sucesso da terapia antineoplásica, além de contribuir para a melhora da qualidade de vida do paciente. A presença do cirurgião-dentista na equipe multiprofissional é de fundamental importância na prevenção das complicações, realizando o exame físico extra e intrabucal sistematicamente, adequando os pacientes do ponto de vista odontológico, realizando intervenções odontológicas e atuando no controle dos efeitos colaterais bucais agudos da QT, da RDT em região de cabeça e pescoço e do TCTH. Esses efeitos podem levar à necessidade da interrupção temporária ou definitiva do tratamento, limitando-o e, dessa forma, impactando negativamente o controle da doença e a taxa de sobrevida. Além disso, Mattos (2017) demonstrou que menor adesão ao tratamento odontológico foi estatisticamente associada à maior prevalência de complicações orais secundária ao tratamento oncológico pediátrico.

Frequentemente, observa-se, na população pediátrica, o desenvolvimento de infecções oriundas da cavidade oral, relacionadas a focos ocasionados por cáries, pericoronarites e esfoliação dental. No caso de TCTH, em que os pacientes são submetidos à terapia mielossupressora, além dos efeitos agudos relacionados com agentes quimioterápicos utilizados para o condicionamento e a irradiação de corpo inteiro (quando prevista no protocolo de tratamento), observam-se

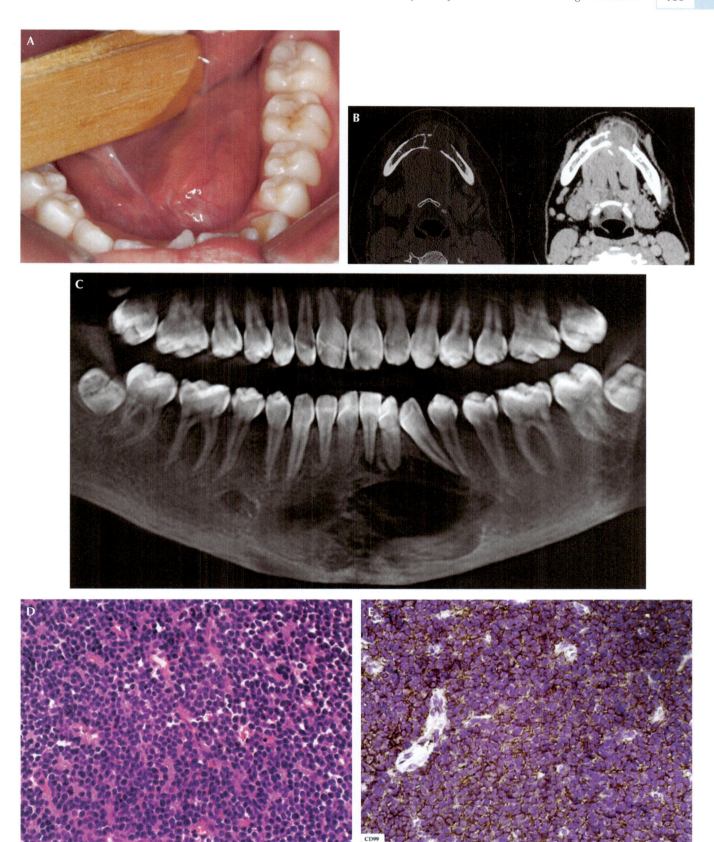

FIGURA 12.1 Paciente do sexo feminino, com 14 anos de idade, com aumento volumétrico em mandíbula, indolor, identificado pelo ortodontista que realizou avaliação para tratamento de mau posicionamento dos dentes anteriores da mandíbula. **A.** Aspecto inicial da lesão. **B** e **C.** Exames de imagem (radiografia panorâmica de mandíbula e tomografias computadorizadas de face). **D** a **F.** Lâmina identificando aspectos histológicos com imunofenótipos CD99 e Fli-1 (presente em 98% casos), compatíveis com sarcoma de Ewing. **G.** Aspecto intraoral 9 meses após tratamento oncológico.

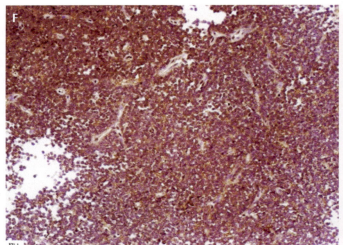
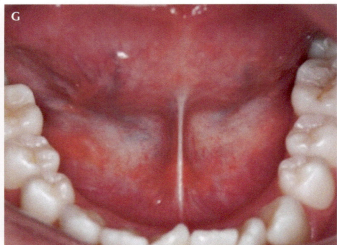

FIGURA 12.1 (*Continuação*)

modificações no perfil da saliva e na microbiota oral, e a possibilidade do desenvolvimento da DECH, que é considerada a principal causa de morbimortalidade pós-TCTH e pode se manifestar de forma aguda ou crônica, incluindo áreas da cavidade oral. As principais manifestações clínicas são áreas eritematosas com estrias hiperceratósicas, sendo mucosa jugal e língua os sítios mais frequentes. As glândulas salivares também podem ser acometidas, provocando redução do fluxo salivar e, por consequência, hipossalivação e xerostomia.

Essas alterações apresentam grande risco aos pacientes com imunossupressão sistêmica; portanto, frente ao cenário mencionado anteriormente e às potenciais complicações da terapia antineoplásica, a atuação da Odontologia busca assegurar melhor forma de tratar o paciente oncológico, minimizando os riscos de infecções e sangramentos provenientes da cavidade oral.

Nesse sentido, abordaremos a seguir estratégias de atenção odontológica em pacientes oncológicos pediátricos em três momentos diferentes, tomando por parâmetro as fases da terapia antineoplásica.

Cuidados odontológicos antes do tratamento antineoplásico

Em Oncologia Pediátrica, a QT é um recurso terapêutico amplamente utilizado, isoladamente ou associado a cirurgia ou RDT. A QT atua sobre células com alto índice de renovação, buscando células tumorais malignas; contudo, por esse mecanismo pouco específico, acaba causando leucopenia, anemia e plaquetopenia. Devido ao mesmo princípio, a maioria absoluta dos protocolos de QT também prejudica a renovação da mucosa oral, alterando a integridade da mucosa – gerando mucosite oral (MO) –, da microbiota bucal, do fluxo e bioquímica salivar, bem como a manutenção epitelial. Como consequência, tecidos como cabelos, pele, mucosas e sistema hematopoético sofrem com a toxicidade dos agentes quimioterápicos. A boca torna-se, então, uma possível porta de entrada para infecções, levando à piora do estado geral do paciente e, muitas vezes interferindo de maneira negativa no tratamento oncológico, podendo inclusive inviabilizá-lo.

As complicações orais são notoriamente reconhecidas como efeitos adversos comuns durante a terapia do câncer na infância e as crianças são mais comumente afetadas do que os adultos. A ocorrência de complicações bucais em crianças é considerada três vezes mais frequente do que em adultos. Quanto mais jovem o paciente, maior parece ser a possibilidade de que a QT provoque efeitos secundários. Estima-se que, de todos os pacientes pediátricos submetidos a protocolos de QT, 40% desenvolvam efeitos colaterais bucais. Essa projeção pode ser de 90% quando se trata de crianças com menos de 12 anos de idade submetidas a protocolos de QT.

A RDT, quando administrada em protocolos curativos, tem a finalidade de eliminar células neoplásicas para controlar a neoplasia maligna. Quando utilizada em região de cabeça e pescoço, provoca alterações muito significativas nos tecidos moles e duros orais incluídos no campo de radiação. Dependendo da absorção pelos tecidos irradiados, da magnitude do campo de radiação e sobretudo da intensidade da RDT, a radiação ionizante também acaba por afetar células não malignas, aumentando as taxas de sobrevida dos pacientes à custa de grande morbidade do tratamento associada à toxicidade em tecidos não alvo, como pele, glândulas salivares maiores e menores, mucosa oral, ossos do complexo bucomaxilofacial e dentes.

Considerando-se a possibilidade de complicações relacionadas à cavidade oral, o planejamento do tratamento odontológico deve enfatizar a orientação e o treinamento em higiene bucal para cuidadores e pacientes, que devem ser orientados quanto às potenciais complicações orofaciais e à sua possibilidade de prevenção ou redução. O acúmulo de biofilme aumenta a gravidade das infecções em mucosas, pelo aumento da população bacteriana, predispondo a infecção secundária da MO, dor e bacteremia, potencialmente agravados por complicações sistêmicas como a leucopenia nos períodos de QT concomitante à RDT.

A adequação odontológica, direcionada para eliminar focos instalados ou em potencial de infecção, bem como para tratar fontes de traumatismos em tecidos moles orais (incluindo aparelhos ortodônticos, biofilme, cálculo, dentes ou restaurações fraturadas e dentes decíduos em fase de esfoliação), é basilar para evitar processos infecciosos locais com potencial de bacteremia, dor ou sangramentos durante o tratamento oncológico (Quadro 12.1).

Outro cuidado indispensável nesse contexto é a orientação sobre a dieta, devendo-se enfatizar a necessidade de controlar a ingestão de alimentos cariogênicos. Muitas crianças voltam a se alimentar por meio de mamadeiras, por inapetência, dificuldade de deglutir, ou até mesmo devido a "regressões emocionais". É necessário trabalhar em fina sintonia com a equipe de Nutrição, de forma que seja possível diminuir hábitos alimentares cariogênicos, respeitando-se as necessidades nutricionais do paciente.

Os exames radiográficos devem ser indicados de forma criteriosa, no sentido de restringir o máximo possível a exposição dos pacientes pediátricos à radiação. Caso haja necessidade, radiografias panorâmicas e periapicais podem ser indicadas.

Os procedimentos restauradores podem ser realizados com materiais como resina composta e cimento de ionômero de vidro (convencional ou modificado por resina). Este material libera flúor e existem evidências clínicas de que a sua presença aumenta o teor de flúor da saliva e diminui a colonização bacteriana na cavidade oral, promovendo maior proteção aos dentes.

A utilização dos selantes com flúor para fóssulas e fissuras está indicada para populações com alto risco de cáries. Nesse contexto, as alterações salivares provocadas pelo tratamento oncológico, a dificuldade de higienização e as alterações no paladar, muitas vezes associadas ao aumento do consumo de alimentos cariogênicos, justificam a adoção de programação de selamento oclusal em todos os dentes nesta população.

Quanto à aplicação tópica de flúor em consultório, a utilização do flúor gel neutro (2%) é uma boa opção pois, embora disponibilize menor quantidade de CaF_2 que os produtos com flúor fosfato acidulado (1,23%), não interfere nas restaurações. O flúor pode ser aplicado com auxílio de moldeiras descartáveis ou friccionando-o sobre os dentes com uma escova de dentes, desde que a criança tenha habilidade para eliminar o excesso. Outro material fluoretado e de aplicação tópica utilizado com frequência em Odontopediatria são os vernizes, na sua maioria com concentração de 22.600 ppm (5% de fluoreto de sódio). A aplicação deve se iniciar pelas faces proximais dos dentes selecionados, pincelando-as com uma fina camada de verniz. Para os pontos de contato, deve-se facilitar a penetração do verniz com o fio dental, não sendo necessária a secagem com ar do produto.

Cuidados odontológicos durante o tratamento antineoplásico

É pertinente salientar que nem sempre é possível realizar todo o tratamento na linha da adequação odontológica antes do início da terapia oncológica e a definição de prioridades deve sempre considerar a condição clínica do paciente, sem perder o foco da necessidade primordial de remover ou minimizar os impactos de potenciais focos de infecção e sangramento. Portanto, quando houver necessidade de realização de procedimentos odontológicos durante o curso do tratamento oncológico, eles devem ser cuidadosamente planejados e discutidos com o médico responsável pelo paciente, para que a atuação do dentista ocorra em momentos oportunos do tratamento, distanciando-se, com segurança, das fases de imunossupressão ou plaquetopenia inerentes aos protocolos de tratamento oncológico. É imprescindível que o dentista conheça o protocolo de tratamento médico ao qual o paciente será submetido, bem como os efeitos dos fármacos utilizados e a correta interpretação das condições hematológicas do paciente.

Além do tratamento odontológico propriamente dito, o cirurgião-dentista deve estar atento às alterações em tecidos moles, de origem infecciosa ou não, e à manutenção da integridade da mucosa oral. Para isso, a adequada hidratação com bochechos orais é parte importante dos cuidados durante o tratamento oncológico. As orientações quanto aos bochechos podem variar de acordo com as rotinas estabelecidas em cada instituição.

Deve-se manter o acompanhamento odontológico durante todo o tratamento antineoplásico, norteado pelas seguintes diretrizes:

- Realizar a escovação dentária com escova de cabeça pequena e de cerdas macias ou supermacias; no caso de o paciente não conseguir, utilizar gaze seca

---

QUADRO 12.1 Diretrizes da adequação odontológica antes do início do tratamento antineoplásico.

- Encaminhamento de todos os pacientes admitidos para tratamento antineoplásico para consulta inicial odontológica, quando serão realizados o exame clínico, as orientações iniciais e o planejamento. Caso o paciente seja admitido e internado na sequência, o primeiro contato com a equipe de Odontologia será realizado nos ambientes de internação
- Avaliação no "momento zero": estimar a prioridade da adequação de cavidade oral com base no protocolo de tratamento antineoplásico que será utilizado
- Adequação do meio bucal, com eliminação de fontes potenciais de infecção, incluindo biofilme, cálculo, dentes ou restaurações fraturados e dentes decíduos em fase de esfoliação. Realizar procedimentos restauradores adesivos, aplicação de selantes e de flúor tópico
- Remoção dos aparelhos ortodônticos antes do início do tratamento oncológico: caso haja instabilidade clínica que não permita a remoção logo após a admissão, são realizados acompanhamento diário e discussão com a equipe médica para identificar o momento de menor risco para o paciente. Em caso de plaquetopenia acentuada, a remoção é realizada logo após o recebimento de transfusão de plaquetas para otimizar o momento do procedimento. Se for necessário, a remoção do aparelho ortodôntico poderá ser feita nas unidades de enfermaria ou UTI
- Casos com indicação de exodontias devem ser abordados antes da colocação de cateter venoso central, para diminuir a chance de contaminação
- Deve-se remover potenciais focos infecciosos antes da colocação de endopróteses, no caso de tumores do sistema musculoesquelético
- Realizar todo preparo bucal antes da realização de RDT em região de cabeça e pescoço; orientar o paciente/cuidador quanto a cuidados orais durante a RDT e possíveis toxicidades crônicas
- Realizar todo preparo bucal antes da realização do transplante de células-tronco hematopoéticas, erradicando qualquer infecção bucal presente ou potencial foco infeccioso; orientar o paciente/cuidador quanto aos efeitos colaterais bucais e quanto aos cuidados orais durante o transplante

- Usar creme dental com flúor, respeitando-se as quantidades indicadas de acordo com a idade do paciente, preferencialmente com cremes não acidulados para diminuir o risco de irritação da mucosa oral
- Manter os lábios hidratados com produtos umectantes, de preferência à base de lanolina ou ácidos graxos essenciais
- Quando necessário, usar saliva artificial para hidratação das mucosas
- Realizar bochechos, com indicação de acordo com o esquema terapêutico: soro fisiológico 0,9%, soluções com complexo enzimático salivar, agentes anestésicos tópicos ou soluções antimicrobianas
- Programação de aplicação do *laser* de baixa intensidade para prevenção ou tratamento de mucosite oral.

O Quadro 12.2 reúne recomendações sobre o atendimento odontológico considerando-se alguns parâmetros hematológicos do paciente em tratamento antineoplásico. Essas recomendações podem sofrer pequenos ajustes de acordo com o tipo de procedimento e a estrutura de atendimento disponibilizada ao paciente (hospitalar ou não).

Cuidados odontológicos após o tratamento antineoplásico

Após o término do tratamento antineoplásico, é importante que o paciente continue sob os cuidados odontológicos. As consultas odontológicas regulares permitem o controle da higiene oral e a identificação de alterações tanto em dentes quanto em outras estruturas orofaciais. Além disso, a inspeção cuidadosa da cavidade oral e das estruturas adjacentes pode permitir o diagnóstico precoce de recidivas ou segundas neoplasias.

O seguimento odontológico após o término do tratamento antineoplásico em pacientes pediátricos deve incluir:

- Avaliação bucal periódica para reforço das orientações de higiene oral, eliminação do biofilme e aplicação tópica de flúor gel
- Indicação da utilização de bochechos diários com solução fluoretada contendo 0,05% de fluoreto de sódio, para pacientes com alto risco de cárie. As aplicações de gel de fluoreto de sódio a 2% e de verniz podem ser consideradas também
- Inspeção cuidadosa de todas as estruturas orofaciais, para a identificação dos efeitos tardios associados ao tratamento oncológico, lesões potencialmente malignas ou neoplásicas
- Orientação quanto à exposição aos fatores carcinogênicos ambientais
- Indicação de exames radiográficos, se necessário, para identificação de alterações em elementos dentários, como agenesia ou malformação radicular
- Realização de encaminhamento e promoção da interface com o profissional externo que conduzirá o tratamento odontológico após o término da terapia oncológica.

Em síntese, podemos descrever os objetivos da atuação odontológica junto a esta população em tópicos:

1. Minimizar os riscos de complicações no tratamento oncológico na criança e no adolescente

QUADRO 12.2 Recomendações relacionadas ao atendimento odontológico, de acordo com parâmetros hematológicos do paciente em tratamento antineoplásico.

STATUS HEMATOLÓGICO	RECOMENDAÇÕES
Paciente com cateter para acesso venoso (p. ex., Hickman)	Seguir recomendação para profilaxia antibiótica da American Heart Association (baixo risco). Não existe evidência científica clara detalhando o risco nesta população. Recomendação empírica
Contagem absoluta de neutrófilos (CAN)	
>2.000/mm³	Sem necessidade de profilaxia antibiótica
1.000 a 2.000/mm³	Julgamento clínico baseado na condição do paciente e nos procedimentos planejados. Alguns autores sugerem que a cobertura antibiótica deve ser instituída com CAN entre 1.000 e 2.000/mm³. Em presença ou suspeita de infecção, pode ser indicada terapia antibiótica mais agressiva, discutida com a equipe médica
<1.000/mm³	Adiar o atendimento odontológico eletivo. Em caso de urgência, deve-se discutir a cobertura antibiótica com a equipe médica antes de efetuar o procedimento. O paciente necessitará de internação hospitalar para o manejo odontológico
Contagem de plaquetas	
>75.000/mm³	Sem necessidade de suporte adicional
40.000 a 75.000/mm³	Transfusão de plaquetas deve ser considerada pré e 24 h após o procedimento. Procedimentos locais para conter sangramentos prolongados incluem sutura, agentes hemostáticos, pressão local e/ou gel/esponjas
<40.000/mm³	Adiar o atendimento odontológico eletivo. Em caso de emergência, discutir medidas de suporte (transfusão de plaquetas, controle do sangramento, admissão hospitalar e cuidados) com o médico do paciente, antes do procedimento. Adicionalmente, procedimentos localizados (p. ex., colágeno microfibrilar, trombina tópica) e medicações recomendadas pelos médicos hematologistas/oncologistas (p. ex., ácido aminocaproico, ácido tranexâmico) podem auxiliar no controle do sangramento.

Obs.: Outros testes de coagulação podem ser solicitados, considerando-se as características individuais de cada paciente.

2. Diagnosticar, tratar e prevenir doenças orais, secundárias ou não ao tratamento oncológico, a partir da admissão ao serviço
3. Realizar atendimento nos momentos oportunos, oferecendo segurança e ampla cobertura
4. Diminuir a intensidade dos efeitos tardios causados pelo tratamento oncológico
5. Identificar precocemente recidivas ou segundas neoplasias que acometam as estruturas orofaciais.

Além dos pacientes em tratamento ou daqueles que já se encontram fora de terapia, o cirurgião-dentista deve oferecer as melhores condições bucais aos pacientes fora de possibilidades terapêuticas. Mesmo que, muitas vezes, não seja possível realizar o tratamento odontológico convencional, é importante que a criança e sua família sintam que todos os esforços continuam sendo realizados para que esse paciente tenha melhor qualidade de vida.

No caso de pacientes oncológicos, os sintomas podem ser específicos para o processo da doença, os efeitos da medicação ou fazer parte da deterioração geral do indivíduo com a proximidade da morte. Em alguns momentos do tratamento, nas recidivas ou frente à progressão da doença, os pacientes podem estar mais predispostos a infecções e alterações patológicas na cavidade oral. Os sinais e sintomas orais mais frequentes são dor, sangramento, trismo, úlceras, infecções oportunistas, disfagia, hipossalivação, xerostomia, halitose e saburra lingual.

As secreções em pacientes com traqueostomia também comprometem a comunicação verbal, causam disfunção oral e acentuam o sofrimento. Além disso, a manutenção da higiene oral pode causar imensa dor e desconforto, e deve ser realizada com delicadeza para minimizar as complicações orais, de modo a manter a saúde oral, reduzir a irritação e o dano tecidual, diminuir o risco de infecções bucais e sistêmicas e promover mais conforto.

É necessário que se avalie a capacidade que o paciente, ou o cuidador, possui para promover o cuidado, a fim de se desenvolverem alternativas para melhorar a higiene oral, incluindo indicações específicas de escova dental, pastas e colutórios. Cabe ao dentista, inserido na equipe multiprofissional, trabalhar em conjunto com outros membros, tendo como foco do cuidado oferecer aos pacientes e seus entes queridos a melhor qualidade possível de vida, a despeito do estágio de uma doença, ou da necessidade de outros tratamentos.

Complicações bucais agudas do tratamento oncológico em crianças

Mucosite oral

Um efeito colateral da QT ou da RDT em região de cabeça e pescoço é a MO, que se caracteriza por inflamação e ulceração da mucosa oral. Estudos apontam que a MO é mais prevalente em crianças e adolescentes do que em adultos, com uma incidência de cerca de 40 a 50% de pacientes pediátricos e adolescentes que recebem QT de dose padrão e mais de 60% dos pacientes que receberam QT mieloablativa de condicionamento antes do TCTH.

Clinicamente, a MO pode se apresentar inicialmente como uma superfície atrófica, eritematosa ou não, que pode evoluir para quadros ulcerativos. A dor intensa é uma das assinaturas clínicas da MO, o que pode levar a disfagia, má nutrição, impedimento da higienização correta da cavidade oral e aumento do risco de bacteremia. A MO é notoriamente reconhecida por, quando não tratada, ter potencial para interromper o tratamento oncológico e gerar impacto negativo na sobrevida dos pacientes, aumentando os custos globais do tratamento médico, tendo em vista a demanda por protocolos de analgesia baseados em opioides intravenosos, dieta especial por via enteral e grande prejuízo à qualidade de vida dos pacientes afetados.

Fatores extrínsecos, como o tipo de agente quimioterápico, a dose de radiação e o esquema terapêutico, aumentam o risco de desenvolvimento da MO. Do mesmo modo, variáveis intrínsecas relacionadas ao paciente, incluindo sexo, idade, estado nutricional, parâmetros hematológicos, microbiota oral, função salivar e hábitos de higiene oral podem aumentar tanto a prevalência quanto a intensidade da MO durante a terapia antineoplásica.

No caso da MO induzida pela QT, o surgimento das lesões de mucosite ocorre, em média, no período de 3 a 10 dias após a administração do fármaco quimioterápico. Sua resolução geralmente ocorre entre 7 e 14 dias após a conclusão do tratamento oncológico.

As lesões de mucosite oral podem ocorrer em várias regiões da cavidade oral. A mucosa não queratinizada é mais vulnerável à estomatotoxicidade, particularmente mucosa jugal, palato mole, superfícies ventral e borda lateral da língua, assoalho de boca e lábios. Outras regiões como gengiva, dorso lingual e palato duro são menos afetadas, provavelmente devido ao seu menor índice de renovação celular. Os sintomas iniciais geralmente são sensação de queimação, boca seca e formigamento nos lábios. Clinicamente, a MO pode manifestar-se como área eritematosa, descamação da mucosa, ulceração, sangramento ou exsudato (Figura 12.2).

A patogenia da MO relacionada à QT está atrelada aos efeitos citotóxicos diretos ou indiretos dos agentes quimioterápicos sobre a mucosa oral, devendo-se considerar a ação adicional dos microrganismos exacerbando as lesões, principalmente quando se leva em consideração a grande variedade de microrganismos presentes na cavidade oral. A ação dos agentes quimioterápicos tende a levar a ruptura das barreiras mucosas e exposição do tecido conjuntivo, funcionando assim como uma porta de entrada às infecções oportunistas. Fármacos antineoplásicos como bleomicina, cisplatina, citarabina, ciclofosfamida, bussulfano, 5-fluoruracila (5-FU), doxorrubicina e metotrexato (MTX) estão frequentemente associados a quadros de MO. É importante ressaltar que os metabólitos do MTX e do etoposídeo podem ser excretados pelas glândulas salivares, provocando o aumento do risco da estomatotoxicidade direta. Adicionalmente, o risco de desenvolver a MO eleva-se com o aumento do número de ciclos de QT e ciclos múltiplos podem ter um efeito cumulativo em pacientes com antecedentes de MO.

Pacientes que recebem RDT em região de cabeça e pescoço apresentam risco elevado de desenvolver MO, que também é decorrente de efeitos citotóxicos diretos e indiretos à mucosa oral. Os tecidos orofaciais que podem ser comprometidos pela RDT de cabeça e pescoço incluem glândulas salivares, papilas gustativas, mucosas, ossos e dentes, articulação temporomandibular (ATM) e musculatura

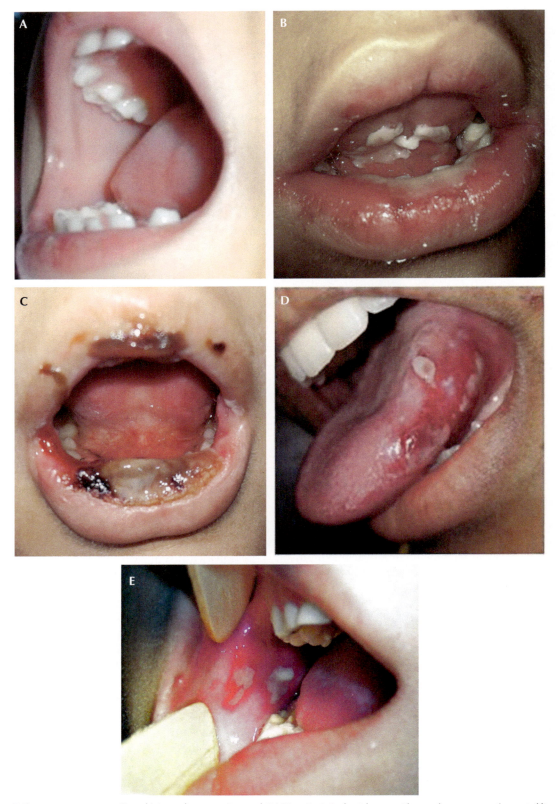

FIGURA 12.2 Diferentes apresentações clínicas de mucosite oral (MO) quimioinduzida, manifestando-se como área atrófica e friável (**A**) ou áreas ulcerativas (**B**, **C**, **D**, **E**). A patogênese da MO é considerada complexa e pode ser didaticamente dividida em cinco fases: iniciação, regulação, sinalização/amplificação, ulceração e reparo. Em suma, a MO é resultante principalmente do efeito inibitório direto dos agentes antineoplásicos sobre a proliferação das células da mucosa, que acabam por limitar a capacidade de renovação da camada basal do epitélio, culminando em atrofia da mucosa oral, diminuição acentuada da produção de colágeno e, finalmente, ulceração. A liberação de substâncias no tecido conjuntivo que exacerbam a resposta inflamatória soma-se às alterações epiteliais, completando a patogênese da MO.

relacionada. Diferentemente da QT, o dano da radiação é sítio-específico, ou seja, a toxicidade é contabilizada em volumes de tecido irradiado. O grau do dano depende dos fatores relacionados ao regime de tratamento, incluindo a dose total de radiação administrada, a amplitude do campo de radiação e o esquema de fracionamento de dose. Desse modo, a MO induzida pela RDT tem início logo após os primeiros dias de RDT em cabeça e pescoço, sobretudo nos esquemas que envolvam campos de radiação bucais, e pode se manter até 2 a 4 semanas após a conclusão do tratamento radioterápico (Figura 12.3). Além disso, alguns quimioterápicos administrados concomitantemente à RDT (ver fármacos citados anteriormente) aumentam significativamente o risco de desenvolver MO.

A ação dos agentes citotóxicos leva a quebra das barreiras mucosas e mielossupressão associada, comprometendo a capacidade do paciente de resistir à entrada de patógenos como vírus, bactérias e fungos, aumentando o risco de disseminação das infecções. Na tentativa de minimizar estes efeitos, as propostas de tratamento encontradas na literatura variam desde o uso de soluções para bochechos orais até a utilização de fatores de crescimento hematopoéticos.

Apesar da alta incidência de MO em pacientes submetidos ao tratamento antineoplásico, ainda não existem medidas que efetivamente impeçam sua instalação. Várias substâncias têm sido testadas, na maioria das vezes com pouca efetividade. A fotobiomodulação (FBM) com *laser* de baixa potência tem se apresentado como um bom método coadjuvante no manejo da MO, embora ainda existam poucos estudos em Pediatria sobre o assunto, especialmente ensaios clínicos randomizados, e não haja uma proposta amplamente aceita acerca dos parâmetros ideais. A FBM reduz a incidência, a intensidade e a dor associada à MO. No entanto, há um consenso de que, quanto melhor a condição oral, menor será a intensidade da MO, e isso justifica a atuação odontológica desde o início do tratamento.

Aspectos relativos à prevenção e ao tratamento da MO e aos parâmetros técnicos de uso da FBM subsidiados por diretrizes e revisões sistemáticas são apresentados no Capítulo 4, *Diagnóstico e Tratamento da Mucosite Oral*.

Neuropatia periférica

A neuropatia periférica é um tipo de neurotoxicidade associada à QT que causa desconforto e queixa de dor semelhante à pulpite, constante e em geral de início agudo. Ocorre pelo envolvimento dos nervos bucais, com maior incidência nos molares inferiores. No exame radiográfico podemos observar o espessamento do ligamento periodontal em dentes com polpa viva. Pode ocorrer após QT baseada na administração de alcaloides de vinca, etoposídeo ou cisplatina, que são agentes quimioterápicos utilizados em grande parte dos protocolos de tratamento de neoplasias malignas em Pediatria como sarcoma de Ewing, leucemia mieloide aguda, leucemia linfoide aguda, meduloblastoma, rabdomiossarcoma e tumor de Wilms. Os sintomas apresentam-se como parestesia, disfunção motora ou dor aguda no maxilar inferior. Depois que a neurotoxicidade é adequadamente diagnosticada, o manejo inclui suporte de dor e aconselhamento ao paciente, com orientação de consumo de líquidos e boa hidratação. A maioria dos sintomas é reversível quando o fármaco é descontinuado e até o momento não existem estratégias de prevenção consideradas eficientes. A aplicação tópica de fluoretos ou creme dental dessensibilizante pode melhorar o desconforto.

Sangramento da mucosa oral

Outra complicação oral intrinsecamente ligada à QT é o sangramento espontâneo da mucosa oral, principalmente nos períodos de plaquetopenia (Figura 12.4). Essa situação pode implicar tendência para o surgimento de sangramento gengival espontâneo ou hemorragia pós-operatória. Vale ressaltar que o sangramento gengival é um achado mais frequente em pacientes com leucemias e, nesse caso, pode ser causado pela própria doença hematológica. Em todas essas situações, o sangramento gengival pode ser agravado pelo acúmulo de biofilme bacteriano.

Na fase de esfoliação dentária dos pacientes pediátricos, a hemorragia pode ocorrer com frequência. É necessário que, se possível, esses dentes sejam extraídos antes da terapia e, aproximadamente, 10 dias antes da neutropenia. Opérculos relacionados a dentes em erupção devem ser

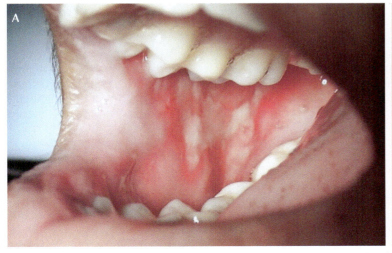
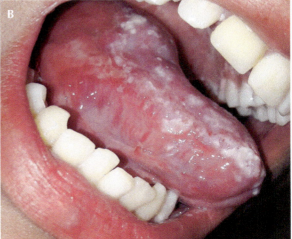

FIGURA 12.3 Diferentes apresentações clínicas de mucosite oral radioinduzida, manifestando-se como úlceras em mucosa jugal (A) e em língua (B).

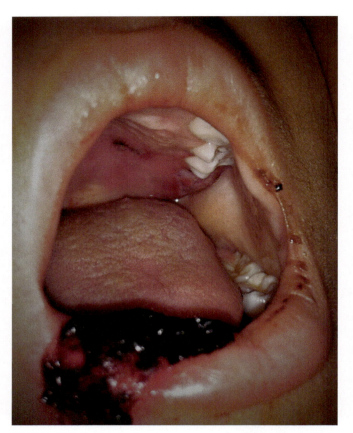

FIGURA 12.4 Sangramento em mucosa oral e labial em paciente portador de leucemia linfoide aguda.

Infecções bucais

Classificadas como estomatotoxicidade indireta, as infecções bucais podem ser decorrentes da supressão da medula óssea pela QT, que leva a modificações quantitativas e qualitativas na microbiota bucal. Ocorrem em mais de 70% dos pacientes com imunossupressão que normalmente não apresentam os sinais clássicos de infecção, dificultando o diagnóstico. Sinais usuais como o pus e abscessos dependem da presença de neutrófilos, que estão com contagem diminuída no paciente neutropênico. Assim, as únicas indicações confiáveis de infecção poderão ser febre e dor. Além disso, estando comprometida a função protetora exercida pelo epitélio (nos casos de MO), e havendo dificuldade na alimentação e na ingestão de líquidos consequentes à MO e à hipossalivação, ocorre aumento do risco de infecções oportunistas, de origem bacteriana, fúngica ou viral. Nestes pacientes, esse tipo de infecção pode ser potencialmente fatal, pois uma infecção odontogênica pode ser foco de disseminação sistêmica.

Nem sempre é possível atuar preventivamente em relação ao desenvolvimento de processos infecciosos na cavidade oral, visto que a imunossupressão predispõe a esses quadros. No entanto, especificamente em relação às infecções oriundas de processos odontogênicos, é possível intervir no sentido de minimizá-las (consulte parágrafos anteriores acerca da adequação odontológica em pacientes pediátricos com câncer). O tratamento odontológico antes do início da terapia e nos momentos em que as condições clínicas/hematológicas permitirem tem potencial para reduzir a chance de complicações infecciosas locais e sistêmicas, principalmente as de origem bacteriana.

Infecção bacteriana

As infecções bacterianas podem causar grande morbidade aos pacientes com doenças oncológicas submetidos ao tratamento antineoplásico. Infecções sistêmicas são a maior causa de mortalidade em pacientes neutropênicos e, em alguns casos, focos de infecção da cavidade oral são início de disseminação hematogênica de bactérias patogênicas. A microbiota oral apresenta-se de maneira variada e inclui bactérias gram-positivas, gram-negativas e anaeróbias. Esses microrganismos frequentemente estão relacionados a infecções que se manifestam quando há o desequilíbrio entre o hospedeiro e o microrganismo.

Lesões orais também podem ser colonizadas por bacilos gram-negativos, favorecendo o desenvolvimento de bacteremia. Os *Streptococci* alfa-hemolíticos também podem ter disseminação sanguínea, por meio da ruptura de membrana mucosa em pacientes com MO. Além das lesões ulcerativas propriamente ditas, esses grupos bacterianos podem envolver dentes, gengiva e outros sítios da mucosa e, embora as infecções bacterianas possam envolver qualquer superfície da mucosa oral, a gengiva é o local afetado com maior frequência (Figura 12.5).

Revisão sobre o assunto (Napeñas et al., 2007a) examinou o papel da microbiota oral no desenvolvimento da MO secundária à QT, realçando que a incidência e a intensidade das inflamações orais estão parcialmente relacionadas a mudanças na microbiota oral. Em estudo posterior, Napeñas *et al.* (2010) avaliaram a microbiota oral antes e após a QT,

removidos ou monitorados, evitando-se, assim, que se tornem futuras áreas de infecção. Aparelhos ortodônticos devem ser desinstalados, a fim de que se evitem lesões traumáticas na mucosa oral e a capacidade de rigorosa higienização oral seja preservada, diminuindo a possibilidade de sangramento gengival.

Para o cirurgião-dentista, além de interferir no planejamento do tratamento odontológico, a trombocitopenia associada à QT tem significado clínico importante pelo risco de sangramento gengival espontâneo, hemorragia pós-operatória, lesão traumática ou associada à má higiene oral. Mesmo frente ao risco de sangramento, a higiene bucal deve ser realizada, visto que o acúmulo de biofilme pode causar gengivite e, consequentemente, aumentar o sangramento gengival, infecção oral e bacteremia. Nos casos em que as contagens de neutrófilos e plaquetas estejam baixas (neutrófilos < 500/mm^3 e contagem de plaquetas < 20.000/mm^3), o método de higiene oral pode ser alterado pela equipe de Odontologia. Nesse sentido, é importante que o profissional faça orientações ao paciente quanto à higiene bucal, recomendando para tal o uso de escovas com cerdas macias para prevenção do acúmulo de biofilme. Nas crianças, a higiene bucal deve ser supervisionada pelos pais ou responsáveis para que seja efetiva e atraumática. Em caso de sangramentos, terapias tópicas como compressão da área sangrante com gelo e agentes hemostáticos tópicos são considerados como primeira escolha no tratamento. Caso o sangramento não seja contido, pode ser indicada transfusão de plaquetas, a critério médico.

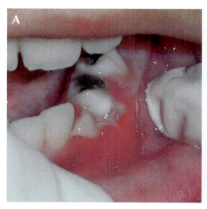
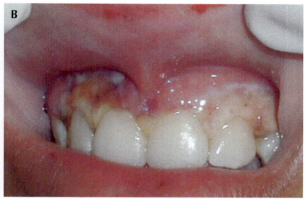

FIGURA 12.5 Diferentes apresentações clínicas de infecções de origem bacteriana em cavidade oral evidenciando **(A)** gengiva hiperemiada e edemaciada na região do primeiro molar decíduo em fase de esfoliação e **(B)** margem gengival de incisivos e caninos superiores com áreas de necrose.

observando a presença de espécies no segundo momento de avaliação que não se encontravam presentes previamente à QT. Esses resultados sugerem a existência de um perfil bacteriano na cavidade oral mais complexo em pacientes fazendo uso de agentes quimioterápicos.

A colonização bacteriana da cavidade oral predispõe a infecções no período relativo à erupção dentária. Molares parcialmente irrompidos podem tornar-se uma fonte de infecção por causa do acúmulo de restos alimentares, e a remoção deficiente do biofilme bacteriano sob o opérculo torna-se um risco iminente ao desenvolvimento de pericoronarite. Neste caso, além das orientações para realização de higiene mais cuidadosa do local, o tecido gengival sobrejacente pode ser excisado, caso se constitua em uma potencial fonte de infecção e se o estado hematológico do paciente permitir.

Infecção fúngica

Os fungos nativos da cavidade oral são frequentemente relacionados a infecções em pacientes com doenças oncológicas. Nesse contexto, o gênero *Candida* representa um dos tipos de leveduras de maior importância no desenvolvimento de infecções hospitalares em pacientes neutropênicos.

Vários tipos de lesões da mucosa oral podem ser causados por colonização e infecção por espécies de *Candida*, incluindo candidose pseudomembranosa, candidose hiperplásica crônica, candidose eritematosa e queilite angular, oferecendo grande risco de disseminação sistêmica ao paciente. No entanto, é importante considerar que, em pacientes imunossuprimidos, essas lesões podem manifestar-se de forma atípica e o diagnóstico precoce da lesão é essencial para o estabelecimento do tratamento adequado. Outros fungos como o *Aspergillus*, o *Histoplasma* e os blastomicetos podem causar infecções orgânicas graves nos pacientes oncológicos, mas estes raramente são responsáveis por alterações na mucosa oral.

Os pacientes na faixa etária pediátrica, quando submetidos ao tratamento oncológico, apresentam maior risco para o desenvolvimento de infecções fúngicas orais, devido a imunossupressão, hipossalivação, má higiene bucal e má nutrição. Em crianças, a candidose ocorre com maior frequência em mucosa bucal, língua, gengiva e faringe (Figura 12.6).

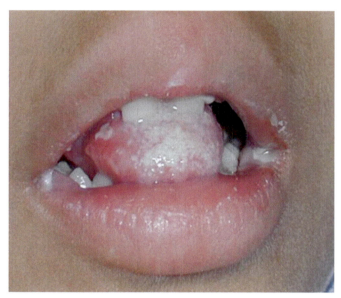

FIGURA 12.6 Infecção de origem fúngica em cavidade oral evidenciando áreas esbranquiçadas, semelhantes a placas pastosas, em língua e comissuras labiais.

Infecção viral

Dentre os agentes virais relacionados a infecções em pacientes com doenças oncológicas, destaca-se o herpes-vírus simples (HSV). Nos pacientes submetidos à QT, é o agente viral encontrado com maior frequência nas lesões da mucosa oral. Após a infecção primária, o HSV estabelece latência vitalícia nos gânglios neurais sensoriais com reativações periódicas, principalmente nos períodos de imunossupressão. A reativação do HSV em pacientes oncológicos pode se manifestar com apresentação clínica atípica, que pode acarretar dificuldades de diagnóstico. A infecção por este vírus geralmente se inicia com edema e eritema local que precedem a formação de vesículas na cavidade oral ou perioral, as quais se rompem, formando úlceras dolorosas (Figura 12.7). Localmente, ocorre a inibição da replicação celular combinada com a citólise, que resulta da degradação da mucosa. Essa degradação favorece a colonização secundária por bactérias patógenas e, primariamente, a reativação do HSV.

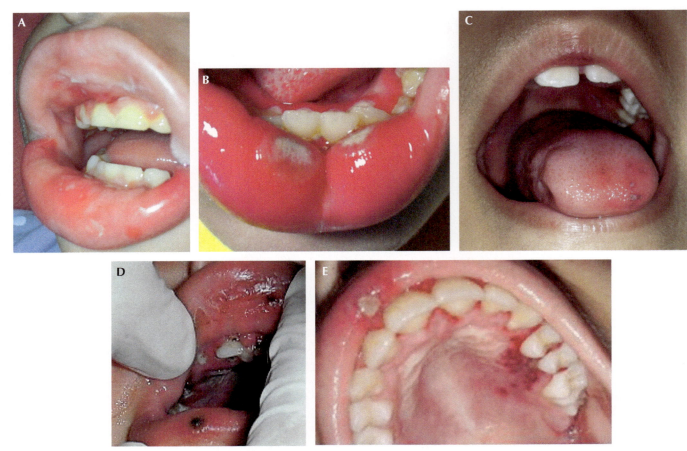

FIGURA 12.7 Diferentes apresentações clínicas de infecções de origem viral em cavidade oral evidenciando lesões ulceradas em mucosa labial (**A**, **B**), dorso de língua (**C**) e mucosa palatina (**D**, **E**).

Frequentemente, a distinção clínica entre MO e infecção por HSV pode se tornar difícil em pacientes imunossuprimidos, podendo ocorrer a presença simultânea dessas duas condições. Dados sobre a prevalência do HSV na MO em crianças sob tratamento oncológico ainda são limitados; no entanto, estudos descreveram a relação entre esse tipo viral e a ocorrência de MO, sendo que a presença do HSV geralmente é associada ao aumento da gravidade da MO.

Outros vírus podem ser identificados em células da mucosa oral de pacientes imunossuprimidos e, dentre eles, o citomegalovírus (CMV). Loid et al. (1994) observaram a presença do CMV em pacientes que receberam o TCTH e identificaram sua associação com o desenvolvimento de cinco lesões em sete destes pacientes. As lesões ocorreram em região de língua, com aspecto clínico semelhante ao daquelas associadas à MO.

Os vírus varicela-zóster e Epstein-Barr também podem ser identificados na mucosa oral de pacientes oncológicos submetidos a tratamentos que geram imunossupressão transitória; contudo, existe carência de estudos que identifiquem o papel patogênico desses vírus nas lesões orais de pacientes pediátricos no contexto oncológico.

Dentre os pacientes imunocomprometidos, sabe-se que dois grupos de viroses, relacionadas ao HSV e ao Coxsackie, são responsáveis pela maioria das infecções por vírus nesta região, manifestando-se clinicamente como úlceras na mucosa.

Trismo

Esse quadro clínico complexo e de natureza multifatorial se caracteriza por restrição na abertura bucal. O trismo pode ser decorrente da progressão da doença ou ser uma sequela do tratamento oncológico. Em outras palavras, o trismo se desenvolve em pacientes pediátricos com tumores malignos na região de cabeça e pescoço quando acontece invasão ou infiltração dos músculos mastigatórios ou ATM por parte dos tumores malignos. Alternativamente, o trismo se desenvolve por causa da fibrose ou do edema resultante da RDT em cabeça e pescoço que afeta os músculos da mastigação ou ATM. Finalmente, entende-se que o trismo também pode ser consequência de sequelas cirúrgicas de procedimentos de ressecção de tumores que envolvam as topografias anatômicas dos músculos da mastigação ou da ATM.

Embora existam poucos estudos sobre o tema, a RDT por intensidade modulada (IMRT; do inglês, *intensity-modulated radiation therapy*), pode estar associada a menor prevalência de trismo, tendo potencial para prevenir casos de trismo induzido pela RDT em pacientes pediátricos com câncer. Os autores deste capítulo consideram, ainda, que algumas intervenções terapêuticas parecem demonstrar eficácia na diminuição da intensidade do trismo, como a toxina botulínica. A atuação multiprofissional, incluindo a Fisioterapia e a Fonoaudiologia, é imprescindível no manejo e na tentativa de redução de danos associados a essa condição.

Hipossalivação

A hipossalivação, definida como diminuição do fluxo salivar, pode se desenvolver como consequência natural da senilidade ou como complicação de tratamento médico. Neste contexto, a hipossalivação é notoriamente reconhecida por se desenvolver após QT ou RDT.

Os sintomas mais comuns da hipossalivação são a xerostomia, o desconforto oral, a alteração do paladar e a dificuldades na deglutição, alimentação e fonação. A RDT danifica as glândulas salivares diretamente por meio da radiação ionizante que acaba por afetar tecidos saudáveis (ácinos e ductos salivares) não alvo da terapia durante a irradiação dos alvos tumorais e zonas de drenagem, provocando alterações glandulares como atrofia, degeneração e substituição por tecido fibroso, reduzindo a capacidade de produção salivar. Essas alterações também podem ser decorrentes do dano radiogênico aos vasos sanguíneos e nervos das glândulas salivares, o qual afeta indiretamente a produção e a secreção de saliva.

Quando as glândulas salivares são afetadas diretamente pela radiação, o fluxo salivar pode diminuir em até 90%; contudo, entende-se que a gravidade e a duração do comprometimento do fluxo salivar pós-RDT são muito variáveis. Embora a recuperação do fluxo salivar possa ocorrer gradualmente em alguns meses após a RDT, a maior parte dos pacientes submetidos a RDT por meio de campos de radiação que incluem as parótidas e lançam mão de doses elevadas de radiação (> 50 Gy) acaba por desenvolver hipossalivação permanente. Nesses casos, a saliva residual torna-se viscosa, com menor poder de lubrificação e proteção da mucosa oral e dos dentes (Figura 12.8).

Em termos de prevenção da hipossalivação no contexto oncológico pediátrico, acredita-se que uma das principais estratégias seja o uso de plataformas de RDT baseadas em IMRT que possuem habilidade de concentrar doses maiores de radiação no alvo tumoral com minimização de dose nos tecidos normais adjacentes ao tumor, como as glândulas salivares maiores.

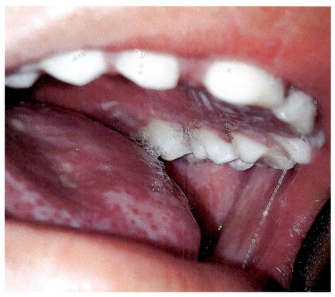

FIGURA 12.8 Aspecto clínico da diminuição do fluxo salivar em paciente pediátrico submetido à RDT em região de cabeça e pescoço, com a saliva apresentando-se com diminuição da fluidez.

A hipossalivação potencializa a perda do paladar e do apetite, aumentando o risco de distúrbios como náuseas, vômitos e dor. Esses fatores, em conjunto, predispõem os pacientes a adotarem hábitos alimentares mais cariogênicos. Com isso, o quadro de hipofunção ou perda permanente do fluxo salivar pode resultar em uma rápida progressão de cárie, doença periodontal, candidose, disgeusia e deficiência nutricional (ver Capítulo 6, *Impacto da Radioterapia sobre os Dentes de Pacientes Oncológicos*).

Paliativamente, o fluxo salivar residual pode ser estimulado por meio de gomas de mascar sem açúcar, para adolescentes e crianças, cujas idade e coordenação motora permitam. Poderão também ser usados substitutos de saliva e sialagagos com potencial para aliviar temporariamente o desconforto associado à hipossalivação. Finalmente, o consumo frequente de água auxilia na hidratação da mucosa, no controle da xerostomia e da hipersensibilidade bucal, bem como na prevenção de complicações secundárias da hipossalivação como as cáries.

O acompanhamento odontológico dos pacientes pediátricos que desenvolveram hipossalivação é de suma importância para que se minimize o risco de desenvolvimento de cáries, sobretudo, para que se minimize o impacto negativo da hipossalivação na qualidade de vida dos pacientes.

Outro grupo potencial de efeitos tardios são as alterações no paladar, que ocorrem como resultado direto da radiação nas papilas gustativas da língua. Os pacientes podem desenvolver alterações na percepção do sabor (disgeusia), perda parcial (hipogeusia) ou perda completa (ageusia) do paladar, dificultando a mastigação e a deglutição. A redução do fluxo salivar diminui a umidificação dos alimentos, enquanto a irritação da mucosa faz com que a mastigação seja dolorosa. Essas alterações podem levar a aversão alimentar, redução da ingestão de alimentos e déficits nutricionais, resultando em perda de peso e, em casos graves, desnutrição, fraqueza, caquexia e suscetibilidade à infecção. Alterações no paladar são, geralmente, temporárias, retornando ao normal após alguns meses. Entretanto, se o tratamento afetar os quimiorreceptores na porção posterior da língua, a disgeusia pode durar meses ou anos.

Efeitos tardios do tratamento oncológico em crianças

As taxas de sobrevida em Oncologia Pediátrica aumentaram nas últimas décadas. Avanços em técnicas cirúrgicas, RDT, QT e cuidados de suporte são os principais responsáveis por este sucesso. No entanto, pacientes sobreviventes de câncer na infância e adolescência apresentam risco de desenvolver alterações dentárias como cáries, agenesia, raízes curtas, microdontia, hipoplasia e defeitos no esmalte.

As alterações dentárias decorrentes da QT, especialmente no caso de agentes alquilantes e na fase de odontogênese, promovem a paralisação do crescimento radicular em pré-molares, raízes conoides em molares, pré-molares ou caninos, microdontia, hipoplasia e hipocalcificação de esmalte (Figura 12.9).

No caso de reabilitação em pacientes pediátricos, a proposta de intervenção deve contemplar uma opção que respeite a fase de desenvolvimento em que o paciente se encontra. Em algumas ocasiões, o tratamento reabilitador definitivo não deve ser executado até que o crescimento facial se complete. A Figura 12.10 ilustra o caso clínico de uma paciente com alterações morfológicas em esmalte, as quais foram corrigidas com facetas diretas em resina composta. Após a finalização do crescimento das bases ósseas, laminados cerâmicos serão confeccionados, associados à gengivectomia para correção dos desníveis gengivais.

Caso o tratamento radioterápico seja realizado em crianças durante picos de crescimento (desde o nascimento até a puberdade), possivelmente, surgirão alterações – hipossalivação, alterações no paladar, disfagia, trismo, alterações no ligamento periodontal, cárie relacionada à radioterapia (CRR), osteorradionecrose, distrofias e atrofias em região de ATM, agenesia dental, alterações no desenvolvimento e formação radicular (incluindo o formato radicular em "V") – cuja magnitude estará diretamente relacionada com a dose de radiação e as topografias anatômicas irradiadas.

Os distúrbios no desenvolvimento dentário causados pela RDT podem ser classificados em:

- **Anormalidades de forma**: macrodontia, microdontia, taurodontismo
- **Anormalidades quantitativas**: agenesia
- **Anormalidades da erupção**: atraso na esfoliação de dentes decíduos e erupção tardia de dentes permanentes
- **Anormalidades estruturais**: hipomineralização do esmalte, opacidades brancas
- **Alterações na formação de raízes**: parada do desenvolvimento de raízes e desbaste de raízes, que têm uma forma de "V" reduzida e cuja morfologia predispõe ao maior risco de reabsorção após tratamento ortodôntico e fechamento apical prematuro causado pela formação de osteodentina nessa região. O formato em "V" das raízes e a perda de mais de 50% da altura do processo alveolar predizem a perda precoce dos dentes (Figura 12.11).

Além das alterações dentárias, a RDT pode provocar alterações no desenvolvimento craniofacial e, por conseguinte, na oclusão dentária (Figura 12.12).

Essas consequências da RDT podem aparecer meses ou mesmo anos após o término do tratamento e podem complicar os procedimentos ortodônticos. Pacientes que recebem a RDT em idades mais precoces apresentam consequências mais graves. Doses entre 1.000 e 3.000 cGy apresentam impacto sobre o crescimento ósseo e o desenvolvimento dentário. O desenvolvimento dos tecidos moles, tais como mucosa oral, tecido glandular e musculatura, é marcantemente afetado com doses de 4.000 cGy. De fato, a irradiação não só diminui a vascularização, mas também possui um efeito citotóxico direto nos condrócitos epifisários, centros de crescimentos cartilaginosos localizados nos côndilos mandibulares e na maxila. A redução de estatura observada em crianças irradiadas também pode ser explicada pelo início precoce da puberdade e pelo encurtamento do surto de crescimento acompanhante. Tais situações são decorrência das alterações endócrinas que podem ser desencadeadas pela RDT em pacientes pediátricos, tais como síndrome metabólica, obesidade, disfunção da tireoide, deficiência do hormônio do crescimento secundária à irradiação craniana e diminuição do crescimento do tronco, em pacientes que receberam irradiação espinal.

É oportuno mencionar que a RDT, quando direcionada à região de cabeça e pescoço, em pacientes oncológicos pediátricos também gera risco aumentado de osteorradionecrose e CRR, seguindo os mesmos mecanismos etiopatogênicos e de progressão descritos para pacientes adultos (consulte Capítulos 6 e 7 desta obra). Nesse contexto, com frequência, adultos sobreviventes de tumores malignos da infância demandam tratamento ortodôntico, o que torna oportuno mencionar que uso de forças ortodônticas mais leves, tempo de tratamento mais curto que o usual e técnicas mais simples podem minimizar os riscos de reabsorção radicular. Recomenda-se realizar radiografia periapical após 6 meses do início do tratamento

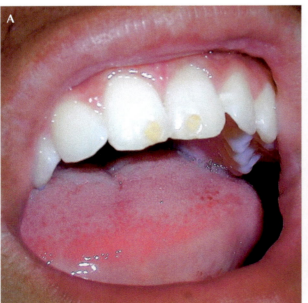
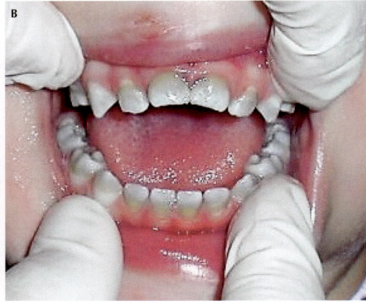

FIGURA 12.9 Alterações dentárias em pacientes pediátricos submetidos à QT evidenciando **(A)** hipoplasia do esmalte e **(B)** pigmentação intrínseca, cinza-esverdeada, em coroas dentárias.

CAPÍTULO 12 | Alterações Orofaciais em Oncologia Pediátrica

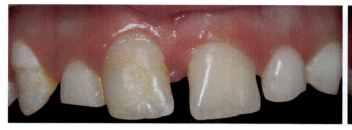
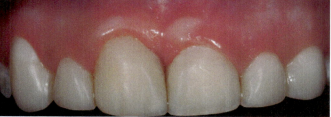

FIGURA 12.10 Alterações na estrutura do esmalte em paciente pediátrico, com reabilitação utilizando facetas diretas como fase provisória, até a finalização do crescimento das bases ósseas. As facetas foram confeccionadas com resina translúcida + resina de corpo + resina de esmalte (Z350; 3M ESPE) + adesivo autocondicionante (Single Bond Universal; 3M ESPE).

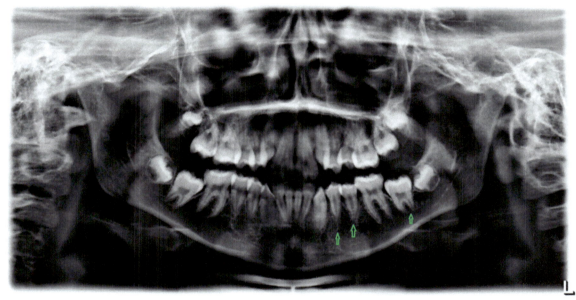

FIGURA 12.11 Radiografia panorâmica de paciente com 11 anos, evidenciando alterações na proporção da coroa/raiz, alterações morfológicas no ápice dentário (forma de "V") e raízes curtas conforme *setas verdes* em destaque. A paciente foi submetida ao transplante de medula óssea aos 8 anos para tratamento de leucemia linfoide aguda.

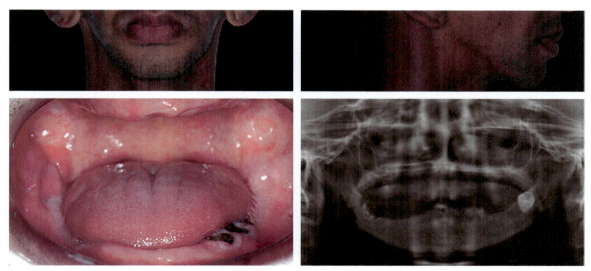

FIGURA 12.12 Paciente diagnosticado com carcinoma de rinofaringe aos 10 anos de idade, em 2000, foi submetido a QT de indução e RDT (55 Gy) associada no mesmo ano. Note a atrofia mandibular e a alteração de cor na pele do pescoço (provavelmente resultante de quadro de radiodermite). Dentes 34, 35 e 36 apresentam-se com cárie relacionada à radioterapia associada à amputação da coroa dentária. Em radiografia panorâmica, observe dente 48 incluso com destruição coronária e associação com provável granuloma piogênico e dente 38 incluso, aparentemente em bom estado.

ativo e, caso o exame radiográfico revele áreas de reabsorção, o tratamento ortodôntico deve ser interrompido.

O cirurgião-dentista deve orientar o paciente quanto à alimentação adequada, e frequentemente recomenda-se a atuação em conjunto com profissionais de Nutrição e Fonoaudiologia.

A CRR, também denominada cárie de radiação, é uma forma de cárie rampante, em que as lesões cariosas são generalizadas e afetam superfícies dentárias geralmente resistentes à cárie, como superfícies lisas, região cervical e pontas de cúspides. Sua presença pode afetar estética, função e qualidade de vida de pacientes pediátricos. As doses acima de 4.000 cGy provocam danos irreversíveis no parênquima glandular, causando atrofia e fibrose, reduzem a secreção salivar, tornam a saliva mais ácida, comprometem a capacidade tampão e promovem microflora oral altamente cariogênica, como *Streptococcus mutans* e *Lactobacillus*. Como vários protocolos em Oncologia Pediátrica preveem doses de radiação elevadas – a exemplo dos rabdomiossarcomas, carcinomas de nasofaringe e sarcomas de Ewing – é necessário que paciente e cuidador estejam bem orientados para os efeitos futuros da RDT em estruturas orofaciais e suas formas de prevenção e controle.

Clinicamente, a CRR inicia-se na região cervical dos dentes, progredindo superficialmente na junção amelocementária, podendo provocar amputação coronária caso não tratada – ver Capítulo 6, *Impacto da Radioterapia sobre os Dentes de Pacientes Oncológicos*, para maiores detalhes sobre essa toxicidade da RDT (Figura 12.13).

A CRR pode ser prevenida com a realização do preparo bucal prévio (com a utilização de selantes, restaurações e aplicação de flúor), orientação de higiene oral e rigoroso controle odontológico pós-RTD. No intuito de diminuir o risco de desenvolvimento de cáries pós-RTD em pacientes oncológicos pediátricos, deve-se realizar um cuidadoso controle de higiene oral, por meio de escovação com creme dental com flúor (no mínimo 1.100 ppm), uso do fio dental e bochechos diários com fluoreto de sódio 0,05% perpetuamente após a conclusão do tratamento oncológico.

Consideramos oportuno destacar a importância da percepção, por parte dos profissionais e familiares, de que o cuidado odontológico faz parte do atendimento integral ao paciente.

O tratamento oncológico de uma criança ou adolescente implica mudanças de hábitos de vida do paciente e sua família e a aquisição de novos conceitos. O diagnóstico de câncer é um momento muito difícil para a família das crianças afetadas. Muitos pais, neste momento, dão maior importância aos aspectos médicos, colocando a saúde bucal em segundo plano. Nesse contexto, a motivação e a adesão do paciente e de seus responsáveis ao tratamento odontológico são essenciais na prevenção e no controle dos efeitos adversos bucais da terapia antineoplásica. A criança e os pais devem ser informados sobre as possíveis complicações odontológicas do tratamento do câncer e as formas de prevenção e controle, com o intuito de reduzir incidência, duração e gravidade. A prevenção das complicações orais perpassa a completa avaliação prévia ao início da terapia oncológica, a manutenção de uma boa higiene bucal no decorrer do tratamento, a aderência a uma dieta não cariogênica e os cuidados orais preventivos a fim de evitar problemas orais durante e após a terapia do câncer.

Na infância, por exemplo, a adesão das crianças às consultas odontológicas é influenciada diretamente pela percepção e motivação dos seus pais em cumprir o tratamento indicado e seu potencial em transpor as barreiras identificadas. A partir dessa perspectiva, torna-se fundamental compreender os motivos pelos quais crianças e adolescentes, previamente encaminhados para tratamento odontológico, aderiram ou não ao cuidado odontológico. Os profissionais de Odontologia devem identificar barreiras e facilitadores da adesão dos pais às visitas odontológicas regulares de seus filhos, sob o risco de não impedirem a instalação de sequelas agudas ou tardias, que impactem negativamente a saúde oral do paciente (Figura 12.14).

Nesse contexto, a osteorradionecrose é possivelmente a mais grave complicação da RDT na região de cabeça e pescoço e ocorre quando os tecidos moles que recobrem o osso são rompidos. A mandíbula é mais suscetível que a maxila a esse processo patológico. A radiação ionizante restringe o fluxo de sangue na região irradiada, deixando o osso com capacidade mínima de resistir a traumatismo, e, consequentemente, mais suscetível à infecção (ver Capítulo 7, *Diagnóstico e Tratamento da Osteorradionecrose*). Quanto menor

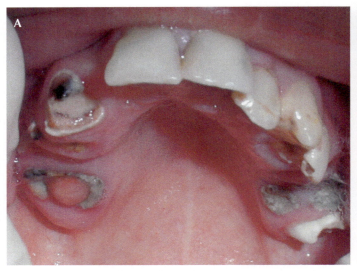
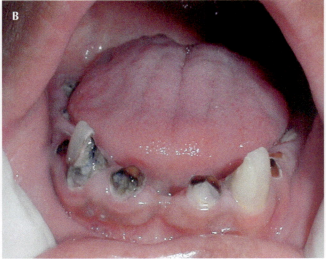

FIGURA 12.13 Cárie relacionada à radioterapia, com extensa destruição coronária, em paciente submetido à RDT para tratamento de carcinoma de nasofaringe na infância.

CAPÍTULO 12 | Alterações Orofaciais em Oncologia Pediátrica 149

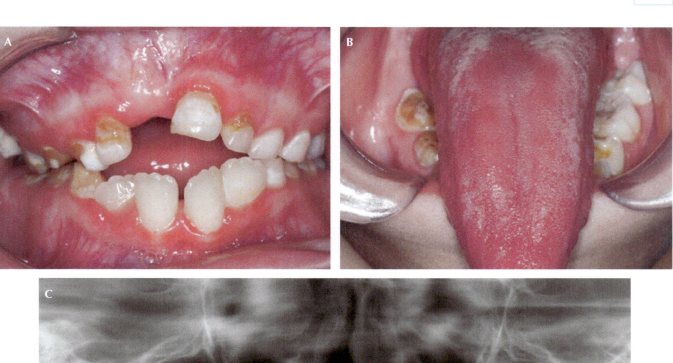

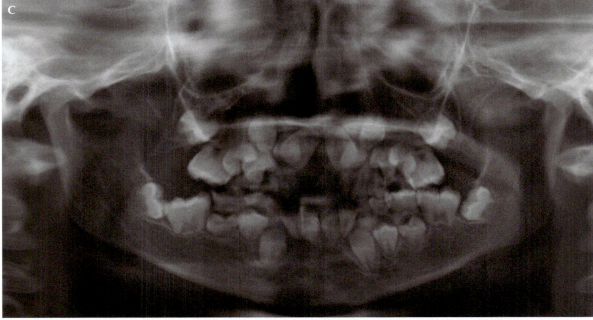

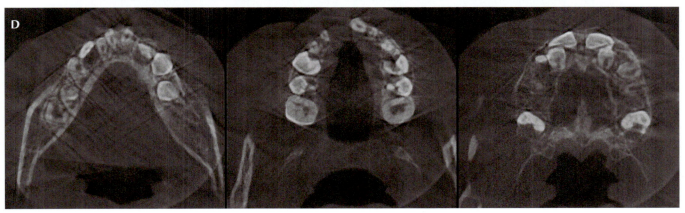

FIGURA 12.14 Cárie relacionada à radioterapia (CRR) em paciente com 9 anos de idade com diagnóstico de rabdomiossarcoma alveolar em região cervical direita, diagnosticado em 2013. **A.** Após RDT (finalizada em 2014) e QT (com término em 2015), paciente comparece com padrão de mordida aberta anterior, extensas lesões de CRR com acometimento das regiões cervical e incisal e áreas de delaminação de esmalte, principalmente nos dentes do lado direito (irradiado). **B.** Há também despapilação em dorso de língua compatível com candidose (glossite romboidal mediana). **C.** Observe a ausência de formação radicular dos dentes permanentes, em radiografia panorâmica de mandíbula. **D.** Cortes axiais em tomografia computadorizada revelando imagens hipodensas nos dentes relacionadas ao processo de CRR e mau posicionamento dentário.

for o traumatismo durante a exodontia, menor o risco de osteorradionecrose. Por isso, é improvável que a esfoliação de dentes decíduos provoque esse tipo de alteração. Nesse campo, antes do início da RDT, todos os dentes extensamente cariados em crianças devem ser extraídos com pelo menos 7 dias de antecedência ao início da RDT, para que haja um período adequado de cicatrização de tecido mole e reparação de tecido ósseo.

Do ponto de vista da avaliação global do paciente, é de extrema importância conhecer o impacto do tratamento do câncer, bem como as alterações em estruturas orofaciais, e a qualidade de vida dos pacientes infantojuvenis.

Embora o câncer infantil comprometa negativamente a qualidade de vida relacionada à saúde bucal (QVRSB), há poucas investigações publicadas referentes à avaliação deste impacto em crianças sobreviventes ao câncer onco-hematológico em curto e longo prazos.

Estudos realizados com pacientes que ainda estão em tratamento antineoplásico são mais frequentes e demonstram que fatores relacionados às complicações orais, como dor, dificuldades alimentares e internações prolongadas, impactam de forma negativa a qualidade de vida de pacientes pediátricos com câncer.

Considerações finais

Tendo em vista a complexidade da problemática dos tumores malignos na região de cabeça e pescoço de pacientes pediátricos, é fundamental que os profissionais envolvidos com a assistência clínica a esses pacientes entendam a extrema relevância da abordagem multidisciplinar desde a atenção primária em termos de diagnóstico dos tumores, até o controle das toxicidades bucais e a reabilitação odontológica dos pacientes que concluíram protocolos de tratamento oncológico durante a infância.

REFERÊNCIAS BIBLIOGRÁFICAS

Adamson PC, Blaney SM, Bagatell R, Skolnik JM, Balis FM. General principles of chemotherapy. In: Pizzo PA, Poplack DG (eds). Principles and practice of pediatric oncology, 7. ed. Philadelphia: Wolters Kluwer. 2016: p. 239-315.

Aggarwal R, Bansal D, Naru J, Salaria M, Rana A, Minz RW et al. HSV-1 as well as HSV-2 is frequent in oral mucosal lesions of children on chemotherapy. Support Care Cancer. 2014; 22(7):1773-9.

Alberth M, Majoros L, Kovalecz G, Borbas E, Szegedi I, Márton IJ et al. Significance of oral candida infections in children with cancer. Pathol Oncol Res. 2006; 12(4):237-41.

Albuquerque RA, Morais VLL, Sobral APV. Avaliação clínica da frequência de complicações orais e sua relação com a qualidade de higiene bucal em pacientes pediátricos submetidos a tratamento antineoplásico. Arq Odontol. 2007a; 43(2):9-16.

Albuquerque RA, Morais VLL, Sobral APV. Protocolo de atendimento odontológico a pacientes oncológicos pediátricos – revisão da literatura. Revista de Odontologia da UNESP. 2007; 36(3):275-80.

Allen G, Logan R, Gue S. Oral manifestations of cancer treatment in children. Clin J Oncol Nurs. 2010; 14(4):481-90.

Alpaslan G, Alpaslan C, Gogen H, Oguz A, Cetiner S, Karadeniz C. Disturbances in oral and dental structures in patients with pediatric lymphoma after chemotherapy. A preliminary report. Oral Surg Oral Med Oral Pathol Oral Radiol Endod. 1999; 87(3):317-21.

American Academy of Pediatric Dentistry. Guideline on Dental Management for Pediatric Patients Receiving Chemotherapy, Hematopoietic Cell Transplantation, and/or Radiation Therapy. Pediatr Dent. 2016;38(6):334-42.

Anirudhan D, Bakhshi S, Xess I, Broor S, Arya LS. Etiology and outcome of oral mucosal lesions in children on chemotherapy for acute lymphoblastic leukemia. Indian Pediatr. 2008; 45(1):47-51.

Antunes SA, Crelier AC, Ribeiro AA, Pinheiro CT, Pereira MA, Monteiro MCP et al. Como o cirurgião dentista deve atender o paciente oncológico? Rev. Int. Estomatol. 2004;1(1):30-8.

Aquerreta I, Aldaz A, Giraldez J, Sierrasesumaga L. Pharmacodynamics of high-dose methotrexate in pediatric patients. Ann Pharmacother. 2002; 36(9):1344-50.

Arboleda LPA, de Mendonça RMH, Lopez EEM et al. Global frequency and distribution of head and neck cancer in pediatrics, a systematic review. Crit Rev Oncol Hematol. 2020; 148:102892.

Arboleda LPA, Hoffmann IL, Cardinalli IA, Santos-Silva AR, de Mendonça RMH. Demographic and clinicopathologic distribution of head and neck malignant tumors in pediatric patients from a Brazilian population: A retrospective study. J Oral Pathol Med. 2018; 47(7):696-705.

Arboleda LPA, Hoffmann IL, Cardinalli IA et al. Oral and maxillofacial cancer in pediatric patients: 30 years experience from a Brazilian reference center. Int J Pediatr Otorhinolaryngol. 2020; 131:109879.

Armstrong GT, Stovall M, Robison LL. Long-term effects of radiation exposure among adult survivors of childhood cancer: results from the Childhood Cancer Survivor Study. Radiat Res. 2010; 174(6):840-50.

Avşar A, Elli M, Darka O, PinarliG.Long-term effects of chemotherapy on caries formation, dental development, and salivary factors in childhood cancer survivors. Oral Surg Oral Med Oral Pathol Oral Radiol Endod. 2007;104(6):781-9.

Ayers KM, Colquhoun AN. Leukaemia in children. Part I: orofacial complications and side-effects of treatment. N Z Dent J. 2000; 96(424):60-5.

Badri P, Saltaji H, Flores-Mir C, Amin M. Factors affecting children's adherence to regular dental attendance A systematic review. JADA. 2014;145(8):817-28.

Balmer C, Valley AW. Basic principles of cancer treatment and Cancer chemotherapy. In: Dipiro JT. Talbert RL, Yee G, Matze GR, Wells B, Posey LM. Pharmacotherapy: a pathophysiologic approach. 3.ed. 2000. Apud Martins ACM, Caçador NP, Gaeti WP. Complicações bucais da QT antineoplásica. Acta Scientiarum Maringá. 2002; 24(3):663-70.

Barberia E, Hernandez C, Miralles V, Maroto M. Paediatric patients receiving oncology therapy: review of the literature and oral management guidelines. Eur J Paediatr Dent. 2008; 9(4):188-94.

Bardellini E, Amadori F, Majorana A. Oral hygiene grade and quality of life in children with chemotherapy-related oral mucositis: a randomized study on the impact of a fluoride toothpaste with salivary enzymes, essential oils, proteins and colostrum extract versus a fluoride toothpaste without menthol. Int J Dent Hyg. 2016; 14(4):314-9.

Belfield PM, Dwyer AA. Oral complications of childhood cancer and its treatment: current best practice. Eur J Cancer. 2004; 40(7):1035-41.

Bensadoun RJ, Riesenbeck D, Lockhart PB, Elting LS, Spijkervet FK, Brennan MT. A systematic review of trismus induced by cancer therapies in head and neck cancer patients. Support Care Cancer. 2010; 18(8):1033-8.

Blatt J, Zdanski C, Scanga L, Rao KW, Morris DE, Shockley WW. Mucoepidermoid carcinoma of the parotid as a secondary malignancy after chemotherapy in a child with neuroblastoma. J Pediatr Hematol Oncol. 2013; 35(5):399-401.

Blijlevens NM, Donnelly JP, De Pauw BE. Mucosal barrier injury: biology, pathology, clinical counterparts and consequences of intensive treatment for haematological malignancy: an overview. Bone Marrow Transplant. 2000; 25(12):1269-78.

Blijlevens NM, van't Land B, Donnelly JP, M'Rabet L, de Pauw BE. Measuring mucosal damage induced by cytotoxic therapy. Support Care Cancer. 2004; 12(4):227-33.

Boraks S, Chilvarquer I, Panella J. Radiomucosite: contribuição ao estudo dos efeitos das radiações ionizantes na mucosa bucal normal de pacientes portadores de CEC submetidos ao tratamento radioterápico. Rev Odontol UNICID. 2000; 12(2):149-61.

Bousaadani AE, Eljahd L, Abada R, Rouadi S, Roubal M, Mahtar M. Actualités de la prévention et du traitement des mucites orales chez les enfants cancéreux: recommandations pratiques. Cancer/Radiothérapie. 2016; 2093):226-30.

Cabrerizo-Merino C, Onate-Sanchez, RE. Aspectos odontoestomatológicos en oncología infantil. Med Oral Patol Oral Cir Bucal. 2005; 10-7.

Camargo JDF de, Batistella FID, Ferreira SLM. Complicações bucais imediatas do tratamento oncológico infantil: identificação, prevenção e tratamento. Rev Ibero-Am Odontopediatr Odontol Bebê 2004; 7(36):177-84.

Carneiro FM, Silva LCP, Cruz RA. Manifestações bucais das leucemias agudas na infância. Arq Bras Odontol. 2008; 4(1):40-54.

Carrillo CM, Corrêa FNP, Lopes NNF, Fava M, Filho VO. Dental anomalies in children submitted to antineoplastic therapy. Clinics. 2014; 69(6):433-7.

Carvalho CG, Medeiros-Filho JB, Ferreira MC. Guide for health professionals addressing oral care for individuals in oncological treatment based on scientific e consultence. Support Care Cancer. 2018 Feb 22.doi: 10.1007/s00520-018-4111-7.

Chen YK, Hou HA, Chow JM, Chen YC, Hsueh PR, Tien HF. The impact of oral herpes simples virus infection and candidiasis on chemotherapy-induced oral mucositis among patients with hematological malignancies. Eur J Clin Microbiol Infect Dis. 2011; 30(6):753-9.

Cheng KK, Leung SF, Liang RH, Tai JW, Yeung RM, Thompson DR. Severe oral mucositis associated with cancer therapy: impact on oral functional status and quality of life. Support Care Cancer. 2010; 18 (11):1477-85.

Cheng KK, Molassiotis A, Chang AM, Wai WC, Cheug SS. Evaluation of an oral care protocol of intervention in the prevention chemotherapy-induced oral mucositis in paediatric cancer patients. Eur J Cancer. 2001; 37(16):2056-63.

Cheng KKF, Goggins WB, Lee VW, Thompson DR. Risk factors for oral mucositis in children indergoing chemotherapy: A matched case-control study. Oral Oncol. 2008A; 44(11):1019-25.

Cheng KKF, Lee V, Li CH, Yuen HL, Epstein JB. Oral mucositis in pediatric and adolescent patients undergoing chemotherapy: the impact of symptoms on quality of life. Support Care Cancer. 2012; 20(10):2335-42.

Chiappelli F. The molecular immunology of mucositis: implications for evidence-based research in alternative and complementary palliative treatments. Evid Based Complement Alternat Med. 2005; 2(4): 489-94.

Chin EA. A brief overwiew of the oral complications in pediatric oncology patients and suggested management strategies. ASDC J Dent Child 1998; 65(6):468-73.

Chrcanovic BR, Reher P, Sousa AA, Harris M. Osteoradionecrosis of the jaws--a current overview--part 1: Physiopathology and risk and predisposing factors. Oral Maxillofac Surg. 2010; 14(1):3-16.

Clarkson JE, Worthington HV, Furness S, McCabe M, Khalid T, Meyer S. Interventions for treating oral mucositis for patients with cancer receiving treatment. Cochrane Database Syst Rev. 2010 Aug 4;(8):CD001973.

Combs SE, Behnisch W, Kulozik AE, Huber PE, Debus J, Schulz-Ertner D. Intensity modulated radiotherapy (IMRT) and fractionated stereotactic radiotherapy (FSRT) for children with head and-neck-rhabdomyosarcoma. BMC Cancer. 2007; 7:177.

Couto-Silva AC, Brauner R, Adan LF. Endocrine sequelae after radiotherapy in childhood and adolescence. Arq Bras Endocrinol Metabol. 2005;49(5):825-32.

Cruz LB, Ribeiro AS, Rech A, Rosa LGN. Influence of low-energy laser in the prevention of oral mucositis in children with cancer receiving chemotherapy. Pediatr Blood Cancer. 2007; 48(4):435-40.

Curtis AE, Okcu MF, Chintagumpala M, Teh BS, Paulino AC. Local control after intensity modulated radiotherapy for head-and-neck rhabdomyosarcoma. Int J Radiation Oncol Biol Phys. 2009; 73(1):173-7.

da Fonseca, M. Childhood cancer. In: Nowak AJ, Casa-massimo PS, (eds). The Handbook of Pediatric Dentistry. 4th ed. Chicago, Ill: American Academy of Pediatric Dentistry; 2011. p. 225-31.

Dahllof G, Jonsson A, Ulmner M, Huggare J. Orthodontic treatment in long-term survivors after pediatric bone marrow transplantation. Am J Orthod Dentofac Orthop. 2001; 120(5):459-65.

Darzy KH. Radiation-induced hypopituitarism after cancer therapy: who, how and when to test. Nat Clin Pract Endocrinol Metab. 2009; 5(2):88-99.

Demasi OF, Fava M, Carrillo CM, Amaral TGFS, Odone Filho V. Tooth abnormalities in pediatric patients submitted toantineoplastic treatment for central nervous system neoplasms. Braz Dent Sci 2016 Jul/Sep;19(3). doi: 10.14295/bds.2016.v19i3.1263.

Dennesen P, van der Ven, Vlasveld M, Lokker L, Ramsay G, Kes van den Keijbus et al. Inadequate salivary flow and poor oral mucosal status in intubated intensive care unit patients. Crit Care Med. 2003; 31(3):781-6.

Dirix P, Nuyts S, Bogaert WVD. Radiation-induced xerostomia in patients with head and neck cancer: a literature review. Cancer. 2006; 107(11):2525-34.

do Amaral-Silva GK, Leite AA, Mariz BALA et al. Metastatic Neuroblastoma to the Mandible of Children: Report of Two Cases and Critical Review of the Literature. Head Neck Pathol. 2021.

Donnelly JP, Bellm LA, Epstein JB, Sonis ST, Symonds RP. Antimicrobial therapy to prevent or treat oral mucositis. Lancet Infect Dis. 2003; 3(7):405-12.

Donnelly JP, Blijlevens NMA, Verhagen CAH. Can anything be done about oral mucositis? Ann Oncol. 2003A;14(4):505-7.

Dumbrigue HB, Sandow PL, Nguyen KT, Humphreys-Beher MG. Salivary epidermal growth factor levels decrease in patients receiving radiation therapy to the head and neck. Oral Surg Oral Med Oral Pathol Oral Radiol Endod. 2009; 89(6):710-6.

Duncam M, Grant G. Review article: Oral and intestinal mucositis – causes and possible treatments. Aliment Pharmacol Ther. 2003; 18(9):853-74.

Edgar AB, Morris EM, Kelnar CJ, Wallace WH. Long-term follow-up of survivors of childhood cancer. Endocr Dev. 2009; 15:159-80.

Eilers J, Million R. Clinical update: prevention and management of oral mucositis in patients with cancer. Semin Oncol Nurs. 2011; 27(4):e1-16.

Elad S, Raber-Durlacher JE, Brennan MT, Saunders DP, Mank AP, Zadik Y et al. Basic oral care for hematology-oncology patients and hematopoietic stem cell transplantation recipients: a position paper from the joint task force of the Multinational Association of Supportive Care in Cancer/International Society of Oral Oncology (MASCC/ISOO) and the European Society for Blood and Marrow Transplantation (EBMT). Support Care Cancer. 2014; 23(1):223-36.

Elhaddaouia R, Bahijeb L, Chbichebc S, Zaouib F. Cervicofacial irradiation and orthodontic treatment. Int Orth. 2015; 13(2):139-48.

Elting L, Rubenstein E, Martin C, Kurtin D, Rodriguez S, Laiho E et al. Incidence, cost and outcomes of bleeding and chemotherapy dose modification among solid tumor patients with chemotherapy-induced thrombocytopenia. J Clin Oncol. 2001; 19(4):1137-46.

Elting LS, Bodey GP, Keefe BH. In: Rolston KVI, Rubenstein EB. Textbook of febrile neutropenia. London: Martin Dunitz; 2001.

Elting LS, Cooksley C, Chambers M, Cantor SB, Manzullo E, Rubenstein EB. The burdens of cancer therapy. Clinical and economic outcomes of chemotherapy-induced mucositis.Cancer. 2003; 98(7):1531-9.

Epstein JB, Hancock PJ, Nantel S. Oral candidiasis in hematopoietic cell transplantation patients: an outcome-based analysis. Oral Surg Oral Med Oral Pathol Oral Radiol Endod. 2003; 96(2):154-63.

Epstein JB, Thariat J, Bensadoun RJ, Barasch A, Murphy BA, Kolnick L et al. Oral complications of cancer and cancer therapy: from cancer treatment to survivorship. CA Cancer J Clin. 2012; 62(6):400-22.

Fadda G, Campus G, Luglie P. Risk factors for oral mucositis in paediatric oncology patients receiving alkylant chemotherapy. BMC Oral Health. 2006; 6:13.

Frascino AV, Coracin FL, Silva Santos OS, Valente Junior LA, Odone Filho V. Long-term dental follow-up in hematological stem cells transplantation children. Braz Dent Sci 2015 Oct/Dec;18(4). doi: 10.14295/bds.2015.v18i4.1196.

Frascino AV, Fava M, Odone Filho V. Short and long-term oral health-related quality of life perception in childhood onco-hematological cancer. Revista CPAQV 2016; 8(3):2.

Gabriel DA, Shea T, Olajida O, Serody JS, Comeau T. The effect of oral mucositis on morbidity and mortality in bone marrow transplant. Semin Oncol. 2003; 30 (6 Suppl 18):76-83.

Gandhi N, Patwardhan N, Saraiya U. Prevalence of oral complications occurring in a population of pediatric cancer patients receiving chemotherapy. Int J Clin Pediatr Dent. 2017; 10(2):166-71.

Garwicz S, Anderson H, Olsen JH, Døllner H, Hertz H, Jonmundsson G et al. Second malignant neoplasms after cancer in childhood and adolescence: a population-based case-control study in the 5 Nordic countries. The Nordic Society for Pediatric. Int J Cancer. 2000; 88(4):672-8.

Gawade PL, Hudson MM, Kaste SC, Neglia JP, Constine LS, Robison LL et al. A systematic review of dental late effects in survivors of childhood cancer. Pediatr Blood Cancer. 2014; 61(3):407-16.

Glenny AM, Gibson F, Auld E, Coulson S, Clarkson JE, Craig JV et al. The development of econsultence-based guidelines on mouth care for children, teenagers and young adults treated for cancer. Eur J Cancer. 2010; 46(8):1399-412.

Guérin S, Guibout C, Shamsaldin A, Dondon MG, Diallo I, Hawkins M et al. Concomitant chemo-radiotherapy and local dose of radiation as risk factors for second malignant neoplasms after solid cancer in childhood: a case-control study. Int J Cancer. 2007; 120(1):96-102.

Harrison JS, Dale RA, Haveman CW, Redding SW. Oral complications in radiation therapy. Gen Dent. 2003; 51(6):552-60.

He M, Zhang B, Shen N, Wu N, Sun J. A systematic review and meta-analysis of the effect of low-level laser therapy (LLLT) on chemotherapy-induced oral mucositis in pediatric and young patients. Eur J Pediatr. 2018;177(1):7-17.

Hijiya N, Hudson MM, Lensing S, Zacher M, Onciu M, Behm FG et al. Cumulative incidence of secondary neoplasms as a first event after childhood acute lymphoblastic leukemia. JAMA. 2007; 297(11):1207-15.

Hogan R. Implementation of an oral care protocol and its effects on oral mucositis. JP ediatr Oncol Nurs. 2009; 26(3):125-35.

Hong CH, da Fonseca M. Considerations in the pediatric population with cancer. Dent Clin North Am. 2008; 52(1):155-81.

Hong CH, Napeñas JJ, Hodgson BD, Stokman MA, Mathers-Stauffer V, Elting LS et al. A systematic review of dental disease in patients undergoing cancer therapy. Support Care Cancer. 2010; 18(8):1007-21.

Ibañez-Juliá MJ, Berzero G, Reyes-Botero G, Maisonobe T, Lenglet T, Slim M et al. Antineoplastic agents exacerbating Charcot Marie Tooth disease: red flags to avoid permanent disability. Acta Oncol. 2018; 57(3):403-11.

Ichikawa M, Suzuki D, Inamoto J, Ohshima J, Cho Y, Saitoh S et al. Successful alternative treatment containing vindesine for acute lymphoblastic leukemia with Charcot Marie Tooth disease. J Pediatr Hematol Oncol. 2012; 34(3):239-41.

Jensen SB, Pedersen AM, Vissink A, Andersen E, Brown CG, Davies AN et al. A systematic review of salivary gland hypofunction and xerostomia induced by cancer therapies: prevalence, severity and impact on quality of life. Support Care Cancer. 2010; 18(8):1039-60.

Keefe DM. Intestinal mucositis: mechanisms and management. Curr Opin Oncol. 2007; 19(4):323-7.

Kimball Dalton VM, Gelber RD, Li F, Donnelly MJ, Tarbell NJ, Sallan SE. Second malignancies in patients treated for childhood acute lymphoblastic leukemia. J Clin Oncol. 1998; 16(8):2848-53.

Kostler WJ, Hejna M, Wenzel C, Zielinski CC. Oral mucositis complicating chemotherapy and/or radiotherapy: options for prevention and treatment. CA Cancer J Clin. 2001; p. 51(5):290-315.

Kroetz F, Czlusniak, G. Alterações bucais e condutas terapêuticas em pacientes infanto-juvenis submetidos a tratamentos antineoplásicos. Publ UEPG Biol Health Sci Ponta Grossa. 2003; 9(2):41-8.

Lalla RV, Brennan MT, Schubert MM. Oral complications of cancer therapy. In: Yagiela JA, Dowd FJ, Johnson BS, Marrioti AJ, Neidle EA, (eds). Pharmacology and therapeutics for dentistry. 6. ed. St. Louis, Mo: Mosby-Elsevier; 2011: 782-98.

Lamey PJ, Lewis MA. Oral medicine in practice: viral infection. Br Dent J. 1989; 167(8):269-74.

Landier W, Bhatia S. Cancer survivorship: a pediatric perspective. Oncologist. 2008; 13(11):1181-92.

Levine RS. Saliva: 1. The nature of saliva. Dent Update 1989; 16(3):102-6.

Lima ER, Fonseca KC, Cavacami E, Rodrigues KES, Ibiapina CC, Oliveira BM. Apresentação clínica dos tumores sólidos mais comuns na infância e adolescência. Rev Med Minas Gerais. 2008; 18(4 Supl 3):S27-S33.

Loid ME, Schubert MM, Myerson D, Bowden R, Meyers JD, Hackman RC. Cytomegalovirus infection of the tongue following marrow transplantation. Bone Marrow Transplant. 1994; 14(1):99-104.

Louredo BVR, Santos-Silva AR, Vargas PA et al. Clinicopathological analysis and survival outcomes of primary salivary gland tumors in pediatric patients: A systematic review. J Oral Pathol Med. 2020.

Malic S, Hill KE, Ralphs JR, Hayes A, Thomas DW, Potts AJ et al. Characterization of Candida albicans infection of an in vitro oral epithelial model using confocal laser scanning microscopy. Oral Microbiol Immunol. 2007; 22(3):188-94.

Mandel ID. The functions of saliva. J Dent Res. 1987; 66:623-7.

Marangoni-Lopes L, Rodrigues LP, Mendonça RH, Nobre-Dos Santos M. Radiotherapy changes salivary properties and impacts quality of life of children with Hodgkin disease. Arch Oral Biol. 2016; 72: 99-105.

Martins ACM, Caçador NP, Gaeti WP. Complicações bucais da QT antineoplásica. Acta Scientiarum Maringá. 2002; 24(3):663-70.

Marx RE, Ehler WJ, Tayapongzak P, Pierce LW. Relationship of oxygen dose to angiogenesis induction in irradiated tissue. Am J Surg. 1990; 160(5):519-24.

Massler CF. Preventing and treating the oral complications of cancer therapy. Gen Dent. 2000; 48(6):652-5.

Mattos RMA. Adesão ao tratamento odontológico e complicações orais relacionadas ao tratamento antineoplásico em pacientes pediátricos com tumores sólidos e linfomas. [Dissertação] Mestrado em Saúde da Criança e do Adolescente. Universidade Estadual de Campinas: Campinas, 2017.

McCarthy GM, Awde JD, Ghandi H, Vincent M, Kocha WI. Risk factors associated with mucositis in cancer patients receiving 5-fluoracil. Oral Oncol. 1998; 34(6):484-90.

McGuire DB, Correa MEP, Johnson J, Wienandts P. The role of basic oral care and good clinical practice principles in the management of oral mucositis. Support Care Cancer. 2006; 14(6):541-7.

Mendonça RM, Araújo Md, Levy CE, Morari J, Silva RA, Yunes JA, Brandalise SR. Oral mucositis in pediatric acute lymphoblastic leukemia patients: evaluation of microbiological and hematological factors. Pediatr Hematol Oncol. 2015; 32(5):322-30.

Meurman JH, Grönroos L. Oral and dental health care of oral cancer patients: hyposalivation, caries and infections. Oral Oncol. 2010; 46(6):464-7.

Modesto DF. Avaliação das alterações orais em pacientes com câncer de cabeça e pescoço submetidos à RT. [Dissertação] Mestrado em Clínica Odontológica. Universidade Vale do Rio Verde: Três Corações. 2006.

Naidu MU, Ramana GV, Rani PU, Mohan IK, Suman A, Roy P. Chemotherapy induced and/or radiation therapy-induced oral mucositis-complicating the treatment of cancer. Neoplasia. 2004; 6(5): 423-31.

Napeñas JJ, Brennan MT, Bahrani-Mougeot FK, Fox PC, Lockhart PB. Relationship between mucositis and changes in oral microflora during cancer chemotherapy. Oral Surg Oral Med Oral Pathol Oral Radiol Endod. 2007a; 103(1):48-59.

Napeñas JJ, Brennan MT, Coleman S, Kent ML, Noll J, Frenette G et al. Molecular methodology to assess the impact of cancer chemotherapy on the oral bacterial flora: a pilot study. Oral Surg Oral Med Oral Pathol Oral Radiol Endod. 2010; 109(4):554-60.

Napeñas JJ, Shetty KV, Streckfus CF. Oral mucositis: review of pathogenesis, diagnosis, prevention, and management. Gen Dent. 2007b; 55(4):335-44; quiz 345-6, 376.

Nathan PG, Ness KK, Mahoney MC, Li Z, Hudson MM, Ford JS et al. Screening and surveillance for second malignant neoplasms in adult survivors of childhood cancer: A report from the Childhood Cancer Survivor Study (CCSS). Ann Intern Med. 2010; 153(7): 442-51.

National Cancer Institute: PDQ® Oral Complications of Chemotherapy and Head/Neck Radiation. Bethesda, MD: National Cancer Institute. Modified Dec 18, 2016. Disponível em: http://cancer.gov/cancertopics/pdq/supportivecare/oralcomplications/HealthProfessional. Acessado em 10 de fevereiro de 2018.

Ness KK, Gurney JG. Adverse late effects of childhood cancer and its treatment on health and performance. Annu Rev Public Health. 2007; 28:279-302.

Niscola P, Romani C, Cupelli L, Scaramucci L, Tendas A, Dentamaro T et al. Mucositis in patients with hematologic malignancies: an overview. Haematologica 2007. 92(2):222-31.

Otmani N. Oral and maxillofacial side effects of radiation therapy on children. J Can Dent Assoc. 2007; 73(3):257-61.

Otmani N, Alami R, Hessissen L, Mokhtari A, Soulaymani A, Khattab M. Determinants of severe oral mucositis in paediatric cancer patients: a prospective study. Int J Paediatr Dent. 2011; 21(3):210-6.

Pasquini R, Neto JZ, Medeiros CR, Bitencourt MA, Bonfim CMS, Moreira VA et al. Carcinoma de células escamosas em língua pós-transplante de medula óssea por Anemia de Fanconi. Rev Bras Hematol Hemoter. 2003;25(4):239-46.

Paulino AC, Simon JH, Zhen W, Wen BC. Long-term effects in children treated with radiotherapy for head and neck rhabdomyosarcoma. Int J Radiat Oncol Biol Phys. 2000; 48(5):1489-95.

Pereira TSF, Resende RG, Silva MES, Salomão UE, Gomez RS. Oral squamous cell carcinoma after allogeneic hematopoietic stem cell transplantation: A report of 2 cases. Annals of Oral & Maxillofacial Surgery. 2014; 2(1):1.

Qutob AF, Gue S, Revesz T, Logan RM, Keefe D. Prevention of oral mucositis in children receiving cancer therapy: a systematic review and evidence-based analysis. Oral Oncol. 2013; 49(2):102-7.

Raber-Durlacher JE, Weijl NI, Abu Saris M, de Koning B, Zwinderman AH, Osanto S. Oral mucositis in patients treated with chemotherapy for solid tumors: a retrospective analysis of 150 cases. Support Care Cancer. 2000; 8(5):366-71.

Rankin KV, Epstein J, Huber MA, Peterson DE, Plemons JM, Redding SS et al. Oral health in cancer therapy. Tex Dent J. 2009; 126(5):389-97, 406-19, 422-37.

Reichart PA, Samaranayake LP, Philipsen HP. Pathology and clinical correlates in oral candidiasis and its variants: a review. Oral Dis. 2000; 6(2):85-91.

Reulen RC, Frobisher C, Winter DL, Kelly J, Lancashire ER, Stiller CA et al. Long-term risks of subsequent primary neoplasms among survivors of childhood cancer. JAMA. 2011; 305(22):2311-9.

Righini-Grunder F, Hurni M, Warschkow R, Rischewski J. Frequency of oralmucositis and local virus reactivation in herpes simplex virus seropositive children with myelosuppressive therapy. Klin Padiatr. 2015; 227(6-7):335-8.

Robison LL. Treatment-associated subsequent neoplasms among long-term survivors of childhood cancer: The Childhood Cancer Survivor Study experience. Pediatr Radiol. 2009; 39(Suppl 1): S32-S37.

Rodrigues-Fernandes CI, Pérez-de-Oliveira ME, Aristizabal Arboleda LP et al. Clinicopathological analysis of oral Burkitt's lymphoma in pediatric patients: A systematic review. Int J Pediatr Otorhinolaryngol. 2020; 134:110033.

Samonis G, Mantadakis E, Maraki S. Orofacial viral infections in the immunocompromised host. Oncol Rep. 2000; 7(6):1389-94.

Santos de Faria AB, Silva IH, de Godoy Almeida R, Silva SP, Carvalho AT, Leão JC. Seroprevalence of herpes virus associated with the presence and severity of oral mucositis in children diagnosed with acute lymphoid leukemia. J Oral Pathol Med. 2014; 43(4):298-303.

Santos PSS, Fernandes K, Soares Jr LAV. Atualidades em Saúde Bucal Paulo na Criança Oncológica. In: Malagutti W (ed.). Oncologia pediátrica. Uma abordagem multiprofissional. 1. ed. São Paulo: Martinari; 2011. p. 133-41.

Scardina GA, Pisano T, Messina P. Oral mucositis. Review of literature. N Y State Dent J. 2010; 76(1):34-8.

Semba SE, Mealey BL, Hallmon WW. Dentistry and the cancer patient: Part 2 – Oral health management of the chemotherapy patient. Compendium. 1994; 15(11): 1378, 1380-7; quiz 1388. Apud Martins ACM, Caçador NP, Gaeti WP. Complicações bucais da QT antineoplásica. Acta Scientiarum Maringá. 2002; 24(3):663-70.

Sepúlveda TE, Brethauer MU, Jiménez MM, Morales FR, Rojas CJ, Le Fort CP. Herpes simplex virus detection in oral mucosa lesions in patients undergoing oncologic therapy. Med Oral. 2003; 8(5):329-33.

Shaw MP, Wallace WH, Eden OB. Spindle cell carcinoma of the tongue in a long-term survivor of childhood acute lymphoblastic leukemia. Pediatr Hematol Oncol. 1997; 14(1):79-83.

Shetty K, Tuff H. Dental management of the pediatric post radiation therapy-rhabdomyosarcoma patient: Case reports and review of literature. Oral Oncology Extra. 2005; 41(9):242-8.

Simon AR, Roberts MW. Management of oral complications associated with cancer therapy in pediatric patients. J Dent Child. 1991; 58(5):384-9.

Sonis ST, Elting LS, Keefe D, Peterson DE, Schubert M, Hauer-Jensen M et al. Perspectives on cancer therapy-induced mucosal injury: pathogenesis, measurement, epidemiology, and consequences for patients. Cancer. 2004; 100(9 Suppl):1995-2025.

Sonis ST, Fazio RC, Fang L. Complicações bucais da terapia do câncer. In: Sonis ST, Fazio RC, Fang L (ed.). Princípios e prática de medicina oral. 2. ed. São Paulo: Guanabara Koogan; 1995. p. 358-77.

Taylor A, Powell ME. Intensity-modulated radiotherapy – what is it? Cancer Imaging. 2004; 4(2):68-73.

Thouvenin-Doulet S, Fayoux P, Broucqsault H, Bernier-Chastagner V. Neurosensory, aesthetic and dental late effects of childhood cancer therapy. Bull Cancer. 2015;102(7-8):642-7.

Tugcu D, Akici F, Aydogan G, Salcioglu Z, Akcay A, Sen H et al. Mucoepidermoid carcinoma of the parotid gland in childhood survivor of acute lymphoblastic leukemia with need of radiotherapy for treatment and review of the literature. Pediatr Hematol Oncol. 2012; 29(4):380-5.

Vasconcelos RM, Sanfilippo N, Paster BJ, Kerr AR, Li Y, Ramalho L et al. Host-microbiome cross-talk in oral mucositis. J Dent Res. 2016; 95(7):725-33.

Velten DB, Zandonade E, Monteiro de Barros Miotto MH. Prevalence of oral manifestations in children and adolescents with cancer submitted to chemotherapy. BMC Oral Health. 2017; 17(1):49.

Vento S, Cainelli F. Infections in patients with cancer undergoing chemotherapy: aetiology, prevention, and treatment. Lancet Oncol. 2003; 4(10):595-604.

Villa A, Sonis ST. 2015. Mucositis: pathobiology and management. Curr Opin Oncol. 2015; 27(3):159-64.

Volpato LE, Silva TC, Oliveira TM, Sakai VT, Machado MA. Radiation therapy and chemotherapy induced oral mucositis. Braz J Otorhinolaryngol. 2007;73(4):562-8.

Wang CJ, Huang EY, Hsu HC, Chen HC, Fang FM, Hsiung CY. The degree and time-course assessment of radiation-induced trismus occurring after radiotherapy for nasopharyngeal cancer. Laryngoscope. 2005; 115(8):1458-60.

Wang Y, Zhou X, Xu X. Oral microbiota: an overlooked etiology for chemotherapy-induced oral mucositis? J Formos Med Assoc. 2015; 114(4):297-9.

Wilberg P, Kanellopoulos A, Ruud E, Hjermstad MJ, Fosså SD, Herlofson BB. Dental abnormalities after chemotherapy in long-term survivors of childhood acute lymphoblastic leukemia 7-40 years after diagnosis. Support Care Cancer. 2016; 24(4):1497-506.

Wong HM. Oral complications and management strategies for patients undergoing cancer therapy. Scient World J. 2014:581795. doi: 10.1155/2014/581795. eCollection 2014.

Woodward E, Jessop M, Glaser A, Stark D. Late effects in survivors of teenage and young adult cancer: does age matter? Ann Oncol. 2011; 22(12):2561-8.

Worthington HV, Clarkson JE, Eden TOB. Interventions for preventing oral mucositis for patients with cancer receiving treatment. Cochrane Database Syst Rev. 2011 Apr 13;(4):CD000978.

Xavier G. The importance of mouth care in preventing infection. Nurs Stand. 2000; 14(18):47-52.

Xu Y, Wang H, Zhou S, Yu M, Wang X, Fu K et al. Risk of second malignant neoplasms after cyclophosphamide-based chemotherapy with or without radiotherapy for non-Hodgkin lymphoma. Leuk Lymphoma. 2013;54(7):1396-404.

Yamagata K, Arai C, Sasaki H, Takeuchi Y, Onizawa K, Yanagawa T et al. The effect of oral management on the severity of oral mucositis during hematopoietic SCT. Bone Marrow Transplant. 2012;47(5):725-30.

Zarina RS, Nik-Hussein NN. Dental abnormalities of a long-term survivor of a childhood hematological malignancy: literature review and report of a case.J Clin Pediatr Dent. 2005; 29(2):167-74.

Zhang Y, Goddard K, Spinelli JJ, Gotay C, McBride ML. Risk of late mortality and second malignant neoplasms among 5-year survivors of young adult cancer: a report of the Childhood, Adolescent, and Young Adult Cancer Survivors Research Program. J Cancer Epidemiol. 2012; 2012: 103032.

13 Toxicidades Orais e Maxilofaciais Associadas às Terapias-alvo e Imunoterapias no Tratamento do Câncer

Wagner Gomes da Silva, Aljomar José Vechiato Filho, Alan Roger dos Santos Silva, Thaís Bianca Brandão, Gilberto de Castro Júnior e Milena Perez Mak

Apesar dos crescentes avanços no tratamento do câncer, inúmeras neoplasias malignas continuam desafiadoras sob a perspectiva do tratamento clínico, principalmente quando diagnosticadas em estágio avançado. Nas últimas décadas, os conhecimentos sobre as bases moleculares relacionadas ao câncer permitiram não somente melhor entendimento sobre a patogênese de diversas neoplasias malignas, como também o desenvolvimento de medicamentos dirigidos a alvos moleculares específicos (terapias-alvo), envolvidos nos mecanismos de progressão dessas doenças.

Esses novos fármacos consistem, em sua maioria, em pequenas moléculas e anticorpos monoclonais direcionados a receptores, proteínas de sinalização ou outras moléculas que desempenham papéis importantes ou críticos nos eventos celulares e bioquímicos envolvidos na progressão tumoral, como a capacidade indiscriminada de proliferação das células neoplásicas, de invasão dos tecidos e de disseminação para outros locais (metastatização). Esses eventos são conhecidos como *hallmarks* do câncer (Figura 13.1), e as principais terapias, portanto, têm por função inibir ou modular moléculas envolvidas nesses processos complexos.

Apesar da evidente evolução que estas terapias trouxeram para o arsenal farmacológico no tratamento do câncer, alcançando melhoras significativas nas taxas de sobrevida e no controle de sintomas associados às doenças, essa conquista foi obtida a expensas do surgimento de diversas toxicidades até então pouco frequentes ou ausentes no cenário habitual de tratamento. Embora muitos dos efeitos adversos indesejados classicamente relacionados à quimioterapia (QT) citotóxica convencional, como náuseas, vômito e mielossupressão, sejam menos associados a essas terapias, uma série de outros eventos adversos relacionados às terapias-alvo dirigidas ganharam espaço, assim como a necessidade de conhecê-los e manejá-los adequadamente. Nesse sentido, um crescente número de toxicidades afetando a mucosa oral e os ossos gnáticos tem sido relatado, embora as bases patológicas de diversas dessas condições continuem pouco compreendidas até o momento.

Outra emergente terapia – a imunoterapia –, que utiliza a resposta antitumoral do próprio sistema imune no tratamento do câncer, vem obtendo enorme destaque nos últimos anos, em grande parte impulsionada pela criação de fármacos dirigidos a receptores imunológicos (pontos de checagem imunológica). Estes medicamentos têm por função a inibição de vias de sinalização que regulam negativamente a resposta imune adaptativa mediada por linfócitos T sobre as células neoplásicas. Apesar dos resultados encorajadores para a utilização dessas terapias no tratamento de alguns tipos de câncer, como o melanoma metastático e o carcinoma de pulmão não pequenas células, eventos adversos imunorrelacionados também têm sido associados a essas terapias. Portanto, de semelhante modo, o entendimento e o controle desses efeitos adversos possibilitam a melhora da tolerância ao tratamento e a manutenção da qualidade de vida dos pacientes durante sua vigência.

O objetivo principal deste capítulo é descrever as principais toxicidades orais e maxilofaciais associadas às terapias-alvo e imunoterapias em fase de teste ou já aprovadas para uso clínico no tratamento de diversas neoplasias malignas, além de discutir as estratégias de prevenção e manejo desses eventos adversos. É oportuno mencionar que os conhecimentos sobre este tópico estão em constante atualização com o contínuo desenvolvimento de novos fármacos, novas aplicações de medicamentos já existentes, assim como o reconhecimento e a descrição de novas toxicidades. Portanto, encorajamos que a leitura deste capítulo seja feita em conjunto com a literatura científica disponível mais recente sobre este tópico. Neste capítulo você encontrará uma tabela resumida com informações básicas sobre os principais fármacos aqui discutidos (Quadro 13.1).

Terapias-alvo

Como mencionado, este grupo consiste em fármacos dirigidos a moléculas de vias de sinalização envolvidas na progressão tumoral, em sua maioria, inibidores de tirosinoquinase (ITQ) e anticorpos monoclonais.

Inibidores de mTOR (mammalian target of rapamycin)

A via de sinalização PI3K/AKT/mTOR encontra-se anormalmente ativada em uma série de neoplasias malignas, o que a torna um importante alvo terapêutico. As proteínas do tipo *mammalian target of rapamycin* (mTOR), envolvidas nesta

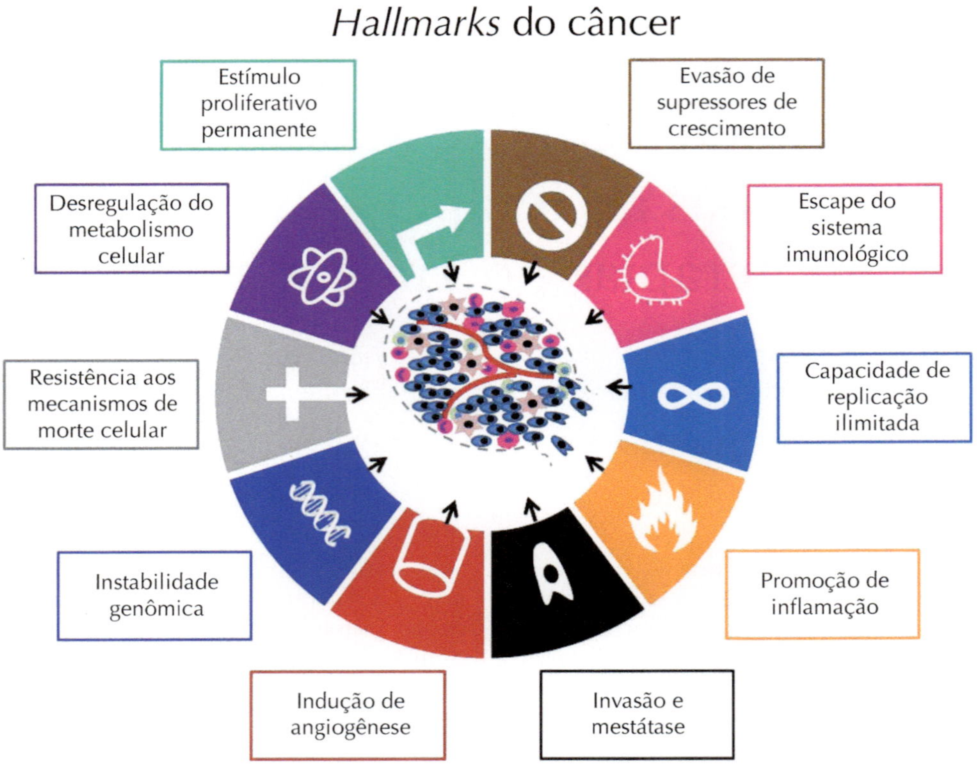

FIGURA 13.1 Os dez *hallmarks* do câncer. Adaptada de Hanahan *et al.*, 2015.

via, funcionam como serino-treoninoquinases e são responsáveis pela regulação de múltiplos eventos celulares em processos fisiopatológicos complexos que regulam atividades como crescimento, proliferação, mobilidade e sobrevivência celular. Atualmente, 3 inibidores de mTOR são aprovados para uso no tratamento de algumas neoplasias malignas: everolimo, tensirolimo e ridaforolimo.

Estomatite associada a inibidores de mTOR

Lesões orais relacionadas à rapamicina (sirolimo) utilizada como imunomodulador em pacientes transplantados já haviam sido descritas anteriormente; no entanto, a caracterização deste evento adverso no contexto oncológico ocorreu apenas em 2010, quando Sonis *et al.* descreveram os primeiros casos de pacientes oncológicos que desenvolveram ulcerações aftoides associadas ao uso do inibidor de mTOR, ridaforolimo (anteriormente deferolimo). A incidência da estomatite associada a inibidores de mTOR (EAIm) é bastante variável segundo os estudos no tema. Uma revisão sistemática recente apontou que a incidência geral (qualquer grau) de estomatite relacionada ao inibidor de mTOR everolimo é de aproximadamente 25%, e que a incidência de casos graves (graus 3 a 4) é de 6%. Para o tensirolimo a incidência geral é de aproximadamente 27% e a incidência de casos graves (graus 3 a 4) é de 4%. Por fim, a incidência geral e de EAIm graus 3 a 4 é de 55 e 6%, respectivamente, quando relacionadas ao deferolimo.

A EAIm é considerada a toxicidade mais comum e dose-limitante associada aos inibidores de mTOR, o que confere um importante impacto negativo sobre a qualidade de vida desses pacientes e uma capacidade de diminuir sua tolerância ao tratamento e a necessidade de ajustes de dose ao longo do tratamento. A EAIm pode chegar a representar o motivo pelo qual mais de 10% dos pacientes interrompem o tratamento com inibidores de mTOR. Também é observada maior incidência desta toxicidade (todos os graus de EAIm) nas pacientes com câncer de mama metastático tratadas com o inibidor de mTOR, everolimo, e o inibidor de aromatase, exemestano, chegando a afetar até 67% dessas pacientes. A combinação desses dois medicamentos também tornou a EAIm o principal evento adverso grave a acometer essas pacientes, levando à redução de doses e à interrupção do tratamento mais frequentemente.

Em geral, a EAIm ocorre logo no primeiro ciclo de tratamento, após cerca de 10 dias da administração do fármaco. É importante mencionar que, em virtude de sua administração oral em geral contínua, a EAIm pode perdurar durante diversos ciclos de tratamento, sem remissão, se não identificada adequadamente. Recidivas podem ocorrer em até 40% dos casos após um primeiro episódio de EAIm, embora tanto a incidência quanto a gravidade dos casos diminuam significativamente ao longo dos ciclos de tratamento subsequentes. Isto ocorre, provavelmente, porque após os primeiros eventos, os pacientes tornam-se mais conscientes e orientados sobre a EAIm, procurando medidas preventivas ou de manejo logo após o reaparecimento das lesões.

A EAIm caracteriza-se pelo aparecimento de úlceras superficiais dolorosas, isoladas ou múltiplas, bem delimitadas e de formato circular ou ovoide. As úlceras medem poucos milímetros no seu maior diâmetro (normalmente menos do que 0,5 cm), revelando uma área central acinzentada e são, frequentemente, circundadas por um halo eritematoso marcante, sendo clinicamente muito semelhantes às lesões da estomatite

CAPÍTULO 13 | Toxicidades Orais e Maxilofaciais Associadas às Terapias-alvo e Imunoterapias no Tratamento do Câncer

QUADRO 13.1 Principais terapias-alvo e imunoterapias relacionadas a toxicidades orais e maxilofaciais.

CLASSE DE TERAPIA-ALVO/IMUNOTERAPIA	MEDICAMENTO	MECANISMO DE AÇÃO	INDICAÇÃO	NOME COMERCIAL
Inibidores de mTOR	Everolimo	ISTQ contra mTOR	SEGA PNET Câncer de mama RE+/RP+/HER2– Carcinoma renal avançado	Afinitor® Afinitor Disperz®
	Tensirolimo		Carcinoma renal avançado	Torisel®
Inibidores de EGFR (HER1) e pan-HER	Cetuximabe	Anticorpo monoclonal contra EGFR	Câncer colorretal Câncer de cabeça e pescoço	Erbitux®
	Panitumumabe		Câncer colorretal	Vectibix®
	Erlotinibe	ITQ contra EGFR	Câncer de pulmão não pequenas células Câncer pancreático	Tarceva®
	Gefitinibe		Câncer de pulmão não pequenas células	Iressa®
	Lapatinibe	ITQ contra HER1 e HER2	Câncer de mama HER2+	Tyverb®
	Trastuzumabe entansina	Anticorpo monoclonal contra HER2 conjugado ao quimioterápico entansina	Câncer de mama HER2+	Kadcyla®
	Afatinibe	ITQ contra HER1, HER2, HER3 e HER4	Câncer de pulmão não pequenas células	Giotrif®
	Dacomitinibe	ITQ irreversível contra HER1, HER2 e HER4	Câncer de pulmão não pequenas células	Vizimpro®
Antiangiogênicos	Bevacizumabe	Anticorpo monoclonal contra VEGF	Câncer de mama HER– Câncer de pulmão não pequenas células Câncer de ovário Glioblastoma Câncer de colo uterino Câncer colorretal Carcinoma renal	Avastin®
	Ziv-aflibercepte	Proteína de fusão recombinante contra VEGF	Câncer colorretal avançado	Zaltrap®
	Axitinibe	ITQ contra VEGFR 1-3	Carcinoma renal	Inlyta®
	Cabozantinibe	ITQ contra VEGFR, *AXL, RET, MET*	Carcinoma hepatocelular Carcinoma renal Carcinoma medular de tireoide	Cabometyx® Cometriq®
Antiangiogênicos	Pazopanibe	ITQ contra VEGFR 1-3, PDGRF α β, *c-kit*	Carcinoma renal Sarcoma	Votrient®
	Sorafenibe	ITQ contra VEGFR 2-3, PDGRF β, *c-kit, RET, RAF,* FLT3	Carcinoma hepatocelular Carcinoma de células renais Carcinoma de tireoide	Nexavar®
	Sunitinibe	ITQ contra VEGFR 1-3, PDGRF α β, *c-kit, RET,* FLT3, CSF-1R	Carcinoma de células renais metastático GIST avançado	Sutent®
Inibidor de *BCR-ABL*	Imatinibe	ITQ contra *BCR-ABL,* PDGRF α β, *c-kit,* CSF-1R, receptores SCF	Leucemia mieloide crônica Leucemia linfoide aguda GIST Mielodisplasia	Glivec®
Inibidores de *BRAF*	Dafrafenibe	ISTQ contra *BRAF*	Melanoma	Tafinlar®
	Vemurafenibe			Zelboraf®
Inibidor de ALK	Crizotinibe	ITQ contra ALK, *MET, ROS1*	Câncer de pulmão não pequenas células	Xalkori®
Inibidor da via *Hedgehog*	Vismodegibe	Inibidor da proteína SMO	Carcinoma de células basais	Erivedge®
Inibidores dos pontos de checagem imunológica	Nivolumabe	Anti-PD-1	Melanoma	Opdivo®
	Pembrolizumabe		Câncer de pulmão não pequenas células	Keytudra®
	Atezolizumabe	Anti-PDL-1	Câncer de pulmão não pequenas células metastático Carcinoma urotelial	Tecentriq®
	Ipilimumabe	Anti-CTLA-4	Melanoma	Yervoy®

Abreviações: ISTQ: inibidor de serinotreoninoquinase; SEGA: astrocitoma de células gigantes subependimal; PNET: tumor neuroectodérmico primitivo; RE: receptor de estrogênio; RP: receptor de progesterona; ITQ: inibidor de tirosinoquinases; HER: receptor do fator epidérmico humano; EGFR: receptor do fator de crescimento epidérmico; VEGF: fator de crescimento endotelial vascular; VEGFR: receptor de VEGF; PDGFR: receptor de fator de crescimento derivado de plaquetas.

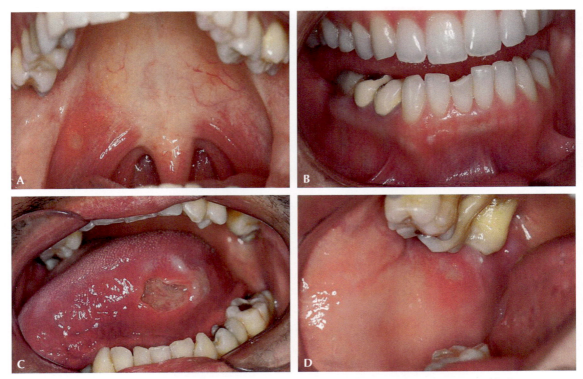

FIGURA 13.2 **A** e **B**. Mesma paciente em uso de everolimo para o tratamento de um carcinoma neuroendócrino, apresentando lesões aftoides com marcante halo eritematoso, afetando o palato mole à direita **(B)** e a mucosa alveolar inferior na região entre os dentes #42 e #43 **(B)**. **C** e **D**. Mesmo paciente em tratamento para um linfoma não Hodgkin em uso de everolimo, apresentando uma extensa ulceração profunda em borda lateral esquerda da língua **(C)**, inicialmente compatível com uma EAIm, porém cronificada pelo traumatismo do dente #36 na região **(C)**. Notava-se também uma ulceração rasa e halo eritematoso associado na mucosa jugal direita **(D)**.

aftosa recorrente. Lesões de maiores dimensões, como as "aftas maiores", ou um padrão de lesões do tipo herpetiforme também podem ser encontradas, porém menos comumente. As lesões afetam principalmente a mucosa não queratinizada da cavidade oral e orofaringe, incluindo as mucosas jugais, o palato mole, as bordas laterais da língua, o ventre lingual e o assoalho bucal (Figura 13.2). A mucosa gastrintestinal parece ser poupada deste evento adverso.

Em geral, a classificação desta toxicidade utilizada nos estudos clínicos a fim de relatar as incidências de EAIm é baseada no sistema National Cancer Institute Common Terminology Criteria for Adverse Events, versão 4.0 (NCI CTCAE v4.0), confeccionado originalmente para a avaliação da mucosite oral (Tabela 13.1).

Apesar de sua ampla aceitação, alguns autores salientam a possibilidade de esse sistema subestimar o impacto negativo das lesões da EAIm sobre a qualidade de vida e de tolerância ao tratamento, que, a despeito do tamanho, podem ser extremamente dolorosas, sem inabilitar a alimentação por via oral (VO) dos pacientes como pode ocorrer na mucosite rádio ou quimioinduzida. Outras classificações mais específicas para esta condição são descritas, incluindo a que foi proposta por Boers-Lalla, que avalia critérios subjetivos como a dor, e critérios objetivos como a apresentação clínica das lesões e a duração das mesmas (Tabela 13.2).

A prevenção da EAIm inicia-se com a promoção da saúde bucal e a avaliação bucal prévia ao tratamento. É necessário o exame intraoral para detecção e eliminação de potenciais fontes de traumatismo ou lesões orais preexistentes. Poucos estudos sobre medidas efetivas na prevenção da EAIm estão disponíveis na literatura; no entanto, um estudo clínico randomizado fase II (SWISH, 2017) revelou diminuição significativa da incidência de EAIm grau 2 em pacientes com câncer de mama metastático positivo para receptores hormonais e negativos para HER2, tratadas com everolimo e exemestano, utilizando-se bochechos contendo solução de dexametasona 0,5 mg/5 mℓ sem álcool. Comparando os resultados obtidos nesse estudo com a incidência de EAIm observada no estudo clínico BOLERO-2, que apresentava o mesmo perfil de pacientes, porém sem nenhuma medida preventiva para EAIm, os índices de EAIm grau 2 diminuíram de 20% para 2% com o uso dos bochechos contendo corticosteroide.

Para o tratamento da EAIm, nos casos de estomatite leve (grau 1) nenhuma intervenção costuma ser necessária, a não ser recomendações de higiene oral, cuidados relacionados à alimentação e evitar hábitos deletérios. Para o tratamento da EAIm grau 2, é preconizado o uso corticosteroides tópicos como soluções à base de dexametasona (0,1 mg/mℓ). Para lesões isoladas o uso de corticosteroides de alta potência, como o gel de clobetasol 0,05%, também pode apresentar um resultado bastante satisfatório. Em lesões persistentes ou refratárias, a combinação de injeções intralesionais de corticosteroides como a triancinolona em associação a corticosteroides tópicos de alta potência pode ser utilizada como alternativa. O uso da fotobiomodulação (FBM) com o emprego de *laser* de baixa potência associado a corticosteroides tópicos também se mostra eficiente, uma vez que pode apresentar redução dos níveis de dor em conjunto com a estimulação do reparo tecidual. Nos casos de EAIm grau 3, a redução da dose da medicação ou até mesmo a interrupção do tratamento

TABELA 13.1
ESCALA DE MUCOSITE NCI CTCAE V4.0.

Evento adverso	Grau 0	Grau 1	Grau 2	Grau 3	Grau 4
Mucosite	–	Eritema assintomático da mucosa ou sintomas leves	Ulceração superficial com dor moderada que não interfere na ingestão alimentar	Ulcerações confluentes ou formação de pseudomembranas associadas a dor grave que interfere na ingestão alimentar	Necrose tecidual, sangramento espontâneo significativo e sintomas associados com risco à vida eminente

NCI CTCAE v4.0: National Cancer Institute Common Terminology Criteria for Adverse Events, versão 4.0.

TABELA 13.2
ESCALA DE EAIm PROPOSTA POR BOERS-LALLA.

Evento adverso	Grau 0	Grau 1	Grau 2	Grau 3
Critérios subjetivos				
EAIm Sintomático/funcional	Ausência de dor associada	Dor oral ou orofaríngea relacionada à EAIm <2 (EVA 0-10) nas últimas 24h	Dor oral ou orofaríngea relacionada à EAIm 2-5 (EVA 0-10) nas últimas 24h	Dor oral ou orofaríngea relacionada à EAIm >6 (EVA 0-10) nas últimas 24h
Critérios objetivos				
EAIm Exame clínico	Ausência de alterações relacionadas à EAIm (sem eritema ou ulceração)	Eritema oral e/ou orofaríngeo relacionado à EAIm mas sem presença de ulceração	Ulceração oral e/ou orofaríngea relacionada à EAIm com duração < 7 dias	Ulceração oral e/ou orofaríngea relacionada à EAIm, com pelo menos uma ulceração persistindo ≥ 7 dias

EAIm: estomatite associada a inibidores de mTOR; EVA: escala visual analógica.

TABELA 13.3
RECOMENDAÇÕES PARA O MANEJO DA EAIm SEGUINDO A ESCALA NCI CTCAE V4.0.

Grau 1	• Cuidados básicos e controle sintomático • Sem necessidade de modificações da dieta
Grau 2	• Controle sintomático e cuidados de suporte: corticosteroides tópicos, FBM • Modificações da dieta • Ajuste da dose pode ser necessário
Grau 3	• Controle sintomático e cuidados de suporte: corticosteroides tópicos, FBM, soluções anestésicas ou analgésicas potentes, analgésicos sistêmicos • Modificação da dieta • Ajuste da dose ou suspensão do tratamento pode ser necessário
Grau 4	• Suspensão do tratamento e cuidados de suporte imediatos

NCI CTCAE v4.0 – National Cancer Institute Common Terminology Criteria for Adverse Events, versão 4.0; EAIm: estomatite associada a inibidores de mTOR; FBM: fotobiomodulação.

podem ser necessários. A utilização de corticosteroides sistêmicos pode ser empregada em conjunto com corticosteroides tópicos. Nos casos de estomatite grau 4, o tratamento deve ser suspenso com a instituição de medidas de cuidado intensivo imediato (ver Tabela 13.3).

O controle da dor em qualquer um destes casos pode ser obtido com a aplicação de produtos à base de anestésicos tópicos, soluções contendo analgésicos potentes, anti-inflamatórios não esteroidais, além de analgésicos sistêmicos de ação periférica ou central.

Modificações no esquema de dosagem dos inibidores de mTOR, assim como a interrupção do tratamento ou suspensão completa, estarão condicionadas à gravidade desse evento adverso, à recorrência das lesões e ao tempo de recuperação do paciente. Essas tomadas de decisão são de competência da equipe de oncologistas responsáveis, o que torna o acompanhamento e o suporte odontológico de rotina essenciais para a detecção de pacientes em risco.

Apesar de os termos mucosite e estomatite serem utilizados como sinônimos com bastante frequência, isso deve ser evitado. A mucosite é classificada como uma inflamação da mucosa ocasionada pelos efeitos das terapias antineoplásicas [QT e radioterapia (RDT)], geralmente caracterizada por ulcerações. Estomatite consiste em um termo mais genérico e se refere a qualquer inflamação/ulceração da mucosa oral, podendo ser causada por patógenos (bactérias, vírus e fungos), por condições inflamatórias, agentes irritantes, traumatismo ou pode até mesmo não apresentar um fator ou agente causal aparente (idiopático), como no caso da "estomatite aftosa recorrente". No contexto do tratamento oncológico, o termo estomatite vem sendo preferido quando nos referimos à inflamação da mucosa oral associada a terapias-alvo. Nestes casos, um padrão muito semelhante ao da estomatite aftosa recorrente é observado, sendo representado por lesões pequenas (< 0,5 cm), bem definidas, apresentando um halo eritematoso marcante e frequentemente associadas a dor importante. Essa condição parece diferir não somente em sua apresentação clínica, como também no seu potencial de disfunção e resposta terapêutica. Dificilmente essas lesões afetam a mucosa orofaríngea ou são capazes de causar disfagia importante, levando à incapacidade de ingestão oral de alimentos, como ocorre na mucosite radioinduzida e na mucosite induzida por QT citotóxica convencional. Por fim, apesar da limitada resposta dos casos de mucosite oral a múltiplos tipos de tratamento já testados, os quadros de estomatite associada a terapias-alvo costumam responder satisfatoriamente ao tratamento com corticosteroides, tópicos ou sistêmicos, e à FBM.

Disgeusia

A disgeusia, que se configura em distorção ou diminuição do paladar, pode ser notada em 9 a 32% dos pacientes em uso de everolimo e menos frequentemente em alguns casos de pacientes em uso de tensirolimo. Apesar disso, nenhum tratamento costuma ser necessário e quase sempre não melhora esta condição.

Trata-se de uma toxicidade bastante desconfortável apesar de tolerável; portanto, apenas medidas nutricionais e de monitoramento do peso são sugeridas, uma vez que alguns pacientes podem apresentar risco de desnutrição. A diminuição da exposição a outros fatores que contribuem para alterações do paladar, como higiene oral inadequada, tabagismo e infecções orais, é importante para evitar potencialmente este efeito adverso.

Osteonecrose relacionada a medicamentos

Alguns casos esporádicos de osteonecrose relacionada a medicamentos (ONM) dos maxilares relacionados ao uso de everolimo e tensirolimo, principalmente quando associado à terapia com agentes antirreabsortivos, já foram relatados. Os principais fatores envolvidos na patogênese desta condição são mais bem discutidos a seguir, no item Antiangiogênicos.

Inibidores de EGFR e pan-HER

O receptor do fator de crescimento epidérmico (EGFR; ErbB-1; HER1 em humanos) consiste no receptor de membrana para os membros da família dos fatores de crescimento epidérmico (EGF), do qual também fazem parte outros 3 receptores do tipo tirosinoquinase da família de receptores ErbB: HER2/c-neu (ErbB-2), HER3 (ErbB-3) e HER4 (ErbB-4). Mutações afetando a atividade de HER2 e EGFR ou gerando sua hiperexpressão são descritas em algumas neoplasias malignas, tornando-as alvos moleculares de interesse no tratamento de alguns tipos de câncer, como o câncer de mama, o câncer colorretal, o adenocarcinoma de pulmão e os carcinomas espinocelulares (CEC) da cabeça e do pescoço.

Inibidores de tirosinoquinases EGFR/HER1

Mucosite oral é relatada em até 20% dos pacientes em uso de erlotinibe e em até 24% dos pacientes em uso de gefitinibe. Apesar disso, mucosite oral grave (graus 3 a 4) é um evento extremamente raro, não sendo necessárias modificações de dose normalmente.

Inibidores de tirosinoquinases pan-HER

Por outro lado, a geração de inibidores pan-HER é responsável por maior incidência de mucosite oral, podendo variar de 25 a 72%. A taxa de mucosite grave (graus 3 a 4) é maior neste grupo e pode chegar a quase 9% para o afatinibe e o dacomitinibe, sendo mais frequente a necessidade de modificações de dose ou descontinuação do tratamento.

Anticorpos monoclonais anti-EGFR

Quando utilizados isoladamente como monoterapia, os anticorpos monoclonais anti-EGFR cetuximabe e panitumumabe apresentam menor incidência de mucosite oral do que os ITQs do mesmo grupo. No entanto, esses medicamentos são muitas vezes combinados a quimioterápicos, o que aumenta seu potencial de lesão à mucosa oral. Isoladamente, a incidência de mucosite oral com o cetuximabe e o panitumumabe pode chegar a 7 e 5%, respectivamente. No entanto, essa incidência pode variar conforme a associação com outros protocolos quimioterápicos. Seu uso como monoterapia raramente é relacionado a graus graves de mucosite oral (< 1%); porém, em uma revisão sistemática avaliando o risco de mucosite graus 3 a 4 em pacientes em uso desses anticorpos monoclonais para tratamento de câncer colorretal avançado em qualquer combinação, foi detectado um risco 3,4 vezes maior de desenvolver este evento adverso, e uma incidência de 8% em relação aos pacientes dos grupos submetidos a um braço controle.

Na experiência clínica do nosso serviço, observamos um crescente número de casos de pacientes apresentando lesões aftoides associadas ao tratamento de tumores colorretais avançados tratados com panitumumabe e irinotecano como segunda linha de tratamento em pacientes sem mutação para *KRAS* refratários ao tratamento quimioterápico inicial baseado em fluoropirimidinas (Figura 13.3).

As lesões orais apresentam um padrão idêntico ao daquelas observadas nos pacientes em uso de inibidores de mTOR e respondem ao tratamento com corticosteroides tópicos e FBM, o que confirma a sugestão de que outros fármacos utilizados como terapias-alvo apresentam potencial de gerar padrões de estomatite como a EAIm, embora este evento seja muitas vezes relatado como mucosite oral nos estudos clínicos disponíveis. Na maioria desses casos, as ulcerações aftoides também eram acompanhadas de *rash* cutâneo, incluindo do tipo acneiforme, afetando principalmente a pele de face e tronco dos pacientes. Outros pacientes também apresentavam lesões atróficas eritematosas e dolorosas em dorso e bordas laterais da língua semelhantes a áreas isoladas de estomatite migratória benigna (Figura 13.4).

No tratamento de CECs de cabeça e pescoço, a associação do cetuximabe com a RDT ou rádio-QT também tem sido utilizada. Apesar de alguns estudos indicarem que o risco de mucosite grave (graus 3 a 4) nestes casos não aumenta em

CAPÍTULO 13 | Toxicidades Orais e Maxilofaciais Associadas às Terapias-alvo e Imunoterapias no Tratamento do Câncer 161

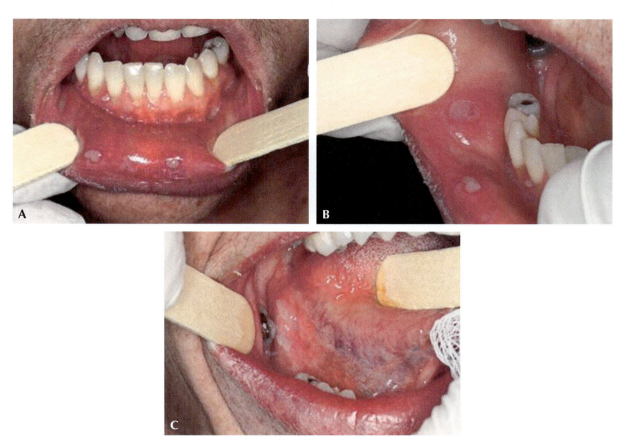

FIGURA 13.3 A a C. Paciente com adenocarcinoma de cólon avançado (*RAS* selvagem) em vigência de irinotecano em associação a panitumumabe como segunda linha de tratamento. Note as múltiplas lesões ulceradas ovais/circulares de padrão aftoide acometendo a mucosa labial inferior (**A** e **B**) e o assoalho bucal posterior direito (**C**).

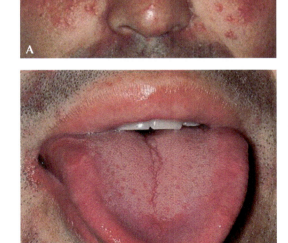

FIGURA 13.4 A e B. Paciente com adenocarcinoma de cólon avançado (*RAS* selvagem) apresentando um evidente *rash* cutâneo acneiforme na pele da face (**A**) e lesões atróficas eritematosas e dolorosas nas bordas laterais e anterior da língua com extensão para o dorso, em um padrão que lembra a glossite migratória benigna (**B**).

decorrência da adição do cetuximabe, experiências de alguns especialistas e de centros de referência no manejo de toxicidades orais em pacientes oncológicos observam, na prática, maior gravidade nestes casos. Experiências individuais da nossa equipe corroboram a ideia de que quadros de mucosite oral grave podem ser mais comumente observados e podem acometer sítios anatômicos intraorais menos usuais para a mucosite rádio ou radioquimioinduzida. A despeito desta discussão, os índices de mucosite oral grave (graus 3 a 4) são de aproximadamente 60% nestes casos.

Clinicamente, as lesões decorrentes do uso de ITQs de EGFR/HER e dos anticorpos monoclonais anti-EGFR podem apresentar-se de diferentes maneiras. São relatados casos de eritema da mucosa oral em diferentes graus, lesões superficialmente ulceradas e úlceras do tipo aftoide semelhantes às encontradas na EAIm, embora ulcerações mais profundas e irregulares possam ser observadas quando estes medicamentos são combinados com quimioterápicos convencionais. Lesões afetando todas as localizações da cavidade oral são relatadas, apesar da predileção pelas mucosas não queratinizadas. O lábio está comumente afetado, podendo apresentar eritema, lesões descamativas, erosivas e queilite angular. Os sintomas associados mais comuns são sensibilidade da mucosa oral, dor e desconforto com a alimentação.

Os casos de mucosite oral induzida pelos anticorpos monoclonais anti-EGFR em associação à RDT ou à rádio-QT podem apresentar extensas lesões ulceradas acometendo ambas as mucosas, não queratinizada e queratinizada, diferentemente da mucosite oral radioinduzida, em que prevalecem lesões nas mucosas sem queratinização. A mucosa labial e os lábios são comumente afetados nestes casos, apesar de estas localizações receberem menores doses cumulativas de radiação normalmente. Esta toxicidade costuma gerar um importante impacto negativo funcional e na qualidade de vida do paciente, demandando maiores vigilância e cuidados orais, principalmente devido ao risco de complicações importantes como risco nutricional, desidratação, sangramento e infecções.

Como medidas preventivas para os quadros de estomatite e mucosite oral induzidas por estes medicamentos também são indicadas manutenção da higiene oral e adequação bucal com remoção de focos de infecção e traumatismo. O último guia de práticas clínicas da European Society of Medical Oncology (ESMO) sugere o tratamento desta condição com corticosteroides (tópicos, intralesionais ou sistêmicos) e bochechos à base de morfina 0,2% ou doxepina para controle sintomático das lesões, assim como na EAIm. Apesar de não haver consenso sobre os protocolos a serem utilizados, acreditamos que a utilização da FBM com *laser* de baixa potência pode, semelhantemente aos casos de mucosite radioinduzida e radioquimioinduzida, amenizar os sintomas decorrentes destas lesões e acelerar o processo de regeneração da mucosa oral.

Geralmente, modificações no esquema de dosagem são necessárias nos casos de mucosite grau 3 induzida por ITQs e anticorpos monoclonais. Nos casos de mucosite oral induzida pela combinação de anticorpos monoclonais anti-EGFR e RDT ou rádio-QT, a suspensão do tratamento costuma ser necessária em graus graves (3 a 4) desta condição.

Antiangiogênicos

Este grupo de medicamentos tem por principal finalidade a inibição de moléculas que participam no processo de angiogênese (formação de vasos sanguíneos a partir dos preexistentes no microambiental tumoral), possibilitando a nutrição das células neoplásicas. Estão incluídos neste grupo os anticorpos monoclonais direcionados ao fator de crescimento endotelial vascular (VEGF), bevacizumabe e ramucirumabe, a proteína de fusão recombinante ziv-aflibercepte, além de diversos ITQs direcionados a múltiplos receptores com potencial angiogênico (receptor de fator de crescimento endotelial vascular – VEGFR, receptor de fator de crescimento derivado de plaquetas – PDGFR, e de múltiplas outras vias de sinalização associadas), como sunitinibe, sorafenibe, pazopanibe, axitinibe e cabozantinibe.

Estomatite

A incidência de estomatite associada a medicamentos antiangiogênicos pode chegar aos 30% em alguns casos. Embora esta taxa seja variável, a incidência geral de qualquer grau de estomatite em pacientes em vigência de medicamentos antiangiogênicos é menor do que a relatada para a EAIm.

Os medicamentos mais comumente associados à estomatite neste grupo são o sunitinibe, com uma frequência que varia de 16 a 27%, e o cabozantinibe, que pode chegar a quase 30% dos pacientes em estudos clínicos do gênero. O sorafenibe, também associado a quadros de estomatite, é relatado em menor frequência nos estudos, mas pode variar de 7 a 19% dos casos. Por sua vez, a incidência de estomatite grave (grau ≥ 3) raramente é relatada para os ITQs multialvo, não ultrapassando 4% dos casos, e a estomatite é fracamente associada aos inibidores de VEGF e VEGFR.

O aspecto clínico é variável e inclui desde lesões eritematosas a ulcerações bem-delimitadas de padrão aftoide semelhantes às observadas em pacientes em uso de inibidores de mTOR. Um padrão de úlceras lineares também pode ser observado em menor frequência em pacientes em uso de sunitinibe e sorafenibe. Os sintomas associados também são, de semelhante forma, diversos e podem incluir sensibilidade da mucosa oral, alterações do paladar e dor associada com sensação de queimação e ardência exacerbada principalmente por alimentos quentes, condimentados e ácidos.

Uma alteração peculiar pode ser observada nos pacientes em uso de alguns desses ITQs, como o sunitinibe e o sorafenibe, em que um padrão de hipersensibilidade, queimação/ardência ou dor afetando a mucosa oral pode ser descrito, mesmo na ausência de sinais clínicos de inflamação como eritema ou ulceração, classificado como uma forma de disestesia oral relacionada a esses medicamentos. No entanto, a etiologia desta condição ainda é pouco compreendida.

Os cuidados de prevenção e o manejo dos casos de estomatite associada a medicamentos antiangiogênicos é o mesmo que para as demais estomatites mencionadas anteriormente. Nos casos de sensibilidade da mucosa oral, podem ser necessárias modificações na alimentação e a remoção de fatores irritantes.

Disgeusia

A disgeusia é o segundo evento oral adverso mais comum em pacientes utilizando ITQs multialvo. Os medicamentos mais frequentemente relacionados a esta toxicidade são o sunitinibe e o cabozantinibe, podendo chegar a 50% e 35%, respectivamente. Casos graves são extremamente raros.

Nenhuma intervenção costuma ser necessária, embora monitoramento do peso e acompanhamento nutricional sejam recomendados nestes pacientes.

Glossite migratória benigna

Casos de glossite migratória benigna foram observados inicialmente em pacientes em vigência de bevacizumabe, sendo posteriormente associados a outros inibidores de angiogênese como sorafenibe, sunitinibe, pazopanibe e axitinibe (Figura 13.5).

Apesar de esta alteração da normalidade ser geralmente assintomática, casos relacionados a medicamentos antiangiogênicos podem estar associados a dor moderada ou sensibilidade exacerbada por alguns alimentos. Esta alteração regride gradativamente após a interrupção da terapia-alvo; porém, o tempo pode ser variável. Modificações de dose da terapia ou interrupção não costumam ser necessárias, e nos casos sintomáticos o tratamento com soluções à base de corticosteroides, aplicação de corticosteroides tópicos de alta potência e tacrolimo 0,1% apresenta resultados satisfatórios.

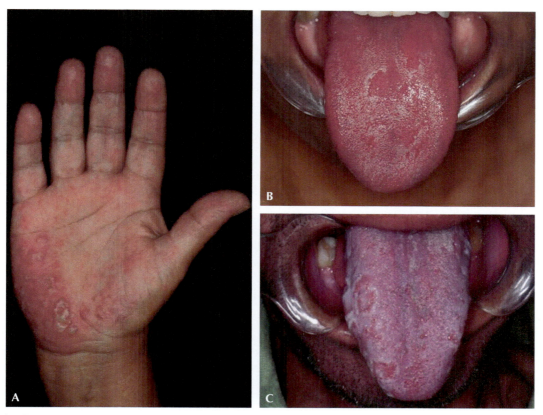

FIGURA 13.5 **A e B.** Mesma paciente com um carcinoma metastático de tireoide em tratamento com sorafenibe, apresentando eritrodisestesia palmar (síndrome mão-pé) na forma de erupções bolhosas dolorosas e lesões atróficas bem delimitadas compatíveis com glossite migratória benigna relacionada a medicamentos antiangiogênicos em dorso lingual associada. **C.** Outro paciente com carcinoma hepatocelular avançado em uso de sorafenibe apresentando áreas atróficas de despapilação circunscrita compatíveis com glossite migratória benigna relacionada a medicamentos antiangiogênicos.

Hemorragia e retardo cicatricial

Alterações na permeabilidade vascular decorrentes dos efeitos destes medicamentos são responsáveis por sangramentos mucocutâneos, que podem ocorrer em 20 a 40% dos pacientes em uso de bevacizumabe, principalmente de origem nasal. Retardo na cicatrização após procedimentos cirúrgicos também são relatados em pacientes em uso de sunitinibe e bevacizumabe. Poucos dados referentes aos riscos decorrentes de procedimentos cirúrgicos orais, como extrações dentárias, estão disponíveis na literatura. De semelhante modo, a indicação da suspensão temporária destes medicamentos antes e após os procedimentos cirúrgicos necessários é controversa e desprovida de embasamentos científicos até este momento. No entanto, essas informações devem ser consideradas quando procedimentos desta natureza forem necessários.

Osteonecrose dos maxilares relacionada a medicamentos

Além dos medicamentos antirreabsortivos, após os primeiros relatos de ONM associados ao inibidor de VEGF bevacizumabe em 2018, o número de agentes com potencial antiangiogênico relacionados a este evento adverso vem crescendo ao longo do tempo. Assim como o bevacizumabe, outros medicamentos como os agentes antiangiogênicos sunitinibe e sorafenibe e os inibidores de mTOR everolimo e tensirolimo já são reconhecidos como medicamentos associados à ONM, segundo um painel de revisores da academia americana de cirurgiões orais e maxilofaciais atualizada no último *position paper* de 2014. No entanto, há novos relatos de casos envolvendo outros medicamentos, aumentando, dessa forma, a lista de medicações associadas à ONM.

Estudos clínicos apontaram inicialmente maior incidência de casos de ONM em pacientes com tumores sólidos tratados previamente com antirreabsortivos, bifosfonatos e/ou denosumabe, em conjunto com antiangiogênicos quando comparados a pacientes que fizeram uso somente de antirreabsortivos (3% *versus* 1,4%). Esta observação foi validada posteriormente por outros estudos, principalmente envolvendo pacientes com câncer renal avançado, nos quais um aumento de até 10% pôde ser observado quando pacientes utilizavam bifosfonatos e antiangiogênicos associados, mostrando um incremento do risco ainda maior após 2 anos. Alguns autores também destacaram uma frequência relativamente alta de pacientes com câncer renal metastático em uso de antiangiogênicos, que chegou a atingir 29% dos casos, quando medidas preventivas ainda não eram instituídas como rotina para este perfil de pacientes. Esta observação tem sido explicada principalmente pelo aumento da sobrevida desses pacientes, com a introdução de múltiplas linhas de tratamento baseado em medicamentos com ação antiangiogênica e, coincidentemente, maior chance de este evento ocorrer nesta população. A associação de medicamentos mais comum dentre os pacientes que desenvolvem esta condição é de ácido zolendrônico e sunitinibe. Atualmente, uma frequência estimada em 4,5% dos pacientes com ONM pode ser verificada em pacientes com câncer renal metastático, corroborando as evidências prévias. No entanto, essa associação só pôde ser comprovada após relatos de casos de pacientes em uso desses medicamentos como monoterapia e sem uso prévio de antirreabsortivos que pudessem explicar a indução de exposições ósseas.

Além dos medicamentos anteriormente mencionados, casos de ONM foram relatados em pacientes em uso do inibidor de VEGF, aflibercepte, utilizado no tratamento de câncer colorretal metastático, assim como em pacientes em uso do inibidor tirosinoquinase, cabozantinibe, utilizado no tratamento de câncer medular de tireoide mais recentemente. A correlação entre os casos de inibidores de mTOR e ONM tem sido interpretada sob a perspectiva de que a supressão desta via também apresenta uma importante ação antiangiogênica. Dentre os inibidores de mTOR envolvidos em relatos de ONM em pacientes oncológicos estão o everolimo e o tensirolimo.

Ainda hoje, a patogênese da ONM continua pouco compreendida, embora a teoria de que múltiplos fatores agem sinergicamente tenha ganhado força nos últimos anos. Além da hipótese exclusiva sobre os efeitos de inibição da atividade osteoclástica, foram adicionados a essa equação os potenciais efeitos antiangiogênicos que também são bem conhecidos para os bifosfonatos, alterações no sistema imunológico, entre outros. Adicionalmente, embora tenha se tentado estabelecer diferenças nos padrões clínicos observados nos casos relacionados a antirreabsortivos em comparação aos casos relacionados a antiangiogênicos, poucas são as conclusões obtidas. Apesar disso, alguns autores sugerem que os casos de ONM associados a antiangiogênicos podem apresentar episódios de dor nos maxilares recorrentes antes da detecção de alterações ósseas, história autolimitada das exposições que podem regredir após antibioticoterapia ou suspensão do fármaco, e exposição limitada ou ausente de osso infectado na cavidade, a despeito da extensão radiográfica do defeito ósseo. Outro dado aventado é de que a combinação de agentes antiangiogênicos e antirreabsortivos pode diminuir o tempo de ocorrência da ONM. Na comparação de casos relacionados ao bevacizumabe associado ao zolendronato e zolendronato isolado, essa diminuição de tempo de ocorrência da necrose óssea chega a 10 meses.

As estratégias preventivas e de tratamento sugeridas para esta condição são as mesmas da ostenonecrose dos maxilares relacionada a medicamentos antirreabsortivos. Idealmente, pacientes que iniciarão medicamentos antiangiogênicos e inibidores de mTOR devem realizar adequação odontológica. Orientações sobre este possível efeito adverso, ainda que infrequente em pacientes aparentemente em monoterapia e sem uso de bifosfonatos e denosumabe, devem ser realizadas, além de acompanhamento clínico regular. Procedimentos dentários invasivos devem ser evitados, principalmente extrações dentárias, instalação de implantes e cirurgias periodontais extensas, sempre que possível.

Assim como para pacientes em uso de denosumabe, esses medicamentos podem, em teoria, ser suspensos para a realização de exodontias, no chamado esquema de *drug holiday*, uma vez que possuem meia-vida reduzida em relação aos bifosfonatos que se acumulam nos ossos e chegam a levar até mais de uma década para sua total eliminação do corpo. No entanto, não existem evidências científicas que suportem tal procedimento em termos de redução dos riscos de ONM, como também não há consenso quanto ao tempo necessário para a suspensão tomando-se em conta o grande número de medicamentos que apresentam diferenças substanciais no tempo de meia-vida, metabolização e excreção. Quando indicada, a interrupção da medicação é realizada antes do procedimento e deve perdurar até a cicatrização tecidual comprovada clínica e radiograficamente, o que pode levar mais de 30 dias para alguns casos. Em decorrência do potencial de progressão da doença, em geral avançada nos cenários clínicos de uso dessas terapias e na maioria das vezes em linhas finais de tratamento oncológico sistêmico, esta decisão só deve ser tomada em conjunto com os oncologistas e não são encorajadas de maneira genérica, uma vez que estão baseadas em experiências empíricas de autores e serviços oncológicos.

Inibidor de BCR-ABL *(imatinibe)*

O mesilato de imatinibe é um inibidor de tirosinoquinase de baixo peso molecular do receptor de fator de crescimento derivado de plaquetas (PDGFR), que também, posteriormente, mostrou funções de inibição do receptor tirosinoquinase *c-kit* e uma potente inibição de quinases ABL, incluindo a proteína de fusão derivada da translocação cromossômica t(9;22) (cromossomo Philadelphia – Ph+) que ocorre na leucemia mieloide crônica.

Reações liquenoides

Reações do tipo liquenoide são os eventos orais adversos mais comumente associados ao imatinibe. Elas podem ocorrer isoladamente ou em associação a lesões liquenoides da pele e das unhas. Apesar de considerada uma toxicidade pouco frequente, alguns autores acreditam que esta condição possa ser subestimada, uma vez que ela normalmente é assintomática. Um amplo espectro de apresentação clínica pode ser observado nos casos de reações liquenoides relacionadas ao imatinibe. São relatados desde casos com a apresentação clássica composta por lesões brancas de aspecto estriado ou reticular semelhantes ao líquen plano oral, até mesmo lesões ulceradas, erosivas ou atróficas e sintomáticas (Figura 13.6A). As localizações mais comuns são a mucosa jugal e a língua.

O aparecimento destas lesões costuma ocorrer nos primeiros meses de início do tratamento e, em geral, resulta de um achado de rotina. O potencial de transformação maligna dessas lesões, assim como de outras reações liquenoides, é incerto e ainda bastante controverso. Apesar de nenhum caso ter sido relatado até o momento, são recomendados a busca ativa por estas lesões e o acompanhamento clínico das mesmas. As lesões sintomáticas podem ser tratadas com uso de corticosteroides tópicos de alta potência (propionato de clobetasol 0,05%), e raramente o tratamento com o imatinibe necessita ser interrompido ou suspenso. Não há até o momento casos de reações liquenoides orais associadas aos ITQs de segunda e terceira gerações também utilizados atualmente no tratamento da leucemia mieloide crônica: dasatinibe, nilotinibe, ponatinibe e bosutinibe.

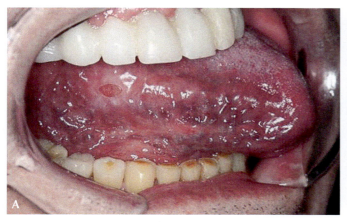
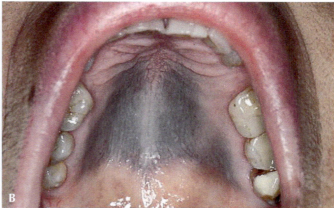

FIGURA 13.6 A. Paciente com leucemia mieloide crônica albergando a translocação cromossômica t(9;22) em tratamento com imatinibe, apresentando lesão ulcerada rasa em borda lateral da língua do lado direito com discretas áreas de estriações brancas na borda. Uma biopsia da lesão mostrava ulceração inespecífica do epitélio de superfície e infiltrado inflamatório misto rico em linfócitos na lâmina própria. **B.** Paciente também em tratamento para leucemia mieloide crônica (Ph+) apresentando pigmentação acinzentada difusa e simetricamente disposta na mucosa do palato duro.

Hiperpigmentação oral

Outro evento oral adverso relacionado ao mesilato de imatinibe é um padrão característico de hiperpigmentação oral desenvolvido por alguns pacientes, bem caracterizado e, frequentemente, relatado na literatura. Os pacientes afetados por esta condição mostram hiperpigmentação da mucosa oral que apresenta coloração azul/acinzentada simetricamente disposta, quase sempre localizada exclusivamente no palato duro (Figura 13.6B), embora casos mais incomuns afetando outras áreas da cavidade oral já tenham sido relatados.

A pele também pode ser afetada, apresentando um padrão de pigmentação semelhante. O mecanismo sugerido para explicar a patogênese desse evento é de que metabólitos do fármaco possam se ligar a moléculas de hemossiderina ou melanina, formando complexos estáveis no tecido mucoso. Outra teoria sugerida é de que a pigmentação possa ser reflexo da inibição direta do imatinibe sobre o c-*kit*, que é fisiologicamente expresso na mucosa oral.

As novas gerações de ITQs utilizados no tratamento da leucemia mieloide crônica também não aparentam estar associadas a este evento adverso.

Inibidores de B-Raf

Fazem parte deste grupo de medicamentos os inibidores da proteína B-Raf, uma serino-treoninoquinase codificada pelo proto-oncogene *BRAF*, que se encontra mutado em alguns tipos de câncer, como o melanoma, e tem papel importante na transdução de sinais intracelulares direcionados ao crescimento celular. O vemurafenibe e o dabrafenibe são dois destes medicamentos aprovados para uso clínico no tratamento do melanoma metastático albergando a mutação para *BRAF* (BRAF^{V600E}).

Lesões hiperqueratóticas

Lesões hiperqueratóticas da pele são o principal evento adverso relacionado a estes medicamentos, incluindo papilomas verrucosos, *rash* do tipo queratose pilar, além de lesões epiteliais malignas como queratoacantomas e CECs da pele.

Lesões da mesma natureza vêm sendo relatadas recentemente na cavidade oral, e são caracterizadas por hiperqueratose multifocal afetando ambas as mucosas queratinizada e não queratinizada e de aspecto verrucoso ou papilomatoso, que em muitos casos podem lembrar lesões leucoplásicas. As localizações mais comuns são a região da linha alba, a gengiva marginal, o palato duro e as bordas laterais da língua. Apesar de alguns casos de CECs de pele surgindo em pacientes em vigência de inibidores de B-Raf, apenas um caso de CEC oral foi relatado mais recentemente em um paciente com lesões hiperqueratóticas, o que também chama atenção para o potencial de malignização das lesões orais induzidas por estes medicamentos.

Como a maioria destas lesões é assintomática, é recomendada a busca ativa por estas alterações nos pacientes em uso de inibidores de B-Raf. Uma vez detectadas, as lesões devem ser monitoradas e biopsias das áreas suspeitas devem ser realizadas sempre que necessário, a fim de descartar áreas de malignização.

Atualmente, os inibidores de B-Raf têm sido associados a inibidores de MEK que bloqueiam a via da proteína ativada por mitógeno (MAP) quinase a jusante, como o cobimetinibe associado ao vemurafenibe e o trametinibe ao dabrafenibe. Estas combinações possivelmente impedem a reação paradoxal de ativação da proliferação dos queratinócitos não mutados para *BRAF* por meio da via MAP quinase, sugerida como teoria para explicar a formação dessas lesões. Portanto, é possível que este efeito possa ser evitado com a associação destes medicamentos, diminuindo a incidência de segundos tumores primários.

Outras toxicidades

Alguns relatos de hiperplasia gengival generalizada e hiperplasia gengival inflamatória associada a ulcerações foram observados em pacientes em vigência de vemurafenibe. Adicionalmente, apesar da baixa frequência relatada de inflamação das mucosas (apenas 5%), quadros de estomatite podem ser observados, como o caso da Figura 13.7.

Outra marcante característica do inibidor de B-Raf vemurafenibe é sua alta taxa de associação a *rash* cutâneo, que em alguns casos pode apresentar-se em suas formas graves como a necrose epidérmica tóxica que afeta a pele e as mucosas,

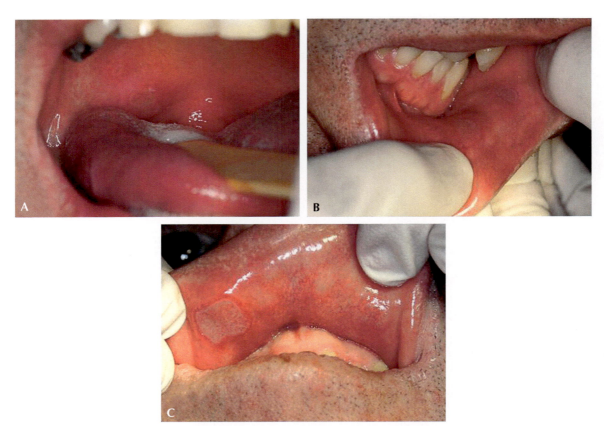

FIGURA 13.7 **A** a **C.** Paciente em tratamento de um melanoma metastático em uso do inibidor de B-Raf, vemurafenibe, apresentando múltiplas lesões dolorosas de padrão aftoide circundadas por um marcante halo eritematoso envolvendo múltiplos sítios da mucosa oral. Podem ser observadas lesões menores em palato mole **(A)**, e maiores em mucosas labiais inferior **(B)** e superior **(C)**.

incluindo a ulceração disseminada da mucosa oral e lábios que tem difícil manejo clínico, importante impacto sobre a qualidade de vida e consequente risco à vida no paciente gravemente afetado.

Inibidores da via Hedgehog

O vismodegibe, um inibidor seletivo de primeira geração desta via de sinalização, aprovado para o tratamento do carcinoma basocelular localmente avançado ou metastático, apresenta um alto potencial de gerar disgeusia graus 1 e 2, podendo variar de uma incidência de 50% até mais de 80% dos casos. Um índice também alto de pacientes pode queixar-se de perda do paladar em aproximadamente 20% dos casos, apresentando toxicidade grau 1 ou 2. Este evento adverso é o segundo mais frequente nos pacientes em uso do vismodegibe, podendo levar à interrupção do tratamento em até 6% dos casos e ocorrendo em média no primeiro semestre de tratamento.

Orientações sobre esta toxicidade, incluindo monitoramento do peso e instruções nutricionais em conjunto, são de enorme valia para a manutenção da terapia nos pacientes em uso deste medicamento.

Imunoterapia

Inibidores de pontos de checagem imunológica

Aqui estão incluídos anticorpos monoclonais direcionados a sinapses inibitórias que regulam a imunidade antitumoral mediada por linfócitos T. Dentre os fármacos disponíveis neste grupo encontram-se o inibidor do antígeno 4 associado a linfócitos T citotóxicos (CTLA-4), ipilimumabe; os inibidores do receptor de morte celular programada-1 (PD-1), pembrolizumabe e nivolumabe; e os inibidores do seu respectivo ligante (PDL-1), atezolizumabe e durvalumabe.

Estomatite

Casos inespecíficos de estomatite ou inflamação da mucosa oral associados aos inibidores de PD-1 e PDL-1, nivolumabe e pembrolizumabe, foram relatados em alguns pacientes em estudos clínicos, embora nenhum grau grave (graus 3 a 4) tenha sido observado.

Xerostomia

Xerostomia, na maioria das vezes grau 1 ou 2, foi observada em torno de 6% dos pacientes em uso de nivolumabe e em até 7% de pacientes utilizando o pembrolizumabe para o tratamento de melanomas avançados, embora alguns casos graves ocasionais também tenham sido detectados. Esses casos de xerostomia, por sua vez, apresentam um padrão clínico semelhante ao encontrando nos pacientes com síndrome de Sjögren, nos quais um infiltrado de linfócitos T no parênquima de glândulas salivares também pode ser observado. Apesar disso, autoanticorpos anti-SSA e anti-SSB encontrados frequentemente na doença não estão presentes nesta condição induzida por medicamentos.

Disgeusia

Disgeusia leve ou moderada (grau 1 e 2) também foi relatada, embora em uma baixa frequência nos pacientes utilizando os inibidores de PD-1 e PDL-1, além de casos esporádicos dentre os pacientes em uso do inibidor de CTLA-4, ipilimumabe.

Reações liquenoides

Dentre os eventos adversos imunorrelacionados, alguns casos de pacientes que desenvolveram reações orais do tipo liquenoide em decorrência dos inibidores de PD-1 e PDL-1 foram relatados. Um considerável número de pacientes em vigência destes tratamentos pode apresentar *rash* cutâneo, incluindo casos de reações liquenoides afetando a pele. Apesar disso, o número de casos de reações liquenoides orais ainda é pequeno na literatura, uma vez que a condição não era ainda bem caracterizada e reconhecida na cavidade oral. Histopatologicamente, estas reações parecem apresentar um perfil imunofenotípico distinto do infiltrado inflamatório do tecido conjuntivo subjacente ao epitélio de superfície, sendo composto por maior proporção de histiócitos quando comparado com os casos de líquen plano oral e reações liquenoides não relacionadas a estes medicamentos.

Clinicamente, as lesões costumam aparecer após meses de vigência destes medicamentos e podem apresentar-se na forma de pápulas ou placas esbranquiçadas, além de estrias ou lesões de aspecto reticular, podendo estar associadas a eritema. As lesões costumam afetar o dorso e as bordas laterais da língua, lábios, gengivas, palato duro e mucosas jugais. As lesões são em geral assintomáticas, porém dor e desconforto podem ser notados. O tratamento baseia-se na aplicação de corticosteroides tópicos de alta potência.

Toxicidades dermatológicas são consideradas as mais comuns nos pacientes em uso do inibidor de CTLA-4, ipilimumabe, sendo observadas em 40 a 50% dos casos. As manifestações mais comuns são a presença de prurido e *rash* cutâneo, que pode envolver a face, além de outras áreas do corpo como tronco e extremidades. Apesar das altas taxas de toxicidade dermatológica, efeitos adversos orais são escassos e em geral mais relatados quando os inibidores anti-CTLA-4 estão associados a fármacos anti-PD-1 ou anti-PDL-1.

Outras toxicidades

Um caso recentemente relatado de ONM foi observado em um paciente em tratamento para um melanoma com o ipilimumabe sem histórico prévio de uso de bifosfonatos ou denosumabe. Este parece ser o primeiro caso de ONM relacionada a uma imunoterapia, e ressalta a possibilidade de fatores imunológicos estarem envolvidos na patogênese desta complexa condição que permanece pouco compreendida.

Considerações finais

Inúmeras toxicidades orais e maxilofaciais em decorrência do uso de terapias-alvo moleculares e imunoterapias para tratamento do câncer têm sido relatadas em estudos recentes. Ainda não podemos descrever com exatidão os fenômenos patogênicos responsáveis pela maioria desses eventos adversos e a caracterização clínica dessas condições é consideravelmente heterogênea. É importante que o cirurgião-dentista seja apto a reconhecer estas alterações e esteja atento a queixas bucais de pacientes em vigência desses tratamentos, de modo a minimizar o risco de sua interrupção, assim como o impacto negativo na qualidade de vida desses indivíduos.

REFERÊNCIAS BIBLIOGRÁFICAS

Al-Ansari S, Zecha JA, Barasch A, de Lange J, Rozema FR, Raber-Durlacher JE. Oral mucositis induced by anticancer therapies. Curr Oral Health Rep. 2015;2(4):202-11.

Boers-Doets CB, Epstein JB, Raber-Durlacher JE, Ouwerkerk J, Logan RM, Brakenhoff JA et al. Oral adverse events associated with tyrosine kinase and mammalian target of rapamycin inhibitors in renal cell carcinoma: a structured literature review. Oncologist. 2012; 17(1):135-44.

Boers-Doets CB, Lalla RV. The mIAS scale: a scale to measure mTOR inhibitor-associated stomatitis. Support. Care Cancer. 2013; 21(S1):S140.

Elting LS, Chang YC, Parelkar P, Boers-Doets CB, Michelet M, Hita G et al. Risk of oral and gastrointestinal mucosal injury among patients receiving selected targeted agents: a meta-analysis. Support Care Cancer. 2013;21(11):3243-54.

Fecher LA, Agarwala SS, Hodi FS, Weber JS. Ipilimumab and its toxicities: a multidisciplinary approach. Oncologist. 2013;18(6):733-43.

Fusco V, Santini D, Armento G, Tonini G, Campisi G. Osteonecrosis of jaw beyond antiresorptive (bone-targeted) agents: new horizons in oncology. Expert Opin Drug Saf. 2016;15(7):925-35.

Gavrilovic IT, Balagula Y, Rosen AC, Ramaswamy V, Dickler MN, Dunkel IJ et al. Characteristics of oral mucosal events related to bevacizumab treatment. Oncologist. 2012;17(2):274-8.

Hanahan D, Weinberg RA. Hallmarks of cancer: the next generation. Cell. 2011;144(5):646-74.

Hubiche T, Valenza B, Chevreau C, Fricain JC, Del Giudice P, Sibaud V. Geographic tongue induced by angiogenesis inhibitors. Oncologist. 2013;18(4):e16-e17.

Jackson LK, Johnson DB, Sosman JA, Murphy BA, Epstein JB. Oral health in oncology: impact of immunotherapy. Support Care Cancer. 2015;23(1):1-3.

Jensen SB, Peterson DE. Oral mucosal injury caused by cancer therapies: current management and new frontiers in research. J Oral Pathol Med. 2014; 43(2):81-90.

Li CC, Malik SM, Blaeser BF, Dehni WJ, Kabani SP, Boyle N et al. Mucosal pigmentation caused by imatinib: report of three cases. Head Neck Pathol. 2012;6(2):290-5.

Lo Muzio L, Arena C, Troiano G, Villa A. Oral stomatitis and mTOR inhibitors: A review of current evidence in 20,915 patients. Oral Dis. 2018;24(1-2):144-71.

Mattsson U, Halbritter S, Mörner Serikoff E, Christerson L, Warfvinge G. Oral pigmentation in the hard palate associated with imatinib mesylate therapy: a report of three cases. Oral Surg Oral Med Oral Pathol Oral Radiol Endod. 2011;111(5):e12-6.

Miroddi M, Sterrantino C, Simonelli I, Ciminata G, Phillips RS, Calapai G. Risk of grade 3-4 diarrhea and mucositis in colorectal cancer patients receiving anti-EGFR monoclonal antibodies regimens: A meta-analysis of 18 randomized controlled clinical trials. Crit Rev Oncol Hematol. 2015;96(2):355-71.

Owosho AA, Scordo M, Yom SK, Randazzo J, Chapman PB, Huryn JM, Estilo CL. Osteonecrosis of the jaw a new complication related to Ipilimumab. Oral Oncol.2015;51(12):e100-1.

Peterson DE, Boers-Doets CB, Bensadoun RJ, Herrstedt J, Guidelines Committee ESMO. Management of oral and gastrointestinal mucosal injury: ESMO Clinical Practice Guidelines for diagnosis, treatment, and follow-up. Ann Oncol. 2015;26(Suppl.5):v139-51.

Pileri A, Cricca M, Gandolfi L, Misciali C, Casadei B, Zinzani PL et al. Vemurafenib mucosal side-effect. J Eur Acad Dermatol Venereol. 2015;30(6):1053-55.

Rapoport BL, van Eeden R, Sibaud V, Epstein JB, Klastersky J, Aapro M, Moodley D. Supportive care for patients undergoing immunotherapy. Support Care Cancer. 2017;25(10):3017-30.

Ruggiero SL, Dodson TB, Fantasia J, Goodday R, Aghaloo T, Mehrotra B et al. American Association of Oral and Maxillofacial Surgeons Special Committee Position Paper on Medication-Related Osteonecrosis of the Jaw. J Oral and Maxillofac Surg 2014;72(10): 1938-56.

Rugo HS, Pritchard KI, Gnant M, Noguchi S, Piccart M, Hortobagyi G et al. Incidence and time course of everolimus-related adverse events in postmenopausal women with hormone receptor-positive advanced breast cancer: insights from BOLERO-2. Ann Oncol. 2014;25(4):808-15.

Rugo HS, Seneviratne L, Beck JT, Glaspy JA, Peguero JA, Pluard TJ et al. Prevention of everolimus/exemestane stomatitis in postmenopausal women with hormone receptor-positive metastatic breast cancer using a dexamethasone-based mouthwash: results of the SWISH Trial. ASCO Ann Meeting, Poster, June 3-7 2016 Chicago, Illinois.

Schaberg KB, Novoa RA, Wakelee HA, Kim J, Cheung C, Srinivas S et al. Immunohistochemical analysis of lichenoid reactions in patients treated with anti-PD-L1 and anti-PD-1 therapy. J Cutan Pathol. 2016;43(4):339-46.

Shi VJ, Rodic N, Gettinger S, Leventhal JS, Neckman JP, Girardi M et al. Clinical and histologic features of lichenoid mucocutaneous eruptions due to anti-programmed cell death 1 and anti-programmed cell death ligand 1 immunotherapy. JAMA Dermatol. 2016;152(10):1128-36.

Sibaud V, Meyer N, Lamant L, Vigarios E, Mazieres J, Delord JP. Dermatologic complications of anti-PD-1/PD-L-1 immune checkpoint antibodies. Curr Opinion Oncol. 2016;28(4):254-63.

Sonis S, Treister N, Chawla S, Demetri G, Haluska F. Preliminary characterization of oral lesions associated with inhibitors of mammalian target of rapamycin in cancer patients. Cancer. 2010;116(1):210-5.

Tejwani A, Wu S, Jia Y, Agulnik M, Millender L, Lacouture ME. Increased risk of high-grade dermatologic toxicities with radiation plus epidermal growth factor receptor inhibitor therapy. Cancer. 2009;115(6):1286-99.

Vigarios E, Epstein JB, Sibaud V. Oral mucosal changes induced by anticancer targeted therapies and immune checkpoint inhibitors. Support Care Cancer. 2017;25(5):1713-39.

Vigarios E, Lamant L, Delord JP, Fricain JC, Chevreau C, Barrés B et al. Oral squamous cell carcinoma and hyperkeratotic lesions with BRAF inhibitors. Br J Dermatol. 2015;172(6):1680-2.

Watters AL, Epstein JB, Agulnik M. Oral complications of targeted cancer therapies: a narrative literature review. Oral Oncol. 2011; 47(6):441-8.

Yuan A, Kurtz SL, Barysauskas CM, Pilotte AP, Wagner AJ, Treister NS. Oral adverse events in cancer patients treated with VEGFR-directed multitargeted tyrosine kinase inhibitors. Oral Oncol. 2015; 51(51):1026-33.

Zhang JA, Yu JB, Li XH, Zhao L. Oral and cutaneous lichenoid eruption with nail changes due to imatinib treatment in a chinese patient with chronic myeloid leukemia. Ann Dermatol. 2015;27(2):228-9.

Índice Alfabético

A
Abaixadores de língua, 99
Abridores de boca, 99
- fabricação de, 100
- formas de apresentação dos, 103
Abscesso dentário, 134
Acantose, 2
Acupuntura, 58
Adenocarcinoma, 9
Adenosina trifosfato, 43
Aderência, 44
Agentes
- antiangiogênicos, 22, 85
- antirreabsortivos, 22, 85
- quimioterápicos, 37, 135
- - citotóxicos, 21
Ageusia, 145
Agonistas colinérgicos, 57
Alterações fluido-eletrolíticas, 54
Aminobifosfonatos, 76
Amputação coronária espontânea, 70
Análise imuno-histoquímica, 11
Anemia, 13, 21, 33
- de Fanconi, 134
Aneuploidia, 6
Angioedema, 130
Antiangiogênicos, 162
Antibioticoterapia profilática, 29
- e terapêutica, 33
Anticorpos monoclonais, 155, 160
Antifúngicos tópicos, 125
Aparelhos de *laser*, 45
Aplasia medular, 41
Apoptose, 44
Arcoterapia volumétrica modulada, 19
Ardência, 42
Atrofia, 38
- cortical, 77
- do vermelhão labial, 7
- muscular, 130
Aumento da formação óssea, 93

B
Bacteriemia, 124
Betanecol, 58
Bifosfonatos, 23, 27, 86
Biofilme, 135

Bioquímica salivar, 135
Bochechos, 124
- com antisséptico, 93
- com azul de toluidina, 2
Bólus, 99, 103
Braquiterapia, 16

C
Camada granulosa de Tomes, 65
Campos cervicofaciais, 38
Câncer
- da cavidade oral, 15
- de cabeça e pescoço, 27, 61
- de mucosa bucal, 1
Candida albicans, 113, 125
Candidíase, 55
Candidose, 20
- eritematosa, 125
- membranosa, 125
- pseudomembranosa, 38, 125
Carcinoma(s)
- de rinofaringe, 147
- espinocelular, 1, 9, 28, 61
- - estadiamento clínico do, 11
- - perfil clinicopatológico do, 9
- *in situ*, 3
- nasofaríngeos, 133
Cáries
- extensas, 27
- relacionadas à radioterapia, 27, 61, 65, 149
- superficiais, 27
Células do tecido normal
- tempo de recuperação das, 40
Cervimelina, 58
Check-film, 19
Choque hipovolêmico, 129
Cimento ionômero de vidro, 31
Cintilografia
- óssea, 90
- salivar, 57
Cirurgia
- convencional, 4
- oral menor, 28
- radical, 15
Citocinas pró-inflamatórias, 37
Citomegalovírus, 42, 123, 127, 144
Citoplasma eosinofílico com núcleo hipercromático, 11

Classificação TNM, 12
Clinical target volume, 18
Clodronato, 81
Clorexidina, 79
Coagulograma, 34
Combinação
- medicamentosa, 81
- PENTOCLO, 80
Condicionamento mieloablativo, 41
Confecção de moldeira, 115
Corticosteroides, 88

D
Dano radiogênico, 63
Debris alimentares, 53
Degeneração óssea, 77
Delaminação do esmalte, 64
Denosumabe, 88
Dentes cariados, 28
Dentina
- interglobular, 65
- terciária, 65
Dentística, 30
Debridamento
- do osso, 87
- do tecido ósseo, 79
Desmineralização, 63
Desnutrição, 130
Destruição
- cortical, 77
- dental, 19
- radiogênica, 65
Diarreia, 41
Dieta(s)
- enterais, 22
- restrita, 40
Diferenciação metabólica, 93
Disfagia, 130
Disgeusia, 76, 130, 145, 160, 162, 167
Displasia epitelial, 1
Dispositivos protéticos, 99
Distúrbios no desenvolvimento dentário, 146
Divisão celular, danos na, 37
Doença(s)
- do enxerto contra o hospedeiro, 134
- periodontais, 28
Dor oncológica, 130
Dose de radiação, 17

E
Edema, 38, 90
Elastômeros, 115
Endoarterite obstrutiva, 75
Endodontia, 30
Enrijecimento labial, 7
Envolvimento por
- linfonodo regional, 12
- metástase a distância, 12
Epitelização local, 79
Eritema, 38, 90
Eritrograma, 33
Eritroleucoplasias, 39
Eritroplasia, 6, 39
Erupção cutânea, 24
Escape nasal, 113
Esclerose dentinária, 65
Esfíncter velofaríngeo, 113

Espécies reativas de oxigênio, 44
Estádio clínico inicial, 15
Estomatite, 162, 166
- associada a inibidores de mTOR, 24, 156
- leve, 158
- oral, 24
Estroma desmoplásico, 11
Etilismo, 1
Everolimo, 24
Exames
- de imagem, 28
- de ressonância magnética, 91
- radiográficos, 135
- tomográficos, 90
Exodontia, 23, 28, 29
Extrações dentárias, 88
Extrusão dentária, 133

F
Fármacos antirreabsortivos, 27
Fator(es)
- de crescimento, 44
- - endotelial vascular, 162
- de necrose tumoral, 37
- de risco odontogênicos, 27
- de transcrição, 37
- transformador do crescimento 1, 81
Fibrose tecidual, 63
Fissuras de esmalte, 67
Fístulas, 93
Fluconazol, 126
Flúor, 135
Fluxo salivar, 54, 145
- testes para avaliação do, 56
Fotobiomodulação, 43, 158
- efeitos
- - celulares da, 44
- - nos tecidos moles, 44
- pontos para aplicação da, 45
- segurança oncológica da, 44
Fraturas
- dentárias, 28
- patológicas, 90
Funções orais básicas
- perda ou comprometimento das, 16
Fungemia, 1255

G
Gene *CDKN2A*, 6
Germes orais, 79
Glândulas salivares, 53, 145
- disfunção das, 54
- hipofunção das, 54
Glóbulos
- brancos, 27
- vermelhos, 27
Glossectomia, 15
- total, 112
Glossite migratória benigna, 162
Gross tumour volume, 18

H
Halitose, 76
Hallmarks do câncer, 155
Hemoglobina
- baixa contagem de, 33
Hemorragia, 142, 163
Hemostasia, 34

Herpes-vírus simples, 41, 123
- tipo 1, 126
Higiene
- das mãos, 124
- oral, 49, 79
Hipercalcemia, 23
Hiperglicemia, 24
Hiperlipidemia, 24
Hiperparatireoidismo, 80
Hiperpigmentação oral, 165
Hiperplasia gengival, 134
Hiperqueratose, 2
- graus variados de, 5
Hipertrofia das amígdalas, 133
Hipocalcificação de esmalte, 145
Hipocelularidade, 75
Hipogeusia, 145
Hipomobilidade lingual, 16
Hipoplasia, 145
Hipossalivação, 41, 115, 125, 130, 135, 145
- permanente, 19
Hipovascularização, 63, 75
Hipoxia tecidual, 75

I
Implantes osteointegrados, 116
Imunoglobulina M, 127
Imunopositividade difusa, 11
Imunossupressão transitória, 13
Índice CPOD, 65
Infecção(ões)
- bacteriana, 142
- bucais, 142
- endodônticas, 27
- fúngica, 143
- herpéticas, 38
- oportunistas da mucosa oral, 125, 130
- periodontais, 27
- por *Candida albicans*, 38
- viral, 143
Inflamação
- aplicação da, 38
Inibição da liberação de fatores de crescimento celular, 23
Inibidor(es)
- ativador do plasminogênio 1, 81
- da via de *Hedgehog*, 166
- de B-Raf, 165
- de BCR-ABL, 164
- de mTOR, 24, 155
- de pontos de checagem imunológica, 166
- de tirosinoquinase, 155, 160
Internal target volume, 18

J
Junção amelodentinária, 64

L
Laser, 43
- de alta potência Er:YAG, 94
- de baixa intensidade, 95
Leiomiossarcoma, 9
Lesões
- cervicais não cariosas, 31
- endodônticas, 28
- exofíticas, 10
- herpéticas, 38
- hiperqueratóticas, 165

- potencialmente malignas, 1
Leucemia, 9
- em crianças, 134
- mieloide aguda, 129
Leucograma, 33
Leucopenia, 21
- grave, 33
Leucoplasia(s), 2, 33
- multifocais, 5
- verrucosa infiltrativa, 4
Linfadenopatias, 134
Linfedema cervicofacial, 130
Linfoma, 9
- de Burkitt, 133
- de células T cutâneas e periféricas, 130
- Hodgkin tipo esclerose nodular, 133
- não Hodgkin de grandes células B, 126
Luz solar, 7

M
Magnetos, 116
Mamadeira, 135
Manchamento marrom-enegrecido, 66
Mandibulectomia, 15, 79
Manifestações neurológicas, 134
Marcadores biológicos, 3
Maxilectomia, 16
- parcial, 113
Medicamentos antirreabsortivos, 86
Melanoma, 9
- maligno, 134
Metaloproteinases, 37
- de matriz, 64
Metástases ósseas, 23, 28
- mandibulares, 90
Metrotexato, 41
Microdontia, 145
Mieloma múltiplo, 9, 23, 81, 85
Migração, 44
Miíase, 127
Modelo de evolução odontológica, 123
Moléculas de adesão celular, 37
Mucosa
- bucal
- - placas brancas na, 1
- oral, 37
- orofaríngea, 39
Mucosite oral, 22, 27, 99, 125, 130, 139
- fases biológicas da, 37
- impacto no tratamento oncológico da, 42
- induzida pela quimioterapia, 37
- medidas profiláticas e terapêuticas para, 43
- patogênese da, 37
- prevenção e tratamento da, 42
- topografias anatômicas da, 40

N
Náuseas, 41, 155
Necrólise epidérmica tóxica, 130
Necrose óssea, 75
Neoplasias malignas, 30
- em pediatria, 133
- na região de cabeça e pescoço, 16
Neuroblastoma, 134
Neuropatia periférica, 141
Neutrófilos, 33

O

Oncologia pediátrica, 133
Organ at risk, 18
Osso
- necrótico, 92
- trabecular, 79
Osteoclastos, 23
Osteonecrose relacionada a medicamentos, 22, 27, 85, 160
- biomarcadores para, 90
Osteoporose, 80, 85
Osteorradionecrose, 19, 61, 75, 100
- propostas de classificação, 78
Osteossarcoma, 9, 27
Osteotomia periférica, 95
Oxigenoterapia hiperbárica, 79

P

Pacientes
- dentados, 100
- edêntulos, 101
- imunossuprimidos em neutropenia, 42
- maxilectomizados, 128
Panciteponia, 27, 115
Papilomavírus humano, 1
Parotidites, 133
Pentoxifilina, 81, 95
Perda(s)
- de dimensão vertical de oclusão, 112
- de vedamento posterior, 124
- de volume lingual, 111
- maxilares, 113
- tecidual, 111
Período
- de supressão medular, 21
- nadir, 13, 27
Periodontia, 29
Periodontite, 90
Petéquias, 134
Planejamento radioterápico, 18
Planning target volume, 18
Plaquetas, 27, 34
Plaquetopenia, 21, 34
Pleomorfismo celular e nuclear, 11
Policarpina, 57
Polimerização por calor, 101
Precaução de contato, 123
Preparo da cavidade oral, 27
Profilaxia com oxigenação hiperbárica, 116
Proteína ativada por mitógeno, 165
Prótese(s)
- bucomaxilofacial, 32
- - tecnologia digital em, 119
- faciais temporárias, 117
- infiltradas, 28
- mal-adaptadas, 2
- nasal, 117
Protocolo(s)
- de estadiamento, 12
- de higiene bucal, 124

Q

Qualidade de vida relacionada à saúde bucal, 150
Queilite
- actínica, 7
- angular, 125
Queimação, 42
Questionário de Qualidade de Vida da Universidade de Washington, 112

Quimiorradioterapia, 13
Quimioterapia, 13, 20, 88
- citotóxica, 21, 155
Quimioterápicos, 21

R

Rabdomiossarcoma, 9, 133
Radiação
- ionizante, 37
- odontológica, 28
- ultravioleta, 7
Radiografia panorâmica, 28, 90
Radioterapia, 16
- adjuvante, 17
- alterações dentinárias, 65
- conformacional tridimensional, 13, 19, 55
- convencional, 55
- curativa, 17
- de intensidade modulada, 13, 19, 55, 62
- efeitos
- - estruturais sobre os dentes, 64
- - indiretos sobre os dentes, 63
- em região de cabeça e pescoço, 54
- guiada por imagem, 19
- impacto sobre os dentes, 62
- neoadjuvante, 17
- paliativa, 17
- requisitos relativos para aplicação da, 22
- toxicidade aguda da, 38
Reabilitação
- de defeito
- - do palato mole, 113
- - mandibular e de língua, 111
- - maxilar, 112
- intraoral, 111
- protética, 32, 113
Reabsorção
- óssea osteoclástica, 23
- radicular, 146
Reações liquenoides, 164, 167
Receptores
- aos estímulos térmicos, 37
- muscarínicos, 57
Reconstrução
- cirúrgica, 116
- de língua, 111
- mandibular, 79
Reflexo faríngeo, 10,
Relação núcleo-citoplasma aumentada, 11
Remoção completa do tumor primário, 15
Renovação celular, 40
Resina(s)
- acrílica, 100
- compostas, 30
Ressecção
- cirúrgica, 96
- do tumor, 111
Ressonância
- da fala, 113
- magnética, 28, 76
Restauração
- incisal, 71
- provisória, 71
Retardo cicatricial, 163
Retinoblastoma, 134
Ridaforolimo, 24
Rinectomia, 118

S

Saliva
- artificial, 58
- total, 53

Sangramento
- bucal, 128
- da mucosa oral, 141
- gengival, 134

Sarcoma(s), 114
- de Ewing, 135, 148
- de Kaposi, 9, 127
- de tecidos moles, 134

Sedentarismo, 134
Sepse, 33
Septicemia, 13
Sequestros ósseos, 79
Sialografia, 57
Sialometria, 56
Simulação, 19

Síndrome
- de Numb-Chin, 90
- de Stevens-Johnson, 130

Sistema
- barra-clipe, 116
- Bcl2/Bax, 44
- de espectrofotômetro, 120

Sonda(s)
- nasal, 41
- nasoenterais, 32

T

Tabagismo, 1
Telopeptídeo C-terminal, 90
Tensirolimo, 24
Teoria fibroatrófica, 75

Terapia(s)
- alvo, 155
- antineoplásica, 21
- antioxidante, 79
- de alvo molecular, 24
- intensiva, 27
- medicamentosas, 80
- médica odontológica, 32

Teriparatida, 93
Tocoferol, 81
Tomografia computadorizada, 28, 76

Tonsila
- inguinal, 9
- palatina, 9

Total body irradiation, 41

Toxicidade(s)
- aguda, 62
- aos tecidos normais, 40
- dermatológicas, 167
- orais, 158

Transferência cirúrgica da glândula submandibular, 59
Transformação maligna, 3, 5, 7

Transplante
- de células-tronco hematopoéticas, 27, 41, 49, 134
- de medula óssea, 27, 127

Traqueostomia, 139

Tratamento(s)
- antineoplásico, 138
- periodontal, 27
- radioterápicos de intensidade modulada (IMRT), 75

Traumas mecânicos, 37
Traumatismo local, 90
Trincas de esmalte, 67
Trismo, 16, 20, 76, 100, 130, 134, 144
Trombocitopenia, 13, 21, 42

Tumor(es)
- da cavidade oral, 45
- da orofaringe 48
- de lábio inferior, 10
- de pele, 19
- do sistema nervoso central, 134
- em cabeça e pescoço, 48
- fotoinduzidos, 10
- induzidos pelo vírus HPV, 9
- malignos em boca, 8
- metastáticos, 9
- odontogênicos malignos, 9
- ósseos, 133
- primário
- - remoção completa do, 15

U

Ulcerações, 38
Úlceras, 134

V

Ventilação mecânica, 27
Vírus da varicela-zóster, 41
Volume de tumor grosseiro (GTV), 18
Vômitos, 41, 155

X

Xerostomia, 54, 100, 135, 166

Z

Zeloendronato, 86
Zimografia *in situ*, 64